Theologie und Medizin

Medizin im interdisziplinären Dialog

Peter Stulz (Hg.)

Theologie und Medizin

Ein interdisziplinärer Dialog über Schmerz und Leiden, Heil und Heilung

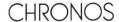

Umschlagbild: Ein Engel übergibt Johannes den Hirtenbrief an eine der sieben Gemeinden der römischen Provinz Asia. Beatus-Kommentar zur Apokalypse, Bibliothek des Escorial.
© 2004 Chronos Verlag, Zürich
ISBN 3-0340-0676-4

Inhalt

Vorwort   7
PETER STULZ

Schmerz und Leiden – eine Schicksalsfrage

Schmerz und Leiden im Dialog von Natur und Kultur   13
DIETRICH VON ENGELHARDT

Über die Sinnfrage bei physischen Schmerzen und psychischem Schmerz
als (vergängliche) Situation und (chronische) Grenzsituation   35
HANS SANER

Vom Umgang mit Schmerz und Leiden – aus christlicher Perspektive   45
JOHANNES BRANTSCHEN

Wege zum heilsamen Umgang mit dem Leiden – der theologische Ansatz   57
JOHANNES FISCHER

Die Linderung von Leiden als originäre Aufgabe der Pflege   67
ANNA GOGL

Neue Konzepte von Schmerz und Schmerzbehandlung – Schmerzpalliation   81
HELMUT GERBER

Der Umgang mit dem Leiden – der psychotherapeutische Ansatz   95
DANIEL HELL

Heil und Heilung aus theologischer und medizinischer Sicht

«Dein Glaube hat Dich geheilt» – Wege zum Heil aus biblischer Sicht   107
WALTER KIRCHSCHLÄGER

Kann der Glaube heilen?   117
PATRICK DONDELINGER

Spirituelle Ressourcen erschliessen – wie Seelsorge dem Leiden begegnet   139
ERHARD WEIHER

Psychiatrie und Seelsorge – von der Rivalität zur heilsamen Kooperation   153
RUDOLF ALBISSER

Von der Vielfalt des Heilens – die Sicht des Arztes   163
FRANK NAGER

Vortragszyklus «Horizonterweiterung in der Medizin XXVII»

Der Arzt zwischen Naturwissenschaft und Metaphysik   177
DIETRICH RÖSSLER

Autorin und Autoren   193

Vorwort

Der vorliegende Sammelband ist aus einer interdisziplinären Arbeitstagung «Theologie und Medizin» hervorgegangen, die im Frühling 2003 im Kantonsspital Luzern stattgefunden hat. Das Symposium entstand aus einer Initiative der Arbeitsgruppe «Interdisziplinäres Forum Kantonsspital Luzern». Dieses Kollegium organisiert öffentliche Veranstaltungen mit grenzüberschreitenden Themen aus der Medizin. Medizin ist keine Einheits- oder Universalwissenschaft, sondern ein «Handlungssystem» aus verschiedenen Disziplinen, welche der Heilkunde ihr Gepräge geben. Je nach dem, welche Wissenschaft man ins Blickfeld nimmt, hat man es mit einem andern Welt- und Menschenbild zu tun: In der Naturwissenschaft dominiert das Bild des Menschen als einer Art «Biomaschine». In den Kultur- und Geisteswissenschaften geht es um den Menschen als kulturschaffendes beziehungsweise geistiges Wesen. Die Theologie ergründet den Menschen als ein auf Unendliches bezogenes Wesen. In den Sozialwissenschaften ist der Mensch vor allem als soziales Wesen konzipiert. In Technik- beziehungsweise Biowissenschaften steht der Mensch als Prothesen- oder blosser Informationsträger im Vordergrund.
In diesem Sinne will das «Interdisziplinäre Forum Kantonsspital Luzern» eine Plattform für den grenzüberschreitenden Dialog schaffen, den Dialog zwischen den beiden grossen Wissenschaftskulturen, der naturwissenschaftlich-technischen und der geisteswissenschaftlich-humanistischen Kultur. Die Medizin als «praktische Wissenschaft» von Gesundheit und Krankheit des Menschen ist auf diese Synthese in besonderem Mass angewiesen.
Die Tagung «Theologie und Medizin» fand in enger Zusammenarbeit sowie als gemeinsames Projekt mit der Theologischen Fakultät der Universität Luzern statt.
Weshalb treffen sich die beiden Disziplinen Theologie und Medizin in einem gemeinsamen Dialog?
Bis zum Aufbruch des naturwissenschaftlichen Zeitalters mit Descartes (16./17. Jahrhundert) bildeten Theologie und Medizin eine Einheit. Seither entwickelten sich die beiden Wissenschaften mehr und mehr auseinander. In beiden Disziplinen geht

es jedoch um den ganzen Menschen und den Sinn seines Lebens. Die Spezialisierung führte zwangsläufig zur Reduktion auf eine einseitige Dimension des Menschseins. So entwickelte sich die *Theologie* zu einer rein geisteswissenschaftlichen Disziplin mit einseitiger Optik. Als nicht exakte Wissenschaft mit sehr limitierten eigenen «Messmethoden» beschränkte sie sich auf eine rein argumentative, oft auch spekulative «Beweiskraft».

Die leibliche Dimension wurde an die *Medizin* delegiert, an die Medizin als Naturwissenschaft. Die einseitig naturwissenschaftlich orientierte Medizin bewältigte sehr bald und erfolgreich den klinischen Alltag mit ihrem Defekt- und Reparaturmodell der «Biomaschine Mensch». Die Kehrseite ist eine zunehmende Entmenschlichung. Diese läsionszentrierte Medizin interessiert sich einseitig für den «Fall» und die Krankheit, zu wenig aber für den kranken Menschen, den Patienten in seiner Subjektivität, seiner Religiosität, seiner Weltsicht, seiner inneren Wirklichkeit, seiner individuellen Biographie.

Die gespaltene Betrachtungsweise, die am Menschen einmal den «seelenlosen» Körper, das andere Mal die «fleischlose» Seele in den Vordergrund stellt – wozu Descartes in seinem Leib-Seele-Dualismus bereits den Anstoss gegeben hatte –, ohne die gegenseitige Beziehung erklären zu können, ist unzureichend. Sie wird dem Patienten als Menschen und Person nicht gerecht. Die kopflastig gewordene Theologie kann dem Menschen das nicht mehr geben, was ihm die entseelte Medizin schuldig bleibt.

Das Symposium will beide Disziplinen ins Gespräch bringen, um die Verständigung unter ihnen zu fördern und um gegenseitige Möglichkeiten, aber auch Grenzen aufzuzeigen.

Über zwei Themenkomplexe wurde interdisziplinär nachgedacht: Der erste Teil wurde dem Thema *Schmerz und Leiden* als elementaren Naturerfahrungen der Conditio humana gewidmet. Im Eröffnungsreferat beleuchtete der Wissenschaftsexperte, Philosoph und Medizinhistoriker Dietrich von Engelhardt das Phänomen Schmerz, indem er die spirituellen und philosophischen Konzepte, die hinter seiner Darstellung in der Kunst aufscheinen, sichtbar machte. Der Philosoph Hans Saner skizzierte ein analgetisches «Zeitalter», welches das Recht auf Schmerzfreiheit einfordert, ohne jedoch die Grenzsituation des chronischen Schmerzes zu meistern. Der Dominikanerpater Johannes Brantschen betonte, dass eine Lösung nicht existiere, die Gott und das Leiden versöhne; die Frage nach dem Warum finde keine Antwort, aber die Hoffnung bleibe. Den theologischen Ansatz zum heilsamen Umgang mit dem Leiden vertrat der Zürcher Ethiker und Theologe Johannes Fischer. Die Pflegeexpertin Anna Gogl sprach aus der Perspektive des Krankenbettes: «Dichte Pflege», fasst sie zusammen, lindert, entlastet und beschützt. Der Anästhesist Helmut Gerber präsentierte neue Konzepte von Schmerz und Schmerzbehandlung und widmete einen besonderen Beitrag der Schmerzpalliation. Den psychotherapeutischen Ansatz im Umgang mit Leiden und Schmerz erhellte der Psychiater Daniel Hell.

Der zweite Teil behandelte den Themenkomplex *Heil und Heilung* angesichts von Leiden und Schmerz. Gerade die Doppelsinnigkeit von «Heil» und «Heilung» und ihre unterschiedliche Interpretation bot sich für eine interdisziplinäre Betrachtungsweise an. «Dein Glaube hat dich geheilt»: Der Theologe Walter Kirchschläger hob aufgrund von Texten aus dem neuen Testament den dialogischen Prozess der Heilung hervor. Der Liturgiewissenschaftler und Theologe Patrick Dondelinger stellte die Frage, ob «Glauben» wirklich heilen kann. Heiligkeit komme vor Heilung im therapeutischen Sinn; nicht die Bewahrung vor dem Tod, sondern ein – soweit als möglich – «glückliches» Sterben sei das Ziel des Glaubens. Es folgten Beiträge aus dem Bereich der Spitalseelsorge, deren Potenz im Erschliessen spiritueller Ressourcen gross sei (Erhard Weiher). Sehr oft stünden in den Grenzsituationen Leiden, Schmerz und Tod Psychiatrie und Seelsorge in einer «Konkurrenzsituation»: Der Spitalseelsorger Rudolf Albisser zeigte Wege zur heilsamen Kooperation. Frank Nager beleuchtete die Dimension des Heilens aus der Sicht des naturwissenschaftlich orientierten «Schulmediziners», aber auch – und vor allem – des philosophierenden Arztes: Die geistes- und kulturwissenschaftlichen Wurzeln der Medizin stellen salutogenetische Konzepte vor die reparativen.

Der Arzt und Theologe Dietrich Rössler fasste die Aufgaben der Ärztin und des Arztes in einem Schlussreferat über die Stellung des Arztes zwischen Naturwissenschaft und Metaphysik zusammen, dies im Rahmen des traditionellen Vortragszyklus «Horizonterweiterung in der Medizin». Das Vertrauen in den Arzt als Fachexperten einerseits, Begleiter im Leiden andrerseits erlangt dieser nur, wenn sein Handeln und sein Interesse am Patienten auch metaphysisch begründet ist.

Der Referentin und den Referenten sei an dieser Stelle noch einmal herzlich gedankt, dass sie nach Luzern gekommen sind und ihre Referate für den Druck überarbeitet haben. Ein herzlicher Dank gebührt der theologischen Fakultät der Universität Luzern, die sich für das gemeinsame Projekt begeistern liess. Den Professoren Dr. E. Arens, Dekan der theologischen Fakultät (Fundamentaltheologie), Dr. W. Kirchschläger (Exegese des neues Testamentes) sowie Dr. H. Halter (Sozialethik) gilt ein besonderer Dank. Den Mitwirkenden der Arbeitsgruppe «Interdisziplinäres Forum Kantonsspital Luzern», die gute Ideen entwickelten und viel Kleinarbeit leisteten, sei ebenfalls herzlich gedankt. Dank gilt auch Herrn Dr. phil. Hans-Rudolf Wiedmer, Geschäftsführer des Chronos Verlages, für die Bereitschaft, mit dieser Publikation die Reihe «Medizin im interdisziplinären Dialog» zu übernehmen und fortzuführen. Ein herzlicher Dank gebührt dem Lektor des Chronos Verlages, Herrn Walter Bossard, für die kompetente Korrekturarbeit. Die Symposiumsbände sind in der Ausstattung exemplarisch. Für die finanzielle Unterstützung des Projekts gebührt unser Dank den Firmen St. Jude Medical AG, Basel, Edwards Lifesciences, Horw, Aotec, Baar, Eli Lilly, Zug, B. Braun, Emmenbrücke, sowie verschiedenen Chefärzten und Chefärztinnen des Kantonsspitals Luzern.

Peter Stulz

Schmerz und Leiden – eine Schicksalsfrage

Schmerz und Leiden im Dialog von Natur und Kultur

DIETRICH VON ENGELHARDT

Mit der Wendung «Leiden geht vorüber, gelitten haben nie», die von dem französischen Dichter Léon Bloy (1846–1917) stammt, weist der anthropologische Mediziner Frederik Jacobus Johannes Buytendijk (1887–1974) in seiner grundlegenden Studie «Over de pijn»[1] auf die menschliche und kommunikative Dimension von Schmerz und Leiden hin, auf die Bedeutung der Zeit und den Dialog von Leib und Seele – «leiden» als physische und gegenwärtige Dimension, «gelitten haben» als seelische und erinnernde Dimension.
Wahrnehmung, Ausdruck, Bewertung, Verhalten, Behandlung, soziale Reaktionen und kultureller Kontext sind die sechs zentralen Dimensionen von Schmerz und Leiden in ihrer Subjektivität und Objektivität, in ihrer biologischen und kulturellen Realität. Schmerz und Leiden stellen – wie Gesundheit und Krankheit allgemein – stets körperliche, seelische, soziale und geistige Phänomene dar, die darüber hinaus festgestellt (Seinsurteil) und zugleich beurteilt (Werturteil) werden. Ihre wesentliche Voraussetzung liegt in der Trennung von Leib und Seele, in der Differenz von organischer und anorganischer Natur, in der Entstehung der Materie aus dem Nichts.
Körperliche und seelische Schmerzen sind ein fundamentaler Massstab für das menschliche Wohl- oder Missbefinden, sind ein Urmotiv der Medizin und wesentliches Zeichen ihres Erfolges oder ihres Scheiterns, bedeuten soziale Appelle an Familie, Freunde und Arbeitskollegen, können als Mittel der Strafe und Busse verstanden werden, stellen Grundphänomene der Natur wie der Kultur dar, sind ein entscheidendes Medium der individuellen Selbst- und Weltwahrnehmung.[2]
Abweichend ist der terminologische Reichtum zu ihrer Wiedergabe bei den verschiedenen Völkern; besonders zahlreich sind die entsprechenden Ausdrücke in der arabischen Sprache. Im Griechischen bezieht sich das Verb «algein», das in verschiedenen Fachtermini der Gegenwart enthalten ist (Neuralgie, Nostalgie, Analgetikum etc.), auf die subjektive Seite des Wahrnehmens, Empfindens und Leidens. Das deutsche Wort «Schmerz» geht auf «mordeo» (lat. «ich beisse») zurück, worauf auch das englische «smart» bezogen ist; damit wird die körperli-

che Seite des Schmerzes hervorgehoben. Das englische «pain» leitet sich dagegen vom lateinischen «poena» («Strafe») ab und betont auf diese Weise die seelische und moralische Dimension des Schmerzes.

Der historische Rückblick lenkt zum einen den Blick auf diese Vielfalt von Aspekten, Zusammenhängen und disziplinären Zugangsweisen, zum anderen auf einseitige Entwicklungen und Verkürzungen, denen im Verlaufe der Geschichte allerdings auch immer wieder Versuche der Korrektur und des Ausgleichs entgegengestellt wurden. Im Übrigen kommt es in der europäischen Entwicklung zu Beschreibungen und Deutungen des Schmerzes, die beachtenswerte Übereinstimmungen mit aussereuropäischen Kulturen sichtbar machen und zu transkulturellen Dialogen einladen.

Antike

Kosmologie und Anthropologie bestimmen in der Antike das Verständnis von Gesundheit und Krankheit, Geburt und Tod und damit auch Schmerz und Leiden. Kosmologie meint die Lehre der Elemente, Qualitäten und Säfte, aus denen sich Mensch wie Natur aufbauen und deren Missverhältnis («dyskrasia» oder «monarchia») Krankheit und Schmerz hervorbringt. Diätetik heisst der aktive und bewusste Umgang des Menschen zur Erhaltung der Gesundheit und Überwindung der Krankheit mit den sechs Grundbereichen des Lebens: mit Licht und Luft, Schlafen und Wachen, Bewegung und Ruhe, Essen und Trinken, Ausscheidungen und Gefühlen.[3]

Schmerz und Leiden sind in der Antike ein verbreitetes Thema der Philosophie, der Kunst und Literatur, der Medizin und zugleich immer wieder bezeugt aus dem realen Leben, aus biographischen Zeugnissen oder subjektiven Äusserungen. Über den grundsätzlichen Charakter von Schmerz und Leiden heisst es bei dem griechischen Dramendichter Aischylos (um 525–465 v. Chr.): «Keinem Sterblichen glückt's, unversehrt seinen Gang, bis zum Lebensend leidlos zu wandeln. Ach, ach, trifft doch Not den sogleich, jenen künftig.»[4] An die anthropologische oder humane Natur von Schmerz und Leid erinnert auch Sophokles (um 497–505 v. Chr.) immer wieder in seinen Stücken, so auch im «Philoktet».

Platon (437–347 v. Chr.) wie Aristoteles (384–322 v. Chr.) rechnen Schmerz und Leiden mit dem Vergnügen zu den Leidenschaften und weniger zu den körperlichen Erscheinungen, sie sprechen ihm einen Sinn für sich ab; Therapie heisst für die Philosophen deshalb auch vor allem psychologische oder philosophische Beherrschung der Leidenschaften. Glückseligkeit als ein Zustand der Seele wie des Geistes wird als Freisein von körperlichen und seelischen Schmerzen bestimmt. Selbsterkenntnis und Seelenbildung können sich nach Platon in der Schmerz-

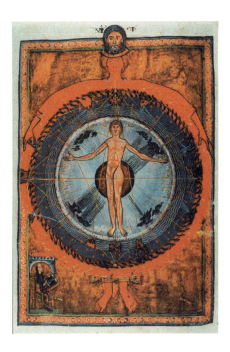

Abb. 1: *Hildegard von Bingen, Der Kosmosmensch, 1163–1173*, Liber divinorum operum.

wahrnehmung verbinden. Nicht nur sollten die Ärzte, wie Sokrates (um 470–399 v. Chr.) im Dialog «Charmides» fordert, «ihre Verordnung auf den ganzen Leib» richten und stets «mit dem Ganzen auch den Teil zu behandeln und zu heilen»[5] versuchen, sondern nach dem Vorbild der thrakischen Heilkunst Leib und Seele stets gemeinsam behandeln, was dort über «gewisse Besprechungen» oder «schöne Reden» geschehe: «Denn durch solche Reden entstehe in der Seele Besonnenheit, und wenn diese entstanden und da wäre, würde es leicht, Gesundheit auch auf dem Kopf und dem übrigen Körper zu verschaffen.»[6]

Für die Stoiker gehört der Schmerz wesentlich zur Krankheit, die sich nach Seneca (4–65 n. Chr.) vor allem in drei Momenten zeigt: im körperlichen Schmerz (dolor corporis), im Verlust der Sinnesfreuden (intermissio voluptatum) und in der Todesangst (metus mortis).[7] Bei bestimmten Schmerzzuständen wird dem Menschen von dieser philosophischen Richtung ein Recht auf Selbsttötung oder aktive Euthanasie als Lebensbeendigung mit Unterstützung des Arztes (physician assisted suicide) eingeräumt. Mit Euthanasie wird in der Antike allerdings nicht die Tötung, sondern ein schöner und guter Tod verstanden (felix et honesta mors); was dem platonisch-stoischen Arzt möglich erscheint, ist für den pythagoräisch-hippokratischen Arzt ausgeschlossen: «Nie werde ich irgend jemandem, auch auf Verlangen nicht, ein tödliches Mittel verabreichen oder auch nur einen Rat dazu erteilen.»[8]

Schmerz wird seit der Antike in physischen und seelischen Schmerz differenziert und stets auch in seiner sozialen und kulturellen Bedeutung erfasst – als Bitte an die Umwelt um Beistand und Hilfe, als Mittel der Erziehung und Bildung. Schmerzen werden nicht nur in der Erinnerung lebendig gehalten, sie werden auch antizipiert. Die körperlichen Schmerzen, der Tod der Kinder und das eigene Ende durch die von den Göttern gesandten Schlangen werden von dem trojanischen Priester Laokoon unmittelbar erlebt und in beherrschter Trauer vorweggenommen. Eine Marmorskulptur aus dem ersten vorchristlichen Jahrhundert stellt diesen Schmerz in seinen körperlichen, seelischen, sozialen und geistigen Dimensionen dar. Laokoon kann, wie von dem Archäologen und Altphilologen Johann Joachim Winckelmann (1717–1768) hervorgehoben wird, in seinem Umgang mit dem Schmerz als Vorbild für alle Menschen aufgefasst werden: «Der Schmerz des Körpers und die Grösse der Seele sind durch den ganzen Bau der Figur mit gleicher Stärke ausgeteilet, und gleichsam abgewogen. Laokoon leidet, aber er leidet wie des Sophokles Philoktet: sein Elend gehet uns bis an die Seele; aber wir wünschten, wie dieser grosse Mann das Elend ertragen zu können.»[9] Lessing (1729–1781) hat seinerseits in diesem Zusammenhang auf die Differenz der Künste und der Wiedergabe von Schmerz und Leiden hingewiesen; was der Literatur möglich ist, muss nicht unbedingt auch der Malerei und Plastik gegeben sein.[10]
Nicht nur der Mensch und das Tier, auch Pflanzen sollen nach antiker Auffassung Schmerzen empfinden können. Selbst Götter und Helden schreien; der Halbgott Achill weint in Homers «Ilias» (8. Jahrhundert v. Chr.) über den Tod seines Freundes Patroklos,[11] Äneas wird bei Vergil (70–19 v. Chr.) von dem Arzt Iapyx mit Hilfe der Göttin Venus von dem eingedrungenen Pfeil und den von ihm ausgelösten Schmerzen befreit.[12] Was Göttern und Helden zugestanden wird, soll auch den normalen Menschen nicht verwehrt sein, die in der Wahrnehmung und im Ausdruck ihrer Schmerzen allerdings Sitte und Sittlichkeit nicht verletzen dürfen.
Der Schmerz gilt in medizinischer Sicht als «bellender Wachhund der Gesundheit». Als notwendige Voraussetzung des Schmerzerlebens, der Vielfalt der Schmerzen wie ihrer Heilmittel wird in einer zentralen Passage der medizinischen Schriftensammlung der Antike, des «Corpus Hippocraticum», auf die Trennung von Leib und Seele sowie die komplexe Struktur des Körpers hingewiesen: «Wenn der Mensch Eins wäre, würde er niemals Schmerzen haben; denn es gäbe nichts, wodurch er Schmerz empfinden könnte, wenn er Eins wäre. Und wenn er schon Schmerzen hätte, müsste doch auch das Heilmittel ein einziges sein. Nun gibt es aber viele Heilmittel; denn im Körper ist vieles vorhanden, das, wenn es durch gegenseitige Einwirkung wider die Natur erhitzt und abgekühlt und trocken und feucht wird, Krankheiten erzeugt. Daher gibt es viele Formen von Krankheiten, und die Art der Heilung ist vielfältig.»[13]

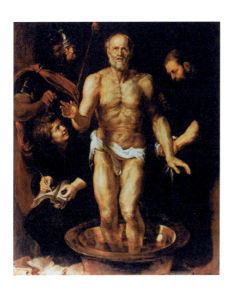 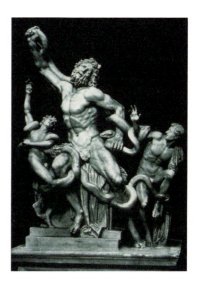

Abb. 2: *Peter Paul Rubens, Der sterbende Seneca, 1611, Madrid, Museo del Prado.*

Abb. 3: *Der Tod Laokoons und seiner Söhne, Griechenland, 50 v. Chr., Rom, Vatikanisches Museum.*

Von dem Mediziner Galen (130–199) werden die Schmerzen und ihre Ursachen im humoralpathologischen Viererschema der Elemente, Qualitäten und Säfte interpretiert. An diesem Schema orientiert sich auch ihre Behandlung in jener Epoche. In der Darstellung der Medizin bei dem römischen Enzyklopädisten Celsus (um 25 v. Chr. bis um 50 n. Chr.) gilt der Schmerz (dolor) neben Rötung (rubor), Wärme (calor) und Schwellung (tumor) als Kardinalsymptom der Entzündung, die von Galen um die verletzte Funktion (functio laesa) ergänzt wird. Schmerz und Krankheit als ein Missverhältnis oder eine Korruption der Säfte (Dyskrasie) ziehen eine entsprechende Therapie der Korrektur und des Ausgleichs nach sich.

Mit dem Schmerz ist der Arzt gefordert, wird seiner Therapie ein wesentliches Ziel vorgegeben. Körperliche Mittel der Schmerzlinderung sind der antiken und auch späteren Medizin bekannt und finden Anwendung nicht zuletzt auch bei Hinrichtungen und Folterungen: Schierling, Alkohol, Opium, Mohn, Mandragora, Schlafschwämme, Hitze, Kälte – die Wirkung dieser Mittel ist damals allerdings bescheiden. Zur Entwicklung einer wirklichen Anästhesie kommt es erst im 19. Jahrhundert. Für wie wichtig Hippokrates (um 460 bis um 370 v. Chr.) die

Linderung des Schmerzes aber hält, zeigt sein Wort von dem göttlichen Werk der Schmerzlinderung: «divinum opus sedare dolorem».[14]
Schmerzen lassen sich nach antiker Erfahrung auch mit Schmerzen bekämpfen; ein grosser Schmerz soll einen kleineren unterdrücken können. Ebenso werden Zusammenhänge zwischen Quantität und Intensität des Schmerzes beobachtet, worüber es in einer Sentenz des Epikur (341–271 v. Chr.) heisst: «Der schwere Schmerz ist kurz, der lange leicht» («si gravis, brevis; si longus, levis»).[15] An diese Erfahrung wird auch in späteren Zeiten erinnert. Goethe (1749–1832) schreibt in diesem Sinne am 28. Juni 1777 an seine Mutter nach dem Tod der geliebten Schwester Cornelia: «Ich kann nur menschlich fühlen, und lasse mich der Natur die uns heftigen Schmerz nur kurze Zeit, Trauer lang empfinden lässt.»[16]

Mittelalter

Im christlichen Mittelalter werden Schmerz und Leiden – wie ebenfalls Krankheiten – in der theologischen Perspektive der Transzendenz eine neue Tiefendimension verliehen. Entscheidend ist der eschatologische Weltverlauf vom Paradies über die irdische Existenz zur Auferstehung. Hinter jedem Kranken steht der leidende Christus (passio Christi) wie hinter jedem Arzt der heilende Christus (Christus medicus). Im Übergang von Gesundheit und Schmerzfreiheit zu Krankheit und Schmerz und im Übergang von Krankheit und Schmerz zu Gesundheit und Schmerzfreiheit wird im individuellen Leben der eschatologische Prozess vom Paradies (constitutio) über das irdische Leben (destitutio) zur Auferstehung (restitutio) vollzogen.
Erbsünde, Prüfung durch Gott, Besessenheit und keineswegs nur individuelle Schuld sind die wesentlichen und wahren Ursachen von Krankheit, Schmerz und Leiden; sie liegen den natürlichen, biologischen wie seelischen und sozialen Bedingungen zugrunde. Nach Hegel (1770–1831) beginnt die christliche Religion «von der *absoluten Entzweiung* und fängt von dem Schmerze an, in dem sie die natürliche Einheit des Geistes zerreisst und den natürlichen Frieden zerstört».[17] In zahlreichen Werken der Kunst und Literatur wird das Leiden im Mittelalter wiedergegeben, so zum Beispiel von Hiob, von Christus als «Schmerzensmann», von «Maria, der Schmerzensreichen» sowie von christlichen Märtyrern. Sexuelle Verfehlung führt bei Wolfram von Eschenbach (um 1170 bis nach 1220) zur Wunde des Amfortas, erst Parzivals Mitleidsfrage bringt die von seinem Onkel ersehnte Heilung: «Oheim, was tut dir weh?» («oeheim, waz wirret dier?»).[18] Ebenso reich ist jene Epoche an entsprechenden Dokumenten aus der Realität.
In der Bewertung können auch im Mittelalter unterschiedliche Standpunkte eingenommen werden. Seelischem Schmerz darf man sich nicht zu weit überlassen

oder ihn sogar stimulieren; Schwermut (acedia) gilt als Sünde der Mönche. Eine Idealisierung des Schmerzes lehnt der Kirchenvater Augustinus (354–430) ausdrücklich ab: «So gibt es wohl etwelchen Schmerz, der sich bejahen, aber keinen, der sich lieben lässt.»[19] Weisheit der Seele und körperlicher Schmerz gelten Augustinus als die grossen Extreme der menschlichen Existenz («Est autem optimum in animo sapientia, est in corpore pessimum dolor»).[20] Schriftliche und bildliche Zeugnisse berichten von zahlreichen Märtyrern, die Schmerzen mit Hilfe des Glaubens ertragen konnten und sogar gesucht haben. Die heilige Apollonia, die heilige Agathe, der heilige Sebastian werden zu Schutzheiligen der entsprechenden Leiden und ihrer Behandlungsweisen gewählt (Zahnschmerzen, Brustkrankheiten, Pest). Schmerz und Leid lösen ekstatische Erlebnisse aus. Kasteiung dient der Busse und Reinigung. Flagellation wird von Franziskanern wie Dominikanern unterstützt und verbreitet; die erste Geisslerprozession wird von Antonius von Padua (1195–1231) organisiert.

Franz von Assisi (1182–1226), der seinen Körper als seinen grössten Feind bezeichnet («maiorem inimicum non habeo corpore»), hat ständig an qualvollen Krankheiten zu leiden, die in Wundmalen, die denen des gekreuzigten Christus gleichen, gegen Ende seines Lebens kulminieren. Im «Sonnengesang» («Laudes creaturarum») werden trotz dieser Schmerzen und Leiden Natur und Schöpfer gepriesen; ebenso werden in diesem Gesang jene Menschen gerühmt, die an Krankheit und Trübsal nicht zerbrechen («sostengono infirmitate et tribulatione»).[21] Seine eigenen Schmerzen hat der Heilige nach den überlieferten Zeugnissen in christlicher Deutung und Demut willig ertragen und sich zugleich bemüht, seine Umwelt nicht zu sehr zu belasten und zu betrüben: «Warum zeigst du nach aussen deine Trauer und deinen Schmerz über das, was dich innerlich quält? Deine Schwermut soll nur zwischen dir und Gott stehen, und du sollst ihn bitten, dich um seiner Barmherzigkeit willen zu schonen und dir die Freude seines Heiles wiederzugeben, welche du durch die Schuld deiner Sünde verloren hast.»[22]

Mit der Kanonisation von Franz von Assisi wird die Leidensmystik zu einem wesentlichen Bestandteil des christlichen Glaubens, ihr Ziel ist die Verbundenheit oder das Einswerden mit dem gekreuzigten Christus; über das Mitleiden (compassio) soll es zur Verwandlung (transformatio) kommen. Stigmatisierungen sind von nun an bis ins 20. Jahrhundert im Bereich der westlichen Kirche bezeugt, nicht aber in der Ostkirche. In seinem Hymnus «Salve mundi salutare» besingt der Kirchenlehrer Bernhard von Clairvaux (1091–1153) die Wunden Christi: «Deine Wunden rote, Risse auch so tiefe meinem Herzen lass einschreiben, dass durchbohrt dort ganz ich werde, liebend dich auf alle Weisen.»[23]

Schmerzen dürfen aber auch im christlichen Mittelalter bekämpft und müssen nicht nur erduldet und mit Sinn erfüllt werden; Schmerzmittel kommen – wie in der Antike – auf niedrigem Niveau zur Anwendung. Der Körper kann für sich selbst nicht sorgen, er ist auf verantwortungsvolle Pflege angewiesen. Doch werden auch Einwände gegenüber physischer Schmerzlinderung erhoben. Vor allem wird Hilfe von seelisch-geistigen Mitteln erwartet; der Theologe Thomas von Aquin (1225–1274), der äusseren Schmerz (dolor) und inneres Leiden (tristitia) unterscheidet, empfiehlt in beiden Situationen die Betrachtung der Grösse Gottes. «Deshalb lindert die Wahrheitsbetrachtung die Betrübnis oder den Schmerz: um soviel mehr, je vollkommener einer zum Liebhaber der Wahrheit geworden ist. Deshalb empfinden die Menschen aus der Betrachtung des Göttlichen und der zukünftigen Glücksgeborgenheit in Trübsalen Freude.»[24]

In diesem Sinne sollen die Leidensdarstellungen auf Grünewalds (um 1480 bis 1528) Altarbild (1512/15) im Antoniterkloster in Isenheim leidenden und verzweifelten Menschen Trost und Zuversicht verleihen. Bei Operationen werden noch bis weit in die Neuzeit hinein biblische Texte vorgelesen oder Bilder des gekreuzigten Christus gezeigt. Die Klage von Jesus am Kreuz, von Gott verlassen zu sein, kann von keines Menschen Klage übertroffen werden, ebenso nicht der hoffnungsvolle Zuspruch von Jesus an den mitgekreuzigten Verbrecher, mit dem Tod in das ewige Paradies einzukehren: «Wahrlich, ich sage dir: Heute noch wirst du mit mir im Paradies sein.» (Lukas 23, 42–43) Anästhesie ist in jener Epoche vor allem spirituelle Anästhesie. Heil und Heilung gehören zusammen, sind fast synonym.

Renaissance

Mit der Säkularisierung als Verweltlichung des Paradieses in der Renaissance wird die gesamte neuzeitliche Entwicklung unter den Zwiespalt von Schmerzüberwindung und Schmerzsinngebung gestellt. Die Medizin muss die Paradoxie in ihr Selbstverständnis aufnehmen, heilen zu wollen, was letztlich nicht zu heilen ist; auch der einzelne Mensch muss diese Begrenztheit seiner individuellen Existenz akzeptieren, die von keiner Therapie aufgehoben werden kann.

Francis Bacon (1561–1626) und René Descartes (1596–1650) stehen zu Beginn der Neuzeit für die Überwindung des Schmerzes, Michel Montaigne (1533–1592) und Blaise Pascal (1623–1662) für seine Sinngebung. Bacon wie Descartes sind von bislang ungeahnten Möglichkeiten überzeugt, das Leben zu verlängern und die Krankheit wie das Leiden, vielleicht sogar den Tod zu überwinden. Traditionen der Vergangenheit bleiben aber weiterhin lebendig, nicht selten in indirekter Form oder auf verborgene Weise. Die Abbildungen aus der Anatomie des Andreas Vesal (1514–1564) von 1543 («De humani corporis fabrica») wecken Erinnerungen an den gekreuzigten Christus, die Skelette tragen menschliche Züge (Anthropologie) und sind in die Landschaft der Umgebung von Padua gestellt (Kosmologie). Während der Operation eines Knieabszesses wird dem spanischen König Philipp

II. (1527–1598) als Hilfe bei der Bewältigung der Schmerzen von seinem Beichtvater im Sinne der spirituellen Anästhesie des Mittelalters aus der Passion Christi nach Matthäus vorgelesen. Unter Euthanasie versteht der Mediziner Maximilien-Isidore Simon (1807 bis nach 1865) eine «union intime avec Dieu».[25]
Schmerz- und Leidensfreiheit werden wie Gesundheit, Jugend und Schönheit zu einem machtvollen Ideal der neuzeitlichen Kultur und Lebensauffassung erhoben und ihre Verwirklichung vor allem den Naturwissenschaften und der Medizin anvertraut, die aus dieser Aufgabe die Dynamik ihres unaufhaltsamen Progresses gewinnen. Die Natur, wozu auch der Körper gehört, wird dem Zugriff des Menschen unterworfen. Beispielhaft für diese Auffassung ist neben Bacons berühmtem Wort «knowledge is power» («Wissen ist Macht») Descartes' Satz über den Menschen als «Herrn und Besitzer der Natur» («maître et possesseur de la nature»); Nähe wie zugleich Distanz dieser Wendungen zur Verheissung Gottes an Adam und Eva sind unverkennbar: «Macht euch die Erde untertan.» Herrschaft über die Natur (dominium terrae) meint in religiöser Sicht aber nicht Ausbeutung und Zerstörung, sondern Pflege und Kultivierung der Natur.
In vielen Werken der Kunst wird dieser Übergang aus der Transzendenz des Mittelalters in die neuzeitliche Diesseitigkeit im Blick auf den Körper, auf die Krankheit und den Schmerz dargestellt. Der «Jungbrunnen» von Lucas Cranach (1472–1553) ist eine bildliche Illustration der irdischen Hoffnungen, während «Die Auferstehung des Fleisches» von Luca Signorelli (um 1440–1523) diese Möglichkeit nur im Jenseits für möglich hält.
In Cranachs Bild von 1546 werden in einer diesseitig-horizontalen Bewegung Gesundheit, Schönheit und Jugend im heilkräftigen Wasser der Medizin gesucht und gefunden. Alt, krank, hässlich und geplagt von Schmerzen begeben sich die Menschen in das Wasser der Diagnostik und Therapie, das sie jung, gesund, schön und schmerzfrei wieder verlassen. In den Zelten und Gärten der Lüste lauern auf sie aber bereits die Risikofaktoren, denen im irdischen Leben offensichtlich nicht zu entgehen ist. Zu einem wirklichen Wandel oder dauerhaftem Erfolg kann es nicht kommen; stets muss von neuem die Hilfe der Medizin aufgesucht werden, ihre eindrucksvollen Möglichkeiten können einen bleibenden Erfolg nicht bieten.
Signorellis transzendent-vertikale «Auferstehung» (entstanden 1499–1505) im Dom von Orvieto ist der entgegengesetzten Überzeugung verpflichtet; anatomisch-anschaulich wird vor Augen geführt, dass Schmerzfreiheit und Leidlosigkeit nicht im Diesseits, sondern erst und nur im Jenseits zu erwarten sind, dass Krankheit und Tod notwendig zum Leben gehören. In naturhafter Realistik wird der menschliche Leib auf diesem Gemälde dargestellt, zum ersten Mal in der Kunstgeschichte auch nicht als Auferstehung aus Gräbern, sondern als Verwandlung von Skeletten in lebendige Menschen aus der Erde in einer sich zum Himmel

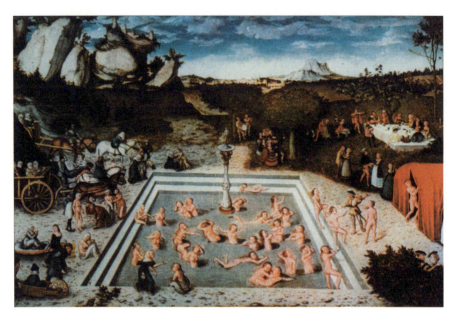

Abb. 4: *Lucas Cranach d. Ä., Der Jungbrunnen, 1546, Berlin, Gemäldegalerie.*

befreienden Bewegung.
Die Vision des Jungbrunnens entspricht den Hoffnungen und Wünschen des modernen Menschen und keineswegs nur oder vor allem dem Ehrgeiz der Ärzte oder der inneren Logik der Medizin. In seinem Werk «Das Prinzip Hoffnung» (1954–1959) greift auch der Philosoph Ernst Bloch (1885–1977) diese verheissungsvolle Perspektive auf: «[...] es gibt den Brunnen, woraus die Alten wieder jung auftauchen, vorzüglich ist er dazu geeignet, das flüchtige Gut der weiblichen Schönheit stetig zu machen. Ein Schlaraffenland aus Gesunden breitet sich aus, ohne Schmerz mit springenden Gliedern und immer lustigem Magen.»[26]
Schmerz und Leiden nehmen in der Neuzeit Züge von Individualisierung und Einsamkeit an, werden als Möglichkeit der Bewährung und Persönlichkeitsentwicklung betrachtet, aber ebenfalls immer wieder – vor allem von den Künsten, der Philosophie und Theologie – in kosmologisch-religiöse Zusammenhänge eingefügt.
Albrecht Dürer (1471–1528) gibt auf seinem Gemälde «Melencolia I» (1513/14) die körperlichen und seelisch-geistigen Dimensionen wieder und stellt eine Verbindung sowohl zur antiken Temperamentenlehre als auch zur christlichen Perspektive der Transzendenz her. Montaigne und Pascal gelangen zu einer positiven Bewertung des Schmerzes – der eine aus stoischer, der andere aus christlicher

Sicht. Pascal leitet aus der Wendung von der «Welt als Abbild Gottes» nicht nur die Vollkommenheit, sondern auch den Mangel der Welt als notwendig ab. Montaigne will, wie er in seinen «Essais» (1580/95) berichtet, von seiner Kolik den Gewinn gehabt haben, «dass sie vollenden wird, was ich selbst nicht über mich vermocht hatte, mich völlig mit dem Tod auszusöhnen und zu befreunden».[27]

Der ambivalente und keineswegs nur negative Charakter des Schmerzes durchzieht die gesamte Literatur der Neuzeit. Die «Lust ist schmerzensreich» und «süss der Schmerz», lauten charakteristische Wendungen bei dem Dichter Andreas Gryphius (1616–1664). Von dem Renaissanceschriftsteller Petrarca (1304–1374) wird von einer «Lust am Schmerz» («dolendi voluptas») gesprochen, die auch der Kirchenvater Augustinus schon beobachtet und an sich selbst erlebt hat. Die weitere Entwicklung reicht über Edgar Allan Poes (1809–1849) Wort vom «Stachel des Bösen» («imp of the perverse») und Dostoevskijs (1821–1881) Gestaltungen religiös-metaphysischer Fremd- und Selbstquälerei zu den Schriften von Leopold von Sacher-Masoch (1836–1895) und entsprechenden Texten wie Lebenszeugnissen der Gegenwart.

Als ausschlaggebend für die moderne theoretisch-praktische Beschäftigung mit dem Schmerz erweist sich die Trennung von Leib und Seele, die in der Philosophie von Descartes ihren paradigmatischen Ausdruck gefunden hat. Der Philosoph setzt sich mit der Entstehung des Schmerzes auseinander, hebt die Schutz- und Abwehrfunktion des Schmerzes hervor, entwickelt auch eine Begründung für den Phantomschmerz. Das Nervensystem wird für die Schmerzwahrnehmung als fundamental bezeichnet, die mit der nervösen Weiterleitung des Schmerzreizes aber noch keineswegs vollständig erklärt sein soll. Das kartesianische Verständnis von Leib und Seele liegt den Forschungen der Physiologen Albrecht von Haller (1708–1777), François Magendie (1783–1855), Johannes Müller (1801 bis 1848), Emil Du Bois-Reymond (1818–1896) und vieler anderer Wissenschaftler des 19. und 20. Jahrhunderts zugrunde.

Aufklärung

In der Epoche der Aufklärung wird – beispielhaft ausgelöst durch das Erdbeben von Lissabon im Jahre 1755 – bei Philosophen und Theologen die provozierende Frage nach einem Gott erörtert, der Schmerz und Unglück zulässt. Über die Unterscheidung des physischen und moralischen Übels erkennt der Philosoph Gottfried Wilhelm Leibniz (1646–1716) im Schmerz ein notwendiges Instrument der vollkommenen Natur- und Weltordnung. Voltaire (1694–1778) lehnt in seinem Roman «Candide» (1759) diese Rechtfertigung von Leibniz dagegen ab und plädiert als Antwort auf eine Welt von Ungerechtigkeit, Krankheit und Leid für die Kultivierung der Natur im Kleinen, die das paradiesische Vorbild nicht verleugnet und zugleich auf utopische Ziele verzichtet: «wir müssen unseren Garten bestellen», lautet die Losung am Ende dieses satirischen Textes («il faut cultiver notre jardin»).[28]

Metaphysische oder naturphilosophische Ansätze werden in der Medizin zunehmend für unwesentlich erklärt: «Das Vordringen zu den letzten metaphysischen und ersten physischen Ursachen, Elemente, Formen, Ursprung der Bewegung ist für den Arzt weder notwendig, noch nützlich, noch möglich»,[29] stellt der Mediziner Hermann Boerhaave (1666–1738) in seinen «Institutiones Medicae» aus dem Jahr 1708 ausdrücklich fest. Der Mediziner Felix Platter (1536–1614) unterscheidet zu Beginn des 17. Jahrhunderts siebzehn in der körperlichen Lokalisation abweichende Schmerzarten. Zugleich treten in dieser Zeit die Phänomene des hysterischen Schmerzes oder des simulierten Schmerzes in das Blickfeld der Mediziner.

Idealismus – Romantik

Die ästhetischen, philosophischen und theologischen Interpretationen des Schmerzes im Zeitalter des Idealismus und der Romantik um 1800 gehen über die Perspektive der Naturwissenschaften und Medizin, über physische Symptomatologie, Ätiologie und Therapie noch einmal weit hinaus und sind auf Natur und Kultur, Biologie und Anthropologie gleichermassen bezogen. Nur eine ganzheitliche Sichtweise wird dem Phänomen des Schmerzes gerecht, die sich während der Neuzeit ausbreitenden biologisch-mechanischen Ansätze werden für zu begrenzt gehalten; Schmerz soll vielmehr wie Krankheit eine objektive und subjektive, individuelle und soziale, für viele Anhänger dieser Bewegung auch eine geistige oder metaphysische Erscheinung darstellen.

Kant (1724–1804) gewinnt aus der stoischen Philosophie Kräfte im Kampf gegen die Schmerzen seines Gichtleidens. In besonderer Differenziertheit werden von dem Philosophen Zusammenhänge zwischen körperlichen Gefühlen und geistigen Empfindungen erörtert sowie die anthropologische Dimension des Schmerzes betont: «Der Schmerz ist der Stachel der Tätigkeit und in dieser fühlen wir alle erst unser Leben.»[30] Schmerz und Leben gehören nach Kant zusammen, Schmerz ist Einschränkung und Anregung zugleich.

Schelling (1775–1854) und Hegel (1770–1831) verleihen dem Schmerz einen naturphilosophischen wie auch geistphilosophischen oder anthropologischen Sinn. Schmerz erklärt Hegel zum «Vorrecht lebendiger Naturen»;[31] bei der Zerstörung von Steinen könne von Schmerz im eigentlichen Sinn nicht gesprochen werden.

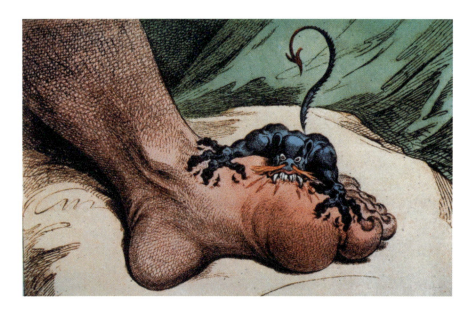

Abb. 5: *James Gillray, Die Gicht, 1799, Philadelphia Museum of Art.*

Tränen sind nach Hegel «nicht bloss die Äusserung, sondern zugleich die Entäusserung des Schmerzes».[32] Der Schmerz manifestiert die besondere Natur von Leib und Seele und ihren Zusammenhang, besitzt einen natur- und geistphilosophischen Sinn: «Der Schmerz ist aber überhaupt der Verlauf der Endlichkeit und subjektiv die Zerknirschung des Gemüts.»[33]

Für Goethe soll Kunst, wie er am 1. Juni 1805 an den Verleger Cotta schreibt, «wenn sie sich mit dem Schmerz verbindet, denselben nur aufregen, um ihn zu mildern und in höhere tröstliche Gefühle aufzulösen». Schmerz und Freude seien wie die Atmung gleichermassen Momente des Lebens, der Schmerz habe auch eine soziale Seite: «Uns lehrt eigener Schmerz, der andern Schmerzen zu teilen.»[34] Im zeitlichen Rückblick können Schmerzen nach Goethe sogar Lustqualitäten entwickeln: «Die Erinnerung überstandner Schmerzen, ist Vergnügen.»[35]

Novalis (1772–1801) vertritt im «Heinrich von Ofterdingen» (1802) in der Deutung des Schmerzes eine transzendente Verknüpfung von Kosmologie und Anthropologie: «Aus Schmerzen wird die neue Welt geboren, und in Tränen wird die Asche zum Trank des ewigen Lebens aufgelöst.»[36] Schmerz und Freude sind nicht nur Gegenbegriffe. Bei Hölderlin (1770–1843) ist die antike Auffassung lebendig geblieben, dass die Götter den peinigen, den sie lieben; ihn selbst hat, wie er im Herbst 1802 nach der Rückkehr von Bordeaux zu Beginn seiner geistigen Erkrankung an seinen Freund Casimir Ulrich Böhlendorff (1775–1825) schreibt, «Apollo geschlagen».[37]

Beschreibung und Deutung des Schmerzes sind in den Epochen begrenzter Linderungs- oder Betäubungsmöglichkeiten von besonderer Vielfalt gekennzeichnet. Die Menschen von ihren Schmerzen nicht befreien zu können wird von den Ärzten selbst als Schmerz empfunden; ihre Therapie kann oft – wie es in einer Wendung der Zeit heisst – nur in dem Versuch bestehen, «dem Kranken Trost und Zerstreuung zu bieten» (consoler et amuser le malade). Diese Grenzen schränken auch die Möglichkeiten der Chirurgie ein und lassen Krebspatienten sich spät oder oft zu spät für entsprechende Eingriffe entscheiden.

Positivismus

Aus den physikalisch-physiologischen Fortschritten des 19. Jahrhunderts gewinnen Theorie und Therapie des Schmerzes wesentliche neue Impulse. Naturwissenschaftliche Medizin, Anästhesie und Positivismus haben eine gemeinsame Grundlage in der Suche nach einem angenehmen, leidlosen und unbegrenzten Leben. Chemiker des ausgehenden 18. und beginnenden 19. Jahrhunderts stossen auf schmerzlindernde Möglichkeiten des Lachgases. 1803 gelingt dem Apotheker Friedrich Wilhelm Sertürner (1783–1841) die Isolation des Morphins – das seit 1844 als Schmerzmittel Anwendung findet – aus dem Opium. Mit der Anästhesie des 19. Jahrhunderts beginnt dann ein wahrhaft neues Zeitalter der Schmerzbekämpfung in der Medizin. Operationen verlangen von den Betroffenen nun nicht mehr nahezu übermenschliche Kräfte der Selbstbeherrschung, die operative Geschwindigkeit des Chirurgen verliert wesentlich an Bedeutung. Am 16. Oktober 1846 führt William Green Morton (1819–1868) die erste Zahnextraktion unter Äthernarkose durch; am 19. Januar 1847 leitet James Young Simpson (1811 bis 1870) die erste Geburt unter Narkose ein.

Das Wissen um die psychischen Möglichkeiten der Überwindung des physischen Schmerzes wird in jener Zeit ebenfalls praktisch genutzt. Die Hypnose des Mediziners Anton Mesmer (1734–1815) ist der physischen Anästhesie mit geistigseelischen Methoden im ausgehenden 18. Jahrhundert vorangegangen und hat selbst wieder zu unterschiedlichen Fortsetzungen geführt, die sich zwischen Parapsychologie und Psychoanalyse ausspannen. Auch bei Operationen wird im 19. Jahrhundert die Hypnose eingesetzt.

Die Reaktionen auf den Schmerz und die Möglichkeiten seiner Betäubung oder Überwindung hängen auch bei Naturwissenschaftlern des 19. Jahrhunderts von ausserwissenschaftlichen Faktoren ab. Der französische Physiologe François Magendie (1783–1855), der mit seinen Studien zur naturwissenschaftlichen Erforschung des Schmerzes entscheidend beigetragen hat, kritisiert 1847 in einem Diskussionsbeitrag vor der Pariser Académie des Sciences jene Ärzte, die «enivrent leurs patients jusqu'au point de les réduire, ainsi qu'on vient de le dire, à l'état de cadavre que l'on coupe, taille impunément et sans aucune souffrance».[38] Emphatisch ruft er – ganz auf der Linie von Kant – bei dieser Gelegenheit aus: «[...] je ne consentirais pour aucun motif à me laisser mettre dans une pareille situation, ou votre corps est livré, sans défense aucune, aux mains d'un chirurgien qui peut être maladroit, inhabile ou inattentif.»[39]

Der Schmerzüberwindung stehen viele Menschen des vergangenen Jahrhunderts distanziert gegenüber, sie wird keineswegs nur für segensreich gehalten. Gegen die Ätherbenutzung bei der Geburt wenden sich Frauen wie auch Gynäkologen in Erinnerung an das biblische Wort «Du sollst in Schmerzen Kinder gebären». Der Chirurg Johann Friedrich Dieffenbach (1792–1847) klagt über die «traurige Isolierung» durch die moderne Anästhesie: «Der Betäubte weiss bei der Operation nichts von seinem Arzte, und der Arzt nichts von seinem Kranken. Das Band der wechselseitigen Mittheilung ist zerrissen, der ihn selbst hebende, milde Zuspruch wird nicht vernommen, die Frage nicht beantwortet, es herrscht eine grausige Einsamkeit.» Mit Begeisterung und Sorge zugleich richte sich der Blick in die Zukunft: «Wohin wird, oder wohin kann diese grosse Entdeckung noch führen?»[40]

Die Haltung gegenüber der Schmerzbekämpfung bleibt auch im 20. Jahrhundert bei vielen Menschen ambivalent. Das Sterben von Caroline Benn (1858–1912), der Frau des Pastors Gustav Benn (1857–1939) und Mutter des Dichters Gottfried Benn (1886–1956), im Jahr 1912 an Brustkrebs wird wegen der Anästhesieablehnung aus religiösen Gründen allerdings zu einem furchtbaren Erlebnis: «Die qualvoll Dahinsterbende blickte erwartungsvoll auf ihren Ältesten, den frischgebackenen Arzt, und der wusste natürlich, dass es hier nur noch Schmerzen zu lindern galt, also Morphium zu geben, wie es in Berlin sogar bei den ärmsten Spitalinsassen in solchen Fällen ein Gebot der Menschlichkeit war. Aber er hatte nicht mit der halsstarrigen Buchstabengläubigkeit seines Vaters, dem Pastor gerechnet. Nein, sagte dieser, kein Linderungsmittel, auch die Schmerzen sind von Gott geschickt, und wir haben sie demütig hinzunehmen. So musste also der Sohn und Arzt hilflos zusehen, wie seine Mutter unter Qualen starb.»[41]

Gegenwärtige Situation

Im 20. Jahrhundert kommt es zu einer Fülle neuer naturwissenschaftlicher und speziell medizinischer Studien über den Schmerz. Der Schmerz wird auf der physiologischen wie psychologischen Ebene wie in seiner Phänomenologie, Ätiologie und Therapie erforscht. Dem Schmerz wird in seiner Bedeutung für die Entwicklung des Individuums wie des Menschengeschlechts nachgegangen, er wird in seinen positiven wie negativen Funktionen erörtert.[42]

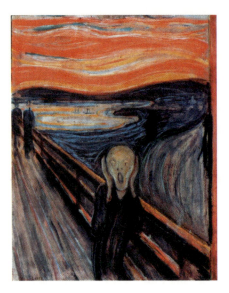 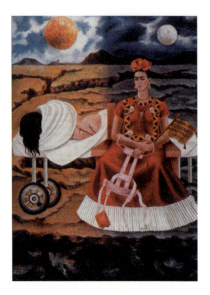

Abb. 6: *Edvard Munch, Der Schrei, 1893, Oslo, Nasjonalgalleriet.*

Abb. 7: *Frida Kahlo, Baum der Hoffnung, 1946, Mexico, Instituto Nacional de Bellas Artes.*

Verschiedene theoretische Ansätze (Spezifitätstheorie, Impulstheorie, Intensitätstheorie und Mustertheorie) stehen sich gegenüber oder werden zu integrieren versucht – wie etwa von den Medizinern Ronald Melzack (* 1929) und Patrick D. Wall (* 1925) mit ihrer auch für die Therapie bedeutsamen Gate-Control-Theorie, das heisst der Auffassung, «dass ein Nervenmechanismus in den Hinterhörnern des Rückenmarks wie ein ‹Tor› funktioniert, das den Strom der Nervenimpulse von den peripheren Fasern zum Zentralnervensystem entweder verstärken oder abschwächen kann».[43] Melzack betont aber selbst, dass sich mit den neuen wissenschaftlichen Entdeckungen bereits wieder neue Fragen ergeben hätten, die nach neuen Erklärungen verlangten. "No one who has worked on the problem of pain has ever been able to define pain to the satisfaction of all his colleagues."[44] Neueste Fortschritte der Chemie und Biochemie (Enzephaline, Endorphine, körpereigene Opioide) scheinen eine Zukunft möglich werden zu lassen, in der die Schmerzempfindung aufgehoben ist und zugleich das Bewusstsein erhalten bleibt.

Der individuelle und kulturelle Umgang mit dem Schmerz wie die Beziehung zur Natur und vor allem zum eigenen Körper wird von diesen neuen Kenntnissen und

Behandlungsformen tief greifend geprägt. Schmerzüberwindung bringt nicht nur eine neue Naturwahrnehmung hervor, mit der veränderten Naturwahrnehmung verändert sich auch die Kultur des Leidens, der Umgang mit Geburt und mit Sterben. Mit den neuen Möglichkeiten der Medizin hängen zahlreiche ethische oder juristische Fragen zusammen. Die Palliativmedizin der Gegenwart (lat. Pallium = Mantel) steht für Versuche, die physischen Schmerzen zu lindern und kranken wie sterbenden Menschen in Leid und Verzweiflung beizustehen.
Weiterhin werden literarische, theologische und philosophische Darstellungen und Deutungen von Schmerz und Leiden entwickelt, die für Verständnis und normative Beurteilung, für die praktisch-theoretischen Versuche der Medizin, für die sozialen und staatlichen Reaktionen wie für den Umgang des einzelnen Menschen von grosser Bedeutung sind. Die Kulturgeschichte der Natur erweist sich auch beim Schmerz als ein Dialog zwischen den verschiedenen Wissenschaften und Künsten.
Der «schöne Geist» hat sich, wie Thomas Mann (1875–1955) in seinem Roman «Der Zauberberg» (1924) Settembrini sagen lässt, «fast regelmässig das Leiden zum Gegenstande gesetzt».[45] Wiederholt wird von Schriftstellern und Philosophen vor dem Ideal einer Welt ohne Schmerzen und Leiden gewarnt. Ein abschreckendes Bild einer von moderner Naturwissenschaft und Medizin geprägten Welt mit einem reduzierten oder künstlichen Natur- und Leibverhältnis entwirft Aldous Huxley (1894–1963) in seinem utopischen Roman «Schöne neue Welt» (1932). «Nur die Blume der Gegenwart blühte rosig» – «jedermann ist seines Nächsten Eigentum».[46]
Ernst Jünger (1895–1998) setzt 1934 in seinem Essay «Über den Schmerz» (1934) modernes Leibpathos und medizinische Schmerzvermeidung in eine innere Beziehung: «Das Geheimnis der modernen Empfindsamkeit beruht darin, dass sie einer Welt entspricht, in welcher der Leib mit dem Wert selbst identisch ist. Aus dieser Feststellung erklärt sich ohne weiteres das Verhältnis dieser Welt zum Schmerz als einer vor allem zu vermeidenden Macht, denn hier trifft der Schmerz den Leib nicht etwa als einen Vorposten, sondern er trifft ihn als die Hauptmacht und als wesentlichen Kern des Lebens selbst.» Folgerichtig heisst es dann bei Jünger auch weiter: «Nenne mir Dein Verhältnis zum Schmerz, und ich will Dir sagen, wer Du bist.»[47]
Von Malern wie Ferdinand Hodler (1853–1918), Edvard Munch (1863–1944) und Frida Kahlo (1907–1954) wird im 20. Jahrhundert auf besonders eindrucksvolle Weise der Schmerz zwischen Natur und Geist, zwischen Empirie und Transzendenz dargestellt. In Hodlers Zyklus von Zeichnungen und Gemälden über die Krankheit und das Sterben seiner Geliebten Valentine Godé-Darel (1873 bis 1915) aus den Jahren 1913 bis 1915 manifestiert sich die Kraft der Kunst zur Wiedergabe und Bewältigung der Endlichkeit des Menschen – für den Betroffenen wie die Umwelt.

Nach Max Scheler (1874–1928) verführt ein Dasein ohne Schmerz zu «metaphysischem Leichtsinn».[48] Der Übergang von der Welt der primitiven Völker in die Welt der Kulturvölker sei mit einer Zunahme der Schmerzsensibilität verbunden: «Die *Leidensfähigkeit* an *denselben* Schmerzempfindungen ist zweifellos geringer und steigt mit der Zivilisation.»[49] Für die Bewertung von Schmerz und Leid habe sich der Wechsel von der Antike in die christliche Welt fundamental ausgewirkt: «Für den antiken Menschen, der im Grunde Eudaimonist bleibt, war die äussere Welt heiter und lustig. Aber ihr *Kern* war ihm tief traurig und dunkel. Hinter dieser fröhlichen Publizität und Oberfläche der Welt, die man die ‹heitere Antike› nennt, gähnt ‹Moira› und ‹Zufall›. Für den Christen ist die äussere Welt dunkel, nächtlich und voll Leid. Aber ihr *Kern* ist nichts als lauter Seligkeit und Entzücken.»[50]

Der Psychiater und Philosoph Karl Jaspers (1883–1969) erklärt körperlichen wie seelischen Schmerz zu wesentlichen Erscheinungsweisen des Lebens und hebt ihre soziale Dimension hervor. Utopisches Denken in Wissenschaft und Politik halte zu Unrecht Schmerz wie Leiden für grundsätzlich überwindbar: «Wenn nur Biologie und Medizin erst ihren Gipfel und die politische Kunst vollendete Gerechtigkeit erreicht haben, werden sie alle Schmerzen und Krankheit und alle beengende Abhängigkeit zu vermeiden lehren; der Tod wird wie das schmerzlose, weder ersehnte noch gefürchtete Erlöschen eines Lichtes sein.» Diese täuschende Haltung des «Daseins» müsse in die wahre Haltung der «Existenz» übergehen, die allein soziale Anteilnahme und mitleidende Weltverbundenheit begründen und hervorbringen könne: «Mein Leid ist nicht mehr zufällig das Verhängnis meiner Verlassenheit, sondern Daseinserscheinung der Existenz. Jetzt kann der transzendierende Ausdruck in dem Gedanken gesucht werden, dass, wenn ich andere leiden sehe, es ist, als ob sie in Vertretung für mich leiden, und als ob die Forderung an Existenz gehe, das Leid der Welt als ihr eigenes Leid zu tragen.»[51]

Wesentliche Anregungen und Beispiele einer ganzheitlichen Betrachtung stammen von Anhängern der anthropologischen Medizin. Viktor von Weizsäcker (1886–1957) entwickelt in seiner «Pathosophie» (1956) eine entsprechende Analyse des Schmerzes und seiner Unterschiede wie der Versuch seiner Linderung oder Beseitigung. Am «Ariadnefaden der Schmerzen» soll sich das «Gefüge der Lebensordnungen» demonstrieren lassen.[52] Erwin Straus (1891–1975) ordnet den Schmerz in das Spektrum der Sinne ein: «Am einen Ende der Skala findet sich das gemeinsame Mitteilbare und die Mitteilung im geformten Wortlaut und Schrift, am anderen Ende die Einsamkeit des Schmerzes, der sich zuletzt nur noch im ungeformten Klagelaut und Schrei äussern kann.»[53] Viktor Emil von Gebsattel (1883–1976) interpretiert den Schmerz in seinen «Prolegomena einer medizinischen Anthropologie» (1954) im Blick auf die Trennung von Ich und Leib. Alfred von Auersperg (1899–1969) plädiert für eine Relativierung des parallelistischen

Ansatzes der medizinischen Schmerzdeutung, der auf den kartesianischen Dualismus zurückgehe und bis in die Gegenwart gültig geblieben sei; substantiell seien die Differenz des «exteroceptiven» Oberflächenschmerzes und «interoceptiven» Eingeweideschmerzes wie der Unterschied von Schmerzempfindung und Schmerzgefühl.[54] Buytendijk sieht im Schmerz eine körperliche Erscheinung, die zugleich wahrgenommen, bewertet und beantwortet werde. «Wir können uns nie von unserem leiblichen Sein völlig unterscheiden, aber auch unser persönliches Sein nicht mit dem Sein unseres Leibes identifizieren.»[55]

Perspektiven

Wahrnehmung, Ausdruck, Bewertung, Verhalten, Behandlung, soziale Reaktion und kultureller Kontext sind die zentralen Dimensionen im Erleben von Schmerz und Leiden sowie der theoretischen Analysen und praktisch-therapeutischen Interventionen.
Die von der Schmerzforschung des 20. und 21. Jahrhunderts behandelten Themen und vorgetragenen Theorien sind insgesamt überaus detailliert und weit gespannt. Ebenso vielfältig sind die von individuellen Wertorientierungen und kulturellen Normen beeinflussten Auffassungen über die Anwendung von Schmerzmitteln – unterschiedlich nach Art und Stadium der Krankheit, abhängig von den Verhältnissen der Klinik, der Praxis oder Hausbehandlung, beeinflusst von der Einschätzung der Suchtgefahr, der Beurteilung des reduzierten Bewusstseins oder der möglichen Verkürzung des Lebens, geprägt schliesslich auch von den sozialkulturellen Verhältnissen einzelner Länder oder spezifischer Regionen.[56]
Die Sprache von Schmerz und Leiden ist ihrerseits weit gespannt und komplex – für den Mediziner wie den Laien, in den Wissenschaften wie in den Künsten, für die körperlichen wie seelischen Schmerzen. Immer wieder stösst die Kommunikation zwischen Arzt und Patient an die Grenzen der Sprache in der Wiedergabe der Gefühle und Empfindungen. Entscheidend für Diagnose und Therapie ist die Beschreibung durch den Kranken und Leidenden in den Kategorien des Ortes, der Zeit, der Quantität und Qualität. Nach einem von Melzack 1983 entwickelten Fragebogen geben Patienten ihren Schmerz in den drei Grunddimensionen der Sensibilität (sensory), Affektivität (affective) und Bewertung (evaluative) wieder, die sich selbst wieder in weitere Unterdimensionen gliedern lassen.[57]
Schmerzwahrnehmung oder zumindest Schmerzausdruck zeigt nach empirischen Untersuchungen neben sozialen und individuellen Abweichungen auch kulturelle und ethnische Unterschiede. Beispielsweise äussern nach der empirischen Studie von Mark Zborowski von 1952 Iren ihren Schmerz zurückhaltender als Italiener.[58]
Ob der unterschiedlichen Äusserung auch eine unterschiedliche Empfindung oder

Wahrnehmung entspricht, wird sich allerdings schwer entscheiden und untersuchen lassen. Zusammenhänge dieser Art wie ihre Verbindung zu Verhalten, Behandlung und sozialen Reaktionen gehören zu zentralen Fragen zukünftiger Forschung. Der Schmerz kann von keiner Wissenschaft allein umfassend beschrieben und erklärt werden. Zu seiner Deutung sind Wissenschaft, Kunst, Philosophie und Religion gleichermassen aufgerufen.
Humanmedizin, die mehr als Heiltechnik sein will, die als anthropologische Disziplin Naturwissenschaft und Geisteswissenschaft zu verbinden sucht, muss im Umgang mit dem Schmerz und Leiden dem weiten Spektrum zwischen Natur und Kultur gerecht werden, muss sich um Linderung von Schmerz und Leiden bemühen und zugleich die kosmologisch-anthropologischen Dimensionen berücksichtigen. Schmerz und Leiden sind keineswegs nur negativ zu beurteilen, ihnen kann ein positiver Sinn auf verschiedenen Ebenen abgewonnen werden. Die letzten Ursachen des Schmerzes liegen in der Trennung von Organismus und anorganischer Natur, von Bewusstsein und Leib, von Schöpfungsursache und Welt. Im Schmerz manifestieren sich, wie sich auch sagen lässt, Einheit und Zwiespalt der Natur im Geist ebenso wie Einheit und Zwiespalt des Geistes in der Natur.
Aufgaben der Theorie und Praxis sowie individuelle und soziale Solidarität der Zukunft werden in den folgenden Titeln zweier literarischer Texte zutreffend umschrieben: «Die Erkenntnis des Schmerzes» von Carlo Emilio Gadda (1893 bis 1973) und «Den Schmerz der Welt in Hoffnung verwandeln» von Pablo Neruda (1904–1973).[59]

Anmerkungen

1 Frederik Jacobus Johannes Buytendijk: Over de pijn, Utrecht 1943, dt. Bern 1948, S.18.
2 Axel W. Bauer: Zwischen Symbol und Symptom. Der Schmerz und seine Bedeutung in der Antike, in: Der Schmerz 10 (1996), S. 169–175; Dietrich von Engelhardt: Krankheit, Schmerz und Lebenskunst, München 2001; Hermann O. Handwerker, Kay Brune (Hg.): Deutschsprachige Klassiker der Schmerzforschung, Hassfurt 1987; Fritz Hartmann: Die Sprache der Schmerzen, in: Der Schmerz 12 (1998), S. 317–322; Paul Ridder: Die Sprache des Schmerzes (Konstanzer Universitätsreden, Bd. 129), Konstanz 1978; Richard Toellner: Die Umbewertung des Schmerzes im 17. Jahrhundert in ihren Voraussetzungen und Folgen, in: Medizinhistorisches Journal 6/1 (1971), S. 36–44; Ulrich Tröhler: Pain. Historical Changes in the Therapeutic Views and Physiological Explanations of a Pathological Symptom, in: Teizo Ogawa (Hg.): History of Pathology, Tokyo 1986, S. 185–199; Luigi Vitale: Il dolore nella vita e nella scienza, in: Rassegna di clinica terapia e scienze affini 60 (1961), S. 249–288; Jean-Pierre Wils (Hg.): Pijn en lijden, Nijmegen 1999.
3 Von Engelhardt (wie Anm. 2).
4 Aischylos: Orestie, 1018–1020, 5. Aufl., Zürich 1996, S. 391.
5 Platon: Charmides, 156 c, in: Werke, Bd. 1, Darmstadt 1977, S. 297.

6 Platon: Charmides, 157 a, in: Werke, Bd. 1, Darmstadt 1977, S. 299.
7 Lucius Annaeus Seneca: An Lucilius. Briefe über Ethik, 9. Buch, 78. Brief, Darmstadt 1984, S. 130.
8 Der Eid des Hippokrates, in: Charles Lichtenthaeler: Der Eid des Hippokrates, Köln 1984, S. 19.
9 Johann Joachim Winckelmann: Gedanken über die Nachahmung der griechischen Werke in der Malerei und Bildhauerkunst (1755), in: Gotthold Ephraim Lessing: Laokoon oder über die Grenzen der Malerei und Poesie, in: Schriften, Bd. 2, Frankfurt a. M. 1967, S. 10.
10 Lessing (wie Anm. 9).
11 Homer: Ilias,18. Gesang, 30 ff., München 1980, S. 268 f.
12 Vergil: Aeneis, 12. Buch, 391 ff., 4. Aufl., München 1955, S. 527 f.
13 Hippokrates: Schriften, Reinbek 1962, S. 168.
14 Franz Joseph Kuhlen: Zur Geschichte der Schmerz-, Schlaf- und Betäubungsmittel in Mittelalter und früher Neuzeit, Stuttgart 1983; Hans Schadewaldt: Geschichte der Schmerzbehandlung, in: Medizinische Welt 31 (1980), S. 1277–1279.
15 Epikur, nach Cicero: Von den Grenzen im Guten und Bösen, 2. Buch, 22, Zürich 1964, S. 100.
16 Johann Wolfgang Goethe: Goethes Briefe, Bd. 1, Hamburg 1962, 2. Aufl., 1968, S. 233.
17 Georg Wilhelm Friedrich Hegel: Vorlesungen über die Philosophie der Religion (1832), in: ders.: Sämtliche Werke, Bd. 15, 4. Aufl., Stuttgart-Bad Cannstatt 1965, S. 34.
18 Wolfram von Eschenbach: Parzival, Frankfurt a. M. 1993, S. 443.
19 Augustinus: Bekenntnisse (um 400), 4. Aufl., Darmstadt 1980, S. 101.
20 Augustinus: Selbstgespräche von der Unsterblichkeit, München 1986, S. 53.
21 Franz von Assisi: Die Schriften des Heiligen Franziskus von Assisi, Bd. 1, 6. Aufl., Werl 1991, S. 141.
22 Franz von Assisi: Der Spiegel der Vollkommenheit oder der Bericht über das Leben des Heiligen Franz von Assisi, München 1953, S. 180.
23 Bernhard von Clairvaux, nach Dietrich von Engelhardt: Krankheit, Schmerz und Lebenskunst, München 1999, S. 110 f.
24 Thomas von Aquin: Summe der Theologie, Bd. 2, 3. Aufl., Stuttgart 1985, S. 267.
25 Maximilien-Isidore Simon: Déontologie médicale, Paris 1845, S. 390.
26 Ernst Bloch: Das Prinzip Hoffnung, in: ders.: Gesamtausgabe, Bd. 5, Frankfurt a. M. 1959, S. 527.
27 Michel de Montaigne: Essais, Zürich 1953, S. 571.
28 Voltaire: Candide oder der Optimismus, 1759, in: Sämtliche Romane und Erzählungen, Bd. 1, 3. Aufl., München 1981, S. 390.
29 Hermann Boerhaave: Institutiones medicae, Leiden 1708, S. 6 f.
30 Immanuel Kant: Anthropologie in pragmatischer Hinsicht (1798), in: ders.: Werke, Bd. 10, Darmstadt 1983, S. 551.
31 Georg Wilhelm Friedrich Hegel: Wissenschaft der Logik (1816), in: ders.: Sämtliche Werke, Bd. 5, 4. Aufl., Stuttgart-Bad Cannstatt 1964, S. 257.
32 Georg Wilhelm Friedrich Hegel: System der Philosophie, 3. Teil: Die Philosophie des Geistes (3. Aufl., 1830), in: ders.: Sämtliche Werke, Bd. 10, 4. Aufl., Stuttgart-Bad Cannstatt 1965, S. 145.
33 Hegel (wie Anm. 17), S. 434.
34 Johann Wolfgang von Goethe: Antiker Form sich nähernd – Unglück bildet, in: ders.: Werke, Bd. 2, Zürich 1951, S. 132.
35 Goethe an Behrisch, 11. 11. 1767, in: ders.: Briefe, Bd. 1, Hamburg 1962, S. 62.
36 Novalis: Heinrich von Ofterdingen, in: ders.: Werke, Bd. 1, Darmstadt 1977, S. 312.
37 Friedrich Hölderlin, an Casimir Ulrich Böhlendorff, 2.12.1802, in: ders.: Sämtliche Werke, Bd. 6, Stuttgart 1954, S. 432.

38 François Magendie: Réponse, in: Comptes rendus de l'Academie des Sciences de Paris 24 (1847), S. 134.
39 Ebd., S. 136.
40 Johann Friedrich Dieffenbach: Der Aether gegen den Schmerz, Berlin 1847, S. 5 und 1.
41 Walter Lennig: Gottfried Benn in Selbstzeugnissen und Bilddokumenten, Reinbek bei Hamburg 1962, S. 28.
42 Manfred Zimmermann (Hg.): Schmerz. Konzepte und ärztliches Handeln, Berlin 1984.
43 Ronald Melzack: Das Rätsel des Schmerzes, Stuttgart 1978, S. 151 f.
44 Ronald Melzack: The Perception of Pain, in: Scientific American 204 (1961), S. 41–49.
45 Thomas Mann: Der Zauberberg, 1924, Bd. 1, Frankfurt a. M. 1967, S. 261.
46 Aldous Huxley: Schöne neue Welt und Dreissig Jahre danach, München 1932, 2. Aufl., 1981, S. 53.
47 Ernst Jünger: Über den Schmerz (1934), in: ders.: Werke, Bd. 5, Berlin 1960, S. 151.
48 Max Scheler: Tod und Fortleben (1914), in: Schriften aus dem Nachlass, Bd. 1, Berlin 1933, S. 23.
49 Max Scheler: Vom Sinn des Leides (1916), in: Schriften zur Soziologie und Weltanschauungslehre, 2. Aufl., Bern 1963, S. 49.
50 Ebd., S. 71.
51 Karl Jaspers: Philosophie, Bd. 2, Berlin 1932, 4. Aufl., 1973, S. 230, 232 f.
52 Viktor von Weizsäcker: Pathosophie, Göttingen 1956, 2. Aufl., 1967, S. 297 ff.
53 Erwin Straus: Vom Sinn der Sinne (1936), 2. Aufl., Heidelberg 1956, S. 403.
54 Alfred von Auersperg: Schmerz und Schmerzhaftigkeit, Berlin 1963, S. 31.
55 Frederik Jacobus Johannes Duytendijk: Über den Schmerz, in: Psyche 9 (1955/56), S. 141, 143.
56 Mark Zborowski: Cultural Components in Response to Pain, in: Journal of Social Issues 8 (1952), S. 16–30; auch in: Dorrian Apple (Hg.): Sociological Studies of Health and Sickness. A Source Book for Health Professions, New York, Toronto, London 1960, S. 118–133.
57 Ronald Melzack (Hg.): The McGill Pain Questionnaire, in: Pain Measurement and Assessment, New York 1983, S. 41–47.
58 Zborowski (wie Anm. 56).
59 Carlo Emilio Gadda: Die Erkenntnis des Schmerzes (ital. La cognizione del dolore, 1963), München 1964; Pablo Neruda: Den Schmerz der Welt in Hoffnung verwandeln (span. Huellas de dolor y esperanza, 1976), Wuppertal 1988.

Über die Sinnfrage bei physischen Schmerzen und psychischem Schmerz als (vergängliche) Situation und (chronische) Grenzsituation[1]

HANS SANER

Wir werden in Schmerzen geboren, durch Schmerzen erzogen, und wir fürchten, in Schmerzen sterben zu müssen. Wann immer wir uns aber der Gesundheit erfreuen – wir sind dennoch gleichsam von Schmerzen belagert, die plötzlich in uns aufbrechen oder auf uns einbrechen können, sei es als Symptom eines längst ablaufenden Krankheitsprozesses oder als Folge einer zufälligen äusseren Einwirkung. Dass wir Schmerzen empfinden können und zuweilen auch müssen, ist eine Grundsituation der Conditio humana, ebenso unvermeidbar wie unangenehm. Dem Unvermeidbaren an ihr gab man einen Sinn, das Unangenehme aber bekämpfte man. Darin zeigte sich die Ambivalenz zu den Schmerzen, die für viele Kulturen charakteristisch war.

Keine Zeit hat diese Ambivalenz so resolut ins Eindeutige verschoben wie die unsere. Seit der Isolierung des Morphins durch Sertürner im Jahre 1804 und des Chinins durch Pelletier und Caventou 1820, vor allem aber seit der Einführung der Vollnarkose durch Long (1842) und Morton (1846) und schliesslich seit der Ausbreitung der pharmazeutischen Industrie im 20. Jahrhundert, die immer gezieltere Schmerzmittel und Psychopharmaka produziert, breitet sich das Bewusstsein aus, dass Schmerzen eigentlich nicht sein müssten, und mit ihm die Erwartung, dass es gegen jeden Schmerz und jedes Leiden eine Pille gebe. Das analgetische Zeitalter glaubt an ein Anrecht des Menschen auf Schmerzfreiheit. Deshalb verliert in ihm der Schmerz jeden Sinn: er ist als Atavismus ein Überbleibsel der Natur, das, so scheinen selbst Ärzte zu glauben, eines Tages durch Wissenschaft und Kunst eliminiert werden kann.

Je allgemeiner diese Illusion wird, umso grösser wird die Schmerzempfindlichkeit der Menschen. Der Feldchirurg Napoleons, Larrey, berichtet in seinen «Medicinisch-chirurgischen Denkwürdigkeiten»,[2] dass er im Feld Arme und Beine amputierte und dass dabei die Patienten ruhig zusahen. Frühere Bildwerke der Chirurgie vermitteln einen ähnlichen Eindruck: die schmerzverzerrten Gesichter sind selten. Wenn wir bei Hippokrates lesen, dass ausser den Medikamenten noch das Messer, das Glüheisen und die Säge die Heilmittel sind, dann müssen auch unter seinen Händen Menschen Schmerzen ertragen haben, die wir heute vielleicht nicht mehr aushalten könnten. Es gilt die Paradoxie, dass Schmerzen in jenem Zeitalter am unerträglichsten sind, in dem am meisten gegen sie getan werden kann.

Im Erleben von Schmerzen gibt es allerdings ein Erduldenmüssen ganz besonderer Art: die chronischen Schmerzen. Insofern dieses Leiden nicht alle trifft, ist es eine Ausnahmesituation. Insofern es resistent gegen die Eingriffe der Medizin bleibt, ist es eine individuelle Grenzsituation. Insofern es an die Grenze des Ertragbaren kommen kann, ist es eine Extremsituation. Dieses Leiden hat zuweilen alle Merkmale der Absurdität. Es dauert noch an, wenn es seine Dienste als Symptom längst getan hat. Es ist dann im Wesen nicht mehr Symptom, sondern selber Krankheit, Algopathie. Es kann eine akute Lebensgefährdung anzeigen, aber ebenso gut im völligen Missverhältnis zur objektiven Gefährdung des Körpers stehen. Es kann an Gliedern auftreten, die wir nicht mehr haben, oder Jahre später auf Verletzungen folgen, die an sich geringfügiger Natur waren. Es scheint keine andere Funktion mehr zu haben, als den Leidenden zu einem Bündel von Schmerzen zu reduzieren und ihn qualvoll zu verschlingen. Es ist wirklich einer der vielen Risse in der Schöpfung, angesichts deren wir keine Antwort haben, sondern nur noch Fragen.

Um diese Leiden in ihrer destruktiven Kraft zu kennzeichnen und die Fragen, die sie aufwerfen, ins Bewusstsein zu bringen, beschreiben wir vorerst das Erleben von Schmerzen im allgemeinen und die Reaktion der Leidenden im Normalfall vergehender Schmerzen und dann die Ohnmacht des Opfers im gesteigerten chronischen Schmerz. Dass ich es als Nichtmediziner tue, legitimiert sich nicht damit, dass alle Menschen hin und wieder Schmerzen haben, also mit ihnen umgehen müssen, sondern damit, dass in diesem besonderen Fall ein Grenzphänomen des Erlebens und der Medizin vorliegt, angesichts dessen auch sie heute zuweilen noch ratlos ist. Wenn die Medizin ohne ihre Schuld scheitert – und das geschieht immer dort, wo ihre Hilfe am nötigsten wäre –, fallen die Probleme ins allgemein Menschliche zurück. Sie sind dann auch philosophische Fragen.

Alle Menschen wissen von einem bestimmten Alter an, was Schmerzen sind. Sobald sie es aber sagen sollen, kommen sie in Verlegenheit. Das Wort deckt offenbar eine Vielfalt von Empfindungen ab, die nur das gemeinsam haben, dass sie weh tun: am Körper, im Körper, in der Seele, im Bewusstsein, im Gewissen. Zu ihrer Kennzeichnung fehlt uns jede eindeutige Begrifflichkeit. Wenn wir beschreiben möchten, wie sie sind, greifen wir auf Bilder, auf Metaphern, zurück, die der andere nur verstehen kann, weil auch er schon Ähnliches erlebt hat. Die Metaphern klassifizieren wir nach bestimmten Gesichtspunkten und schaffen so eine differenzierte, aber nur scheinbar präzise Nomenklatur. Wir sagen etwa von der Qualität her, ein Schmerz sei stechend, pochend, reissend, bohrend, schneidend, glühend – von der Ausdehnung her, er sei lokal, begrenzt, ausstrahlend, diffus, wandernd – von der Zeitlichkeit her, er sei momentan, kontinuierlich, chronisch, intermittierend, an Tages- oder Jahreszeiten gebunden – und von der Ortung her, er sei oberflächlich oder tief und innerlich,[3] physisch, psychisch oder geistig. Jedesmal ist das Wehtun ein anderes für mich. Und da jeder Mensch auf seine Weise empfindet und erlebt, ist es noch einmal ein anderes für den anderen. Dass wir im Bezeichnen der Schmerzen überhaupt Intersubjektivität erreichen, erstaunt weit mehr, als dass wir notgedrungen unexakt bleiben.

Die Unschärfe ist mitbedingt durch die Komplexität der Schmerzerlebnisse. Der physische Schmerz ist offenbar nicht eine Eigenschaft einer gereizten oder beschädigten Körperstelle, sondern eine Empfindung, und diese Empfindung verbindet sich sofort mit einem Gefühl, das, falls wir nicht Masochisten sind, negativ affektbeladen ist. Den Schmerz, den wir in einer Empfindung wahrnehmen, die auf den Körper gerichtet ist, fühlen wir zugleich als Unlust, und dieses Gefühl kann sekundär wieder andere Gefühle wachrufen und von ihnen überlagert werden – von Angst, Panik oder auch von Gelassenheit. Das Schmerzerlebnis ist diese psychophysische Einheit einer körpergebundenen Empfindung mit einer seelischen Stimmung, die ihrerseits auf den Körper zurückwirkt. Es ist ineins ein subjektives und objektives Geschehen, und das selbst dann noch, wenn der somatische Befund, etwa in halluzinogenen Körperschmerzen, wegfällt. Denn hier fällt weder das Schmerzerlebnis noch der Reiz weg, sondern bloss die Materialität der Reizursache. Der Körper ist offenbar so beschaffen, dass auch Immaterielles die gleichsam materiellen Schmerzempfindungen hervorrufen kann. Auch er hat schon eine psychophysische Doppelnatur: er ist der beseelte Leib. Körperliche Schmerzen, so müssen wir also sagen, werden im Schmerzerlebnis zu individuell getönten psychophysischen Doppelschmerzen, deren Wirklichkeit gerade eine eindeutige Sprache nicht trifft. Die Wirklichkeit der Schmerzen ist das Schmerzerlebnis.

Dieser Satz gilt gewiss auch für den psychischen Schmerz. Aber ist auch er ein psychophysischer Doppelschmerz? Kann der psychische Schmerz nicht ohne physisches Korrelat auftreten? Zum Beispiel der kognitive Schmerz der Ent-Täuschung, der Verlustschmerz der Trauer, der Selbstentfremdungsschmerz der Zerrissenheit oder der Verlassenheitsschmerz der Einsamkeit? Aber wie sollen sie alle in Erscheinung treten, wenn nicht auch in den Zeichen der Physis: in der Mimik, in den Bewegungen, im Ton der Stimme? Die seelischen Gestimmtheiten bekommen ihren physischen Ausdruck, vielleicht ohne dass dieser vorerst als physisches Leiden empfunden wird. Wenn aber aus den Stimmungen der Melancholie der Absturz in die Depression erfolgt oder gar in die Schizophrenie und in die Paranoia, werden die physischen Begleiter des psychischen Leidens, das nun als Krankheit gedeutet wird, ersichtlich sein, bis in die Vollzüge der Therapie hinein.

Dass auch der psychische Schmerz ein Doppelleiden sei, ist zumindest die fruchtbarere Hypothese für die Psychiatrie, als dass er ohne physische Korrelate sei.
Es ist vielleicht die grösste Paradoxie der Schmerzen, dass, obwohl sie im Schmerzerlebnis eine psychophysische Einheit sind, sie die naiv empfundene Einheit sowohl des Körpers als auch unserer Doppelnatur aufreissen. Solange uns kein Schmerz und kein Unbehagen stört, sind wir in unserer Haut gleichsam wohl. Ob nun dieses Wohlsein mit einem Gefühl vitaler Stärke verbunden ist oder ob es den Körper überhaupt nicht beachtet: es ist immer durch eine Harmonie der Ganzheit gekennzeichnet, in der kein Glied aus der organischen Einheit heraustritt. Sobald wir aber zum Beispiel den pulsierenden Schmerz eines verbrannten Fingers empfinden, spüren und wissen wir plötzlich, dass wir diesen Finger haben. Er tritt aus der Einheit heraus, scheint gleichsam überdimensioniert zu werden, zentriert unsere Körperempfindung auf sich und kann die ganze Person in einem Strudel auf dieses schmerzende Glied hinlenken. So gesehen, könnte man die Unlust im Schmerz als ein Missbehagen an der Desintegration des Körpers deuten. Weil wir nun spüren, dass wir einen Finger, erweitert, dass wir einen Körper haben, wird auch die natürliche Einheit von Körper und Seele aufgerissen. Unser Körper wird uns zum Gegenstand. Er entfremdet sich unserem Sein, und diese Entfremdung zeigt sich umso stärker, je ohnmächtiger wir im Schmerz sind. Auch hier kann eine merkwürdige Paradoxie auftreten. In der Ohnmacht kann ich mich ganz an den Schmerz ausliefern. Ich bin nun der Schmerz und das schmerzende Glied. Die Ich-Nähe des Schmerzes bis hin zur Ich-Identität mit ihm schafft eine neue Einheit, die in Wahrheit eine Schmerznähe des Ich ist, in der sich das Ich nun gleichsam am Schmerz festhält.
Die Reaktion auf das Schmerzerlebnis kann indes auch anders verlaufen. Das zeigt sich, sobald wir die Stufen des Reagierens etwas exakter betrachten. Auf einen plötzlichen Schmerz, der eine gewisse Heftigkeit hat, reagieren wir fast immer zuerst reflexhaft motorisch. Wir ziehen das schmerzende Glied zurück, greifen nach ihm, schreien auf, springen hoch, beissen auf die Zähne, hüpfen herum oder rennen weg. Dann bricht die Ohnmacht in Stimmungsschichten auf uns ein, sobald wir gewahr werden, dass die Motorik den Schmerz nicht vertreibt, dass wir ihm also nicht entfliehen können. Und erst danach erfolgt die bewusstere Reaktion. Wir schätzen die Schwere der Verletzung ein, wir werten den Schmerz, überlegen, was wir tun können und tun wollen, und stellen uns so als Person gegen ihn. Er kann nun sehr weh tun und uns doch in der Person nicht allzu sehr treffen, weil wir wissen, dass er vorübergehen wird.
Wie wir reagieren, hängt von vielerlei am Schmerz und an unserer Person ab. Herzschmerzen bedrängen uns anders als Wundschmerzen. Die diffusen und dumpfen inneren Organschmerzen ängstigen uns mehr als die viel intensiveren Zahnschmerzen. Koliken überfallen und verschlingen uns förmlich, aber bloss

auf Zeit. Letale Symptomschmerzen dagegen ängstigen auch als geringe dauerhaft. Auch wo sie in ihrer Intensität erträglich sind, können sie durch ihre Bedeutung unerträglich werden.[4] Psychische Schmerzen machen uns vielleicht antriebslos und vielleicht aggressiv. – Ob wir den Schmerzen unsere Aufmerksamkeit entziehen können oder diese auf sie fixieren; ob wir von Natur ängstlich, empfindlich oder tapfer sind; wie wir die Sprache des Körpers oder der Psyche im Schmerz deuten; welche Ethik uns im Leben trägt: all das gestaltet das Erleben und das Reagieren mit. Insofern erleiden wir die Schmerzen nicht bloss, sondern wir schaffen sie auch im Gestalten des Schmerzerlebnisses und der Schmerzreaktion. Ja, man darf sagen, dass nicht bloss wir als Person auf sie reagieren, sondern auch sie als Geschehen auf uns als Person. Jenseits des Heroismus ist das Wort von Ernst Jünger zumindest in Grenzen wahr: «Nenne mir dein Verhältnis zum Schmerz, und ich will dir sagen, wer du bist.»[5]

Die Grenze dieser Wahrheit zeigt sich im Erleiden der chronischen Schmerzen. Selbst wenn ihre Intensität gering ist, haben sie doch durch ihre Dauer eine aushöhlende, die Persönlichkeit verändernde Kraft. Sie brechen das natürliche Vertrauen in den Körper. Sie mindern langsam, aber stetig die Fähigkeit zur Heiterkeit. Sie fixieren eine das Bewusstsein überlagernde Dauerirritation, und sie legen über die ganze Psyche den Mehltau eines Unbehagens, in dem die Reizempfänglichkeit subjektiv wächst. Wenn einmal das Existieren dauerhaft schmerzt, wird die Flucht vor dem Schmerz zu einer Flucht der Person vor sich selber und die Preisgabe an den Schmerz zu einer Preisgabe der Person.
Dennoch ist es möglich, mit nicht zu intensiven chronischen Schmerzen sinnvoll zu leben. Da man sie weder überlisten noch verdrängen noch wegdenken kann, muss man sie annehmen, ohne ihnen zu verfallen. Sie sind dann in ein Leben integriert, ohne der Lebensinhalt zu werden. Die Annahme ist deshalb zugleich ein dauernder Akt der Distanzierung, der ihnen jene einstrudelnde, alles auf sie konzentrierende Macht nimmt. Dass uns noch anderes als der Schmerz und intensiver als er betrifft: unsere Beziehung zur Welt, zu den Mitmenschen und zur Arbeit, und auch anderes in uns als der Schmerz, gibt einer Person jene Kraft, die auch dem Dauerschmerz in Grenzen überlegen ist. In dieser Überlegenheit kann der Geplagte, je nach dem Glauben und der «Philosophie», aus denen er lebt, seinen Schmerzen subjektiv einen Sinn zudenken, obwohl sie objektiv sinnlos sind. Die Erfahrung, dass er durch sie bewusster lebt, kann ihnen auch einen subjektiven Wert verleihen, obwohl sie keinen Wert an sich haben. Dennoch möchte er von ihnen befreit werden. Und eben das ist die Probe dafür, dass er den Sinn und den Wert, den er ihnen zudenkt, für entbehrlich hält.
Wenn chronische Leiden aber eine grosse Intensität erreichen, wie dies etwa bei Thalamusschmerzen, Trigeminus-Neuralgien, bei Phantomschmerzen, Kausalgien

und malignen Tumoren der Fall sein kann, dann ist jene Grenze erreicht, an der die Distanzierungs- und Widerstandskraft vielleicht jeder Person zusammenbricht. Wer mit der realen Empfindung eines Kausalgiekranken leben muss, «als stünde ich mit einem Fuss im Feuer»,[6] oder als würde «die Hand ständig in kochendes Wasser gehalten», dessen Lebensweise steht fast unausweichlich im Bann seiner Schmerzen. Er lebt in einem Schmerzgehäuse, dessen Mitte, das schmerzende Glied, all seine seelischen Energien bis zur Erschöpfung und zur Verzweiflung aussaugt. Der Schmerz beherrscht ihn mit einer zunehmenden Tendenz der Ausschliesslichkeit, die alle psychischen Systeme verarmt, die charakterlichen Eigenschaften verbiegt und das Ich entleert. Der Circulus vitiosus wird dann unvermeidbar, dass die Konzentration nicht nur der Aufmerksamkeit, sondern des ganzen körperlichen Verhaltens und der seelischen Befindlichkeit auf die Schmerzen die psychische Schmerzempfänglichkeit und das geistige Schmerzbewusstsein erhöhen, dadurch das Schmerzerlebnis verstärken und die ganze Person noch enger darauf konzentrieren. Diese Ohnmacht des Schmerzgefesselten wird durch das Bewusstsein, dass er nicht an einer letalen Krankheit leidet, keineswegs erträglicher. Dass kein Ende abzusehen ist, kann zur eigentlichen Hoffnungslosigkeit werden, und dass in den Schmerzen keinerlei Finalität mehr liegt, zum Zeichen ihrer absoluten Sinnlosigkeit. Sie sind ein Rätsel des Absurden, wie es auch ein absurdes Rätsel ist, warum gerade ich von ihnen betroffen bin.

Die Fesselung an chronische Schmerzen verändert das Verhältnis zur eigenen Leiblichkeit radikal. Im Normalfall ist dieses Verhältnis seltsam doppeldeutig. Der Körper ist jenes Ichsein, über das hinaus ich doch mehr bin, und er ist zugleich jenes Instrument, das ich habe und doch zugleich bin. Er ist dienstbar und macht doch sein eigenes Recht geltend, und wir verfügen über ihn umso besser, je weniger wir ihn vergewaltigen. Was immer wir hervorbringen: er ist in irgendeiner Weise und meist unmerklich daran beteiligt.

Indem nun der Schmerz uns zu jener Konzentration auf einen Körperteil zwingt, entzieht er uns alle Verfügungsgewalt. Wir sind nicht diese brennende Fläche in der Hand und müssen sie doch sein. Nicht der Körper übernimmt die Herrschaft über das Ichsein, sondern jenes herausragende, ständig irritierende Teil übernimmt die Herrschaft über den Körper und über uns. Und da der Schmerz unverfügbar ist, verliert der Körper seine Dienlichkeit ganz und gar. Er verweigert sich gleichsam obstinat jeder Leistung. Er wird zum Hinderungsgrund normaler Lebensvollzüge. Darin wird das Einfachste schwer und fast alles zum Scheitern. Das Nichtswollen und Nichtstun scheint die einzige Rettung zu sein. Aber es treibt verstärkt in den Schmerz.

Zugleich brechen nun unsere Beziehungen zu anderen Menschen und zur Welt zusammen. Denn er, der Körper, ist unser Referenzsystem zur Welt und die

basale Bedingung der Kommunikationsfähigkeit. Indem wir uns unserem Körper entfremden, entfremden wir uns auch dem Körper des anderen und der Dinglichkeit der Welt. Es ist, als ob nichts mehr zu uns passte oder wir zu nichts anderem. Diese fundamentale leibliche Unangepasstheit macht uns einsam, und das je schon auf die Schmerzen konzentrierte Interesse lässt uns die anderen Menschen und die Welt auch noch gleichgültig werden. Die Begegnung mit anderen wird zudem auf eigene Weise schmerzlich. Denn der Körper repräsentiert nach aussen, wer ich bin. In den chronischen Schmerzen zeigt er mich gleichsam unter meinem Niveau. Ich bin nun weniger, als ich sein könnte, aber doch nicht kann. Das Bewusstsein davon belegt mich mit Scham und mit Hemmungen, und das treibt noch einmal in die pathologische Existenz der Vereinsamung.
Die Reaktion der anderen kann nicht ausbleiben. Sie ziehen sich auch zurück, halb aus Vornehmheit, weil sie spüren, dass sie ungelegen sind, und halb aus Bequemlichkeit, weil sie der Schwierigkeit schnell überdrüssig werden, die der Umgang mit den immer egozentrischer, missgestimmter und empfindlicher werdenden Schmerzkranken mit sich bringt. Im vollständigen Verlassenwerden aber fehlt gerade das, was noch eine Hilfe sein könnte: dass etwas zuweilen mehr betrifft als die Schmerzen. Leben kann sich dann auf ein qualvolles Warten in abgedunkelten Räumen reduzieren, in dem die Zuflucht zu Manien und Süchten ein Ersatz der Erlösung wird. Grausamer ist nur noch der Weg in eine schwere, anhaltende psychische Krankheit, die die Vereinsamung institutionalisiert und einen Menschen um seine Grundrechte bringt.

Wer die Möglichkeit der chronischen Schmerzen als Ausnahme- und als Grenzsituation sieht, müsste in der Frage, ob der Schmerz einem Naturzweck diene, vorsichtig werden.
Aus der alten griechischen Medizin ist der Ausspruch überliefert, der Schmerz sei der «bellende Wachhund der Gesundheit».[7] Das trifft insofern zu, als er die Bereitschaft zur Schonung weckt und im Prinzip ein Indikator der Diagnostik ist. In Grenzfällen aber ist dieser Wächter in gewisser Weise wahnsinnig. Er lässt oft Mörder schweigend passieren und klafft fürchterlich auf, wenn Gespenster an ihm vorbeihuschen. Die möglichen Missverhältnisse von Schmerzausbruch und Schmerzintensität zum objektiven Befund sowie der Schmerzdauer zur Symptomleistung bleiben ein Rätsel der Natur.
Wenn später, in der Folge des Darwinismus, Nietzsche sagte, der Schmerz sei eine arterhaltende Kraft ersten Ranges,[8] so wird auch diese Behauptung in ihrer Allgemeinheit durch die Wirklichkeit der chronischen Schmerzen falsifiziert. Und ebenso sind all jene pädagogisch- und moralisch-teleologischen Deutungsversuche, wonach der Schmerz ein «Stachel der Tätigkeit»[9] sei, der «eigentliche Lehrmeister des Wertbewusstseins»,[10] ja der Schlüssel, der das Innerste und die

Welt erschliesst,[11] nur durch die Verschleierung der Grenzrealitäten möglich geworden, in denen der Schmerz einen Menschen an Leib und Seele zerbricht, ohne ihn sterben zu lassen. In Redlichkeit ist immer nur eine partielle Zweckdienlichkeit des Schmerzes ersichtlich, mit offenen Grenzen, an denen die Zwecklosigkeit, ja die Zweckwidrigkeit der Natur hereinbricht.

An diesen Grenzen brechen die Sinnfragen auf. Wo sie gestellt werden, ist der naive Glaube an den Sinn des Lebens und meines Lebens schon erschüttert oder verloren.

Auf der individuellen Ebene lautet die Frage dann: Macht es noch Sinn, dass ich inmitten dieser Qualen, in denen keine Hoffnung und keine Erlösung in Sicht ist, weiterlebe? Die Antwort kann nur der so Leidende selber geben. Und er gibt sie nicht in jedem Fall auf rationaler Ebene, sondern vielleicht auf emotionaler, indem er sagt: «Ich mag nicht mehr», oder auf faktischer Ebene, indem er weiterlebt oder seinem Leben ein Ende setzt. Es ist aber möglich, dass er diesen bilanzierenden oder finalen Entschluss in Klarheit und in Übereinstimmung mit sich selber fasst. Wenn ein Römer der Stoa von einem schweren Leiden befallen worden ist, hat er das für ein Zeichen der Götter genommen, dass er nun sterben darf oder soll, und ist so im Einklang mit seiner Transzendenz aus dem Leben gegangen. In einem Zeitalter aber, in dem die Selbsttötung zu einem Teil des Grundrechts auf Selbstbestimmung geworden ist – und dies ist heute der Fall –, darf jemand im Einklang mit seiner Freiheit, seinem Willen und seinem Grundrecht aus dem Leben scheiden. Es kann dann keinen allgemeinen Zwang zum Weiterleben mehr geben, so wie es keine Verpflichtung zur Selbsttötung gibt. Der negative Entschluss eines Einzelnen verlangt ebenso unseren Respekt wie der positive, und niemand kann dem anderen diesen Entscheid abnehmen oder streitig machen.

Auf der allgemeinen Ebene lautet die Sinnfrage vorerst: Was meinen wir überhaupt, wenn wir von «Sinn» und insbesondere vom «Sinn des Lebens» reden, sofern unter «Leben» «menschliches Leben» verstanden wird?

In der Umgangssprache verwenden wir die Vokabel «Sinn» meist gleichbedeutend mit «Wert» oder «Zweck» oder «Ziel». Und so reden wir auch vom «Wert des Lebens» oder vom «Zweck des Lebens» ungefähr in gleicher Bedeutung wie vom «Sinn des Lebens». Zu der Eigenbedeutung von «Sinn» gelangen wir am einfachsten über die Etymologie. Die ursprüngliche Bedeutung des Substantivs «Sinn» (got. «sinps») ist «Gang» und «Weg», «Reise» und «Richtung». In dieser Bedeutung reden wir heute noch vom «Uhrzeigersinn», was «Richtung des Uhrzeigers» bedeutet. Die ursprüngliche Bedeutung des Verbs «sinnen» (ahd. «sinnan») ist «reisen», «gehen», «unterwegs sein», «streben», in übertragener Bedeutung auch «einer Sache gedanklich nachgehen». Wir können diese ursprüngliche Bedeutung von «Sinn» zwar nicht historisch-philologisch in die Formel «Sinn des Lebens» einbauen, weil diese erst um die Mitte des 19. Jahrhunderts gebildet worden ist. Aber es steht uns frei, unter ihr etwa Folgendes zu verstehen: Sinn wird dann in ein Leben gebracht, wenn sein Weg eine Richtung einschlägt und kontinuierlich verfolgt, die auf jene Werte zuläuft, die wir für erstrebenswert oder für gut halten. Sinnlos wird ein Leben dann, wenn es keinen Weg mehr findet, die eingeschlagene Richtung nicht mehr verfolgen kann und deshalb die Werte aufgibt.

Die allgemeine Frage lautet nun weiter: Geschieht eben dies mit einem Leben, das so sehr durch Schmerzen und Leiden niedergedrückt wird, wie wir es zuvor beschrieben haben, oder zeigt sich selbst in solchen Leidenserlebnissen ein Mehr an Person, das durch sie nicht ganz verschlungen werden kann?

Die kühnste Antwort darauf hat vielleicht die christliche Theologia crucis gegeben. Schmerzen und Leiden auch der schwersten Art zerstören ein Leben nicht, das sie in Demut als Heimsuchung annimmt, sondern erhöhen es in der Nachfolge des leidenden Gottes. Sie sind die Stigmatisierung der Auserwählten. Kühn ist diese Sinngebung in ihrer radikalen Umwertung der Leiden zu Chiffren des Auserwähltseins. Aber ist dieser Gedanke nicht zugleich von einer erschreckenden Grausamkeit? Es gibt Passionen von chronisch leidenden Menschen, mit denen sich das Eintagsleiden von Golgatha nicht vergleichen lässt. Ein Gott, der so heimsucht, mutet den Menschen mehr zu als sich selber. Die christliche Sinngebung ist eine verkappte Theodizee.

Der Arzt darf sich – so scheint mir – Antworten dieser Art nicht erlauben. Er muss der tätige Gegner des Leidens bleiben, dessen Aufhebung oder Linderung die apriorische Pflicht seiner ganzen Arbeit ist. Dass er vielleicht doch noch helfen kann, ist oft die letzte Hoffnung des Kranken, und sie ist selbst bei schweren chronischen Schmerzen nie ganz irreal. Das macht ihn unentbehrlich für den Kranken, auch wo er scheitert und eigentlich mit Hippokrates sagen müsste: «Den Schmerz zu lindern, ist eine Aufgabe für Götter.»[12]

Anmerkungen

1 Referat, gehalten am 11. April 2003 in Luzern anlässlich des Symposiums Theologie und Medizin.
2 Dom. Jean Larrey: Medicinisch-chirurgische Denkwürdigkeiten aus seinen Feldzügen, 2 Bände, Leipzig 1813/19.
3 Helga Hausmann: Psychologie des Schmerzes und Schmerzmittelmissbrauchs. Ein Beitrag zur medizinischen Sozialpsychologie, Bern, Stuttgart 1968, S. 67 ff.
4 Vgl. dazu Paul Ridder: Die Sprache des Schmerzes, hg. von G. Hess (Konstanzer Universitätsreden, Bd. 129), Konstanz 1979.
5 Ernst Jünger: Über den Schmerz, zitiert nach: Ferdinand Sauerbruch, Hans Wenke: Wesen und Bedeutung des Schmerzes, 2. Aufl., Frankfurt a. M., Bonn 1961, S. 178.

6 Monika Volkmer: Zur Problematik chronischer Schmerzzustände und ihrer Behandlung, verdeutlicht an der Kausalgie, am Phantom- und am Stumpfschmerz, Diss. Köln 1968, S. 16 ff.
7 Zitiert nach Heinrich Kranz: Über den Schmerz, Frankfurt a. M. 1947, S. 23.
8 Friedrich Nietzsche: Die fröhliche Wissenschaft IV, 318.
9 Immanuel Kant: Anthropologie. 1. Teil, 2. Buch, § 60.
10 Nicolai Hartmann: Ethik, Berlin 1926, S. 315 ff.
11 Ernst Jünger: Über den Schmerz, zit. nach Sauerbruch/Wenke (wie Anm. 5), S. 178.
12 Teile dieses Vortrags sind 1985 für einen Ärztekongress geschrieben worden, der unter dem Titel «Der chronische Schmerz beim unheilbar Kranken» in Herisau stattfand. Der Herisauer Vortrag ist in meinem Buch «Macht und Ohnmacht der Symbole», Basel (Lenos) 1993, unter dem Titel «Die Grenzen des Ertragbaren. Zur Phänomenologie chronischer Schmerzen» (S. 65 bis 81) erschienen. Neu hinzugekommen ist der Teil über die Sinnfragen. Die alten Teile sind für diesen Druck durchgesehen und zum Teil überarbeitet worden.

Vom Umgang mit Schmerz und Leiden – aus christlicher Perspektive

JOHANNES B. BRANTSCHEN

Einleitung

Jedes Mal, wenn ich über Schmerz und Leid reden muss, kommt mir der französische Kardinal Pierre Veuillot, Erzbischof von Paris, in den Sinn. 1968 – also vor 35 Jahren – starb er in einer Pariser Klinik im Alter von 55 Jahren. Veuillots Agonie war furchtbar und dauerte drei Monate. Die Palliativmedizin war damals noch nicht so gut wie heute. Sterbend hat Veuillot einem seiner letzten Besucher, seinem Freund, dem Bischof Lallier, Folgendes anvertraut: «Wir Priester und Theologen verstehen es meisterhaft, schöne Sätze übers Leiden zu machen. Auch ich habe übers Leiden in ergreifenden Worten gepredigt. Sagen Sie Ihren Priestern, sie sollen lieber *schweigen;* wir wissen nämlich nicht, was Leiden heisst. Als ich das einsehen musste, habe ich nur noch geweint.» Ich kann diese melancholischen Worte des sterbenden Kardinals nur zu gut verstehen. Trotzdem muss ich hier und jetzt übers Leiden reden.
Ich beginne mit drei Vorbemerkungen: Erstens werde ich als christlicher Theologe reden, also engagiert und ohne mich um einen so genannten objektiven, gar wissenschaftlichen Diskurs zu kümmern; der christliche Theologe kann in dieser Frage nur ein Partisan sein. Zweitens bin ich mir bewusst, dass christliche Theologen zur Frage nach dem Leiden verschieden akzentuierte Antworten geben. Das ist nicht weiter verwunderlich. Denn auch der christlichen Theologie stehen in dieser dunklen Frage – um ein Bild zu gebrauchen – nur fünf Fensterläden zur Verfügung, um zehn Fenster zu schützen. Dies erlaubt jeder TheologInnengeneration, die Fensterläden ein klein wenig anders anzuordnen – im Wissen, dass die Hälfte der Fenster ungeschützt bleibt. Drittens: Keine der grossen Weltreligionen hat das Leiden bagatellisiert. In ihrem jeweiligen Kontext haben vielmehr alle Religionen mit ganz verschiedenen Kategorien versucht, mit den menschlichen Leiderfahrungen theoretisch und vor allem praktisch zu Rande zu kommen. Das Christentum tut sich in dieser Frage aber besonders schwer, weil es an einen *persönlichen* Gott glaubt und diesen Gott als *Macht der Liebe*

verkündet (sicher ist der christliche Gott auch die Ohnmacht der Liebe – aber eben auch die Macht der Liebe).

Der Skandal des Leidens

«Hört auf, ihr Christen, von einem lieben, allmächtigen Vater-Gott zu reden. Ein einziges Kind, das an unheilbarem Knochenkrebs stirbt, widerlegt Eure Rede vom lieben, allmächtigen Vater. Und angesichts der sich häufenden Erdbebenkatastrophen, in denen Tausende von Menschen – Junge und Alte, Schuldige und Unschuldige – mit einem Schlag vernichtet oder, was fast noch schlimmer ist, verstümmelt werden, ist es geradezu ein Hohn, von einem allgütigen und allmächtigen Gott zu reden. Für euren gütigen und mächtigen Vater-Gott (oder Mutter-Gott) zählt ein Menschenleben doch überhaupt nichts!» So oder ähnlich tönt es uns heute von allen Seiten entgegen – nicht erst heute, heute aber besonders laut.
Nun: Ein Stück Leiden – so herzlos es klingen mag – gehört zum Menschsein des Menschen. Der Mensch ist nun einmal Geschöpf. Dieses Geschöpfsein ist kein Übel, schliesst aber ein, dass der Mensch nur durch Geburtswehen hindurch Mensch wird und Mensch bleibt. Zu diesen lebenslangen Geburtswehen gehören Enttäuschungen, Verzichte, Opfer, Frustrationen, Hilflosigkeit, schmerzende Abschiede (Abnabelungen, Ehescheidungen, Todesfälle) und angstmachende Neuanfänge. Wer diese Schmerzen, die zur Conditio humana, zum Menschsein des Menschen, gehören, verdrängt oder verleugnet, bleibt lebenslang in seinem Narzissmus gefangen. Der Skandal des Leidens liegt vielmehr im Übermass an Leiden – angesichts eines Gottes, den Christen als allgütig und allmächtig glauben. Warum ist so vielen Menschen ein wenig Würde und Hoffnung versagt?
Menschengeschichte ist Leidensgeschichte. Der leidende Ijob geht durch die Jahrtausende: als Sklave gekreuzigt, als Hexe verbrannt, als Wahrheitssucher gefoltert, vom Erdbeben verschüttet, vom Hunger dahingerafft, in der Anstalt dahindämmernd, vom Krebs zerfressen, von Aids gezeichnet. Das Leiden folgt dem Menschen als Schatten, durchzieht sein Leben wie ein roter Faden, prägt die Weltgeschichte über den Menschen hinaus: «Wir wissen ja, dass alles Geschaffene seufzt und sich bis zur Stunde schmerzlich ängstigt», schreibt der Apostel Paulus (Röm 8, 22).
Diese Leiderfahrung hat in der europäischen Moderne eine Verschärfung erfahren: einerseits durch den Namen Auschwitz (ein Ort des äussersten Grauens bezüglich des Bösen und des Leidens) und in der Neuzeit durch die (dank Geologie, Meteorologie, Biologie, Physik, Astronomie und Paläontologie) neu gewonnene Einsicht in die Schrecken und Leiden der Evolution.
«Wenn Gott diese Welt erschaffen hat, möchte ich nicht dieser Gott sein, denn das

Elend der Welt würde mir das Herz zerreissen.» Dieser schaurige Satz von Schopenhauer trifft jede Christin und jeden Christen mitten ins Herz. Hat denn Gott kein Herz? Schon vor 60 Jahren war der katholische Schriftsteller Reinhold Schneider verzweifelt angesichts der Natur, in der das Fressen und Gefressenwerden das Gesetz bestimmt – ein Gesetz, das weit über das hinauszugehen scheint, was man als ökologisches Gleichgewicht bezeichnen könnte. Reinhold Schneider schreibt nach einem Besuch des naturhistorischen Museums in Wien: «Und des Vaters Antlitz hat sich ganz verdunkelt: es ist die Maske des Zerschmeissenden, des Keltertreters.» Schneider war hypnotisiert von der phantastischen Zweckmässigkeit der Natur, die letztlich nur auf das Eine hinausläuft, einander besser fressen zu können. Nachdem Schneider seitenlang diese Zweckmässigkeit beschrieben hat, meint er mit unendlicher Trauer: «Das ist die Verdammnis zum Dasein, eine rotierende Hölle: das Nichts in der Erscheinungsform der Qual. [...] Die Bewunderung der Zweckmässigkeit, mit der ein Tier zur Vernichtung des anderen ausgestattet ist, grenzt an Verzweiflung. [...] Man muss aus diesen rotierenden Höllen aufblicken zum Vater der Liebe – und – wer schlägt nicht die Hände vors Gesicht?»

Und der von Rom gemassregelte Theologe Eugen Drewermann meint, nachdem er mit Hilfe der Geologie, Meteorologie und Paläontologie die Jahrmillionen dauernde Geschichte vom Hominiden zum Homo sapiens sapiens nachgezeichnet hat: Wenn irgendein Gott bei der «Erschaffung» des Menschen am Werk war, so war es kein guter «Vater». Ein solcher bedrängt seine Kreatur nicht mit Eispanzern, Erdbeben, Niederschlägen, Trockenheit, Sandstürmen und Hungerkatastrophen, wenn er gerade dabei ist, sein «Meisterwerk», den Menschen, zu erschaffen. So ist beispielsweise der Homo erectus, der vermutlich schon Sprache besass, vor zirka 200'000 Jahren an Hunger und Naturkatastrophen elendiglich zugrunde gegangen. Sein «Nachfolger», der Neandertaler, der sprechen und denken konnte, Mitleid empfand, mit Hunden auf die Jagd ging und religiöse Riten pflegte (indem er die Toten bestattete), ist durch widrige äussere Umstände von der Erdbühne verschwunden, ohne seine Gene irgendwie weiterzugeben, weil der nachkommende Homo sapiens sich nicht mit ihm gepaart hat. Der Neandertaler scheint umsonst gelebt zu haben und in eine der Sackgassen der Evolution geraten zu sein, wo er leidend krepierte.

Damit zerbricht für Drewermann das klassische theologische Gebäude. Drewermann vermag nicht mehr den evolutiv schaffenden Schöpfergott mit dem Vater Jesu Christi zu verbinden.[1]

Antworten der Tradition

Das Leiden ist für unsere theologischen Urgrossväter, Grossväter und Väter (vom heiligen Augustinus über Thomas von Aquin bis hin zu Scheeben) kein theologisches Problem. Ein theologisches Problem war für die Tradition das Böse (religiös geredet: die Sünde). Wie geht das stolze Nein des Menschen (die Sünde) zusammen mit Gottes Allmacht? Das war die theologische Knacknuss für die Tradition.

Das Leiden hingegen erachteten unsere theologischen Vorgänger nicht als theologisches Problem (ob es für sie ein existentielles Problem war, mag offen bleiben). Warum war für unsere christlichen Vorgänger durch all die Jahrhunderte das Leiden theologisch kein Problem? Antwort: weil sie meinten, die Antwort zu besitzen. Im menschlichen Bereich – so unsere christlichen Vorfahren – ist Leiden erstens Strafe Gottes für die Sünde (vor allem die Ursünde). Zweitens ist Leiden bittere göttliche Medizin, mit der Gott, der weise Arzt und Pädagoge, den Menschen vor Sünde bewahren will, seine Geduld auf die Probe stellt, seine Tugenden mehrt (vgl. Spr 3, 12; Hebr 12, 4–12). Drittens ist Leiden der gottgewollte Heilsweg. Weil Gott uns durch das Kreuz Jesu von unseren Sünden erlöst hat, soll der Christ und die Christin wie Jesus sein Kreuz tragen. So wird er Jesus gleichförmig und gelangt auf diesem «königlichen Weg» zur himmlischen Glorie.

Und was das Leiden im aussermenschlichen Bereich (zum Beispiel in der Tierwelt) betrifft: bitte keine Sentimentalitäten. Das Leiden in der Tierwelt gehört zur Vollendung und Schönheit des Universums. Liesse Gott kein Leiden in der Natur zu, würde viel Schönes fehlen. Klassisches Beispiel: der Löwe, dieses herrliche Tier, kann nicht leben, ohne die Antilope zu fressen. In einem hierarchisch geordneten, materiellen Universum, in dem die verschiedenen Stufen von Schönheit und Güte realisiert werden sollen, ist es unvermeidlich, dass das Einzelne dem Ganzen, das Niedere dem Höheren (als Nahrung) dienen muss. Das ist der Preis für die Schönheit des Ganzen.

Diese klassischen Antworten haben inzwischen für viele ihre Überzeugungskraft eingebüsst. Zu Recht wird deshalb heute solche souveräne Entwichtigung des menschlichen Leidens als unerträglich empfunden. Wer wagt es denn noch, nach Auschwitz das entsetzliche Ausmass menschlicher Verzweiflung und Schmerzen allein als Sündenstrafe zu deuten? Jedenfalls wird das keiner tun, der Wert darauf legt, Mensch zu sein und als Mensch behandelt zu werden.

Auch die menschlich so kluge Rede vom Leiden als göttlichem Erziehungsmittel greift entschieden zu kurz und denkt nicht göttlich von Gott. Zweifelsohne hat es immer Christinnen und Christen gegeben (und wird es hoffentlich immer geben), die die Erfahrung gemacht haben, dass ihnen angenommenes Leiden zum Heil gereichte; dass sie durch Leiden hindurch liebesfähiger geworden sind; dass ihr Glaube reifer geworden ist; dass das Leiden für sie persönlich «göttliche Medizin» war. So bald wir aber diese persönlichen Erfahrungen zu einer allgemeinen Leidenstheorie auszuweiten versuchen, droht Gott zu einem Meister der «schwarzen Pädagogik» zu werden und die Sache wird schief. Es gibt nämlich zu viele Menschen, die am Leiden zerbrechen, die durch ihr Leiden böse werden, das Leben wegwerfen, an Gott irre werden: Sollte der christliche Gott, der unser Herz am besten versteht, das nicht wissen?

Die Erfahrung lehrt nämlich: Wer als Kind oft und hart geschlagen wurde, der schlägt später als Erwachsener zurück: «Unter allen führenden Gestalten des Dritten Reiches», schreibt die bekannte Psychologin Alice Miller, «habe ich keine einzige gefunden, die nicht hart und streng erzogen worden wäre. Muss uns das nicht nachdenklich stimmen?» Die Rute im Haus und der Stock in der Schule garantieren noch lange nicht, dass aus (aufmüpfigen) Kindern eines Tages ausgeglichene Menschen werden. Im Gegenteil: Rute und Stock produzieren meistens Respektlosigkeit, Furcht und Hass. Es ist deshalb ein unerträglicher Gedanke, sich Gott als Vertreter einer «schwarzen Pädagogik» vorzustellen.

Und wie steht es um den Ordogedanken (das heisst um die Schönheit des Universums), der die Leiden der Tiere erklären soll? Er instrumentalisiert und entwichtigt das Leiden. Interessant ist hingegen die Einsicht, dass der Ordogedanke (der in einem statischen Universum erfunden wurde) im modernen dynamischen Universum neu formuliert wurde durch die Evolutionstheorie.[2] So kann Teilhard de Chardin in seiner evolutiven Weltsicht ganz selbstverständlich von den «notwendigen Abfall- und Nebenprodukten der Evolution» reden. Ein Kind, das verstümmelt zur Welt kommt, ist – horribile dictu – ein Neben- und Abfallprodukt der Evolution. Deshalb gilt meines Erachtens dies: ob Ordogedanke, ob Evolutionstheorie, beide Male wird das Leiden instrumentalisiert und entwichtigt. Müssen wir denn immer intellektuell rechtfertigen, was (trotz der Evidenzen der Evolution) existentiell nicht gerechtfertigt werden kann?

Diese traditionellen Leidenstheorien zeitigten drei ungute Folgen: Erstens hat die These, Leiden sei Strafe und Medizin, bei vielen Christen zu einer passiven Haltung geführt, die dem Leiden gegenüber nur noch Ergebung kennt. Die Kultur des Widerstands ging verloren. Abwendbare und unabwendbare Leiden wurden nicht mehr voneinander geschieden. Zweitens hat die These, Leiden sei Strafe und Medizin – im Gegensatz zu Jesu Wort und Tat (vgl. Joh 9, 1–3; Lk 13, 1–5) – zur Vermehrung der zerstörerischen Schuldgefühle beigetragen und die Leidenden zusätzlich mit der unmöglichen Frage belastet: Womit haben wir dies «verdient»? Drittens ist diese Leidenstheorie mit dafür verantwortlich, dass aus dem göttlichen Gott ein menschlicher Strafrichter und ein «Pädagoge der alten Schule» gemacht wurde.

Meines Erachtens bleibt von der traditionellen Leidenstheorie nur der Gedanke der Kreuzesnachfolge bestehen, sofern Kreuzesnachfolge richtig verstanden wird. Darüber wird später zu reden sein.

Eine heutzutage beliebte Antwort: Leiden – Preis der Liebe

Heutzutage versucht die Theologie das Leiden eher als «Preis der Liebe» zu deuten. Gott hat uns die Freiheit geschenkt, damit wir einander (und so auch ihn) lieben können. Die Freiheit aber können wir missbrauchen, und wir haben sie missbraucht, um einander Leiden zuzufügen. Wie sähe die Welt aus, wenn alles Leid verschwände, das wir Menschen einander aus Egoismus und Gleichgültigkeit, aus Dummheit oder Bosheit antun? Für viele Leiden sind wir folglich selbst mitverantwortlich und dürfen weder Gott noch den Teufel bemühen. Warum hat uns Gott diese «gefährliche» Freiheit gegeben? Antwort: Ohne Freiheit keine Liebe. Wer Liebe will, muss Freiheit wollen. Weil Gott Liebe will, respektiert er unsere Freiheit im Guten wie im Bösen (ganz im Unterschied zu seinen kirchlichen Dienern, die Angst vor der Freiheit haben und unsere Freiheit ständig durch Dekrete reglementieren wollen). Gott ist die Liebe so viel wert, dass er das Risiko des Missbrauchs der Freiheit eingegangen ist und damit viel Leiden in Kauf genommen hat. Diese Antwort ist deshalb nicht zynisch, weil Gott sich selbst in Jesus dem menschlichen Freiheitsmissbrauch ausgesetzt hat und mit dem Kreuz «bezahlt» hat. Jetzt kann Gott nur noch warten und diskret locken, bis wir endlich verstehen, nicht nur mit dem Kopf, sondern auch mit den Eingeweiden, dass Gott eine Geschichte der Liebe unter uns will. – Dieses Warten auf uns – wie schon Origenes wusste – ist Gottes Schmerz. Erschütternde Ohnmacht der Liebe angesichts der menschlichen Freiheit.

Aber auch diese Antwort ist nicht mehr als ein Fragment, denn die Leiden, die die Natur uns und den Tieren zufügt (Erdbeben, Flutkatastrophen, Dürreperioden, todbringende Viren) sind nicht einfach dem Missbrauch der menschlichen Freiheit zuzuschreiben. Anstatt sich weiterhin um eine theoretische Lösung zu bemühen, die Gott und das Leiden versöhnen möchte (diese Antwort wird es nicht geben), gilt es vielmehr in praktischer Absicht einige Orientierungshilfen zu nennen, die es dem Leidenden erlauben, am christlichen Gott festzuhalten – in Anklage und Ergebung, in Solidarität und Hoffnung. Um eine alpinistische Metapher zu bemühen: Jeder Kletterer über dem Abgrund braucht Griffe, an denen er sich festhalten kann, um nicht in die Tiefe zu stürzen. Ich erwähne fünf Griffe.

Am christlichen Gott festhalten trotz der Leiden

Den ersten Griff – es ist eine Art Doppelgriff – habe ich im Buch Ijob gefunden. Die vielschichtige Ijob-Dichtung gibt uns dies eine zu verstehen: Mensch, du kannst das dunkle Geheimnis des Leidens nie und nimmer durchschauen, aber du brauchst dich nicht schuldig zu fühlen, wenn du leidest.
Ijob sitzt, nachdem er Familie, Hab und Gut verloren hat, auf einem Aschenhaufen, kratzt sich mit einer Scherbe den Aussatz ab, klagt, weint, beteuert seine Unschuld und stellt Gott klagend und anklagend die Warum-Frage. Seine drei Freunde kommen, um ihn zu trösten. Zuerst hören sie seinen Klagen und Anklagen schweigend zu «sieben Tage und sieben Nächte lang» (Ijob 2, 12 f.). Allmählich aber finden sie, Ijob gehe mit seinen Klagen und Anklagen zu weit, und sie beginnen, auf ihn einzureden: Spiel nicht den Unschuldigen; Leiden ist immer Strafe und Prüfung Gottes! Ijob aber verstummt glücklicherweise nicht. Er widerspricht seinen Freunden. In dieser Pattsituation greift Gott ein und sagt etwas Erstaunliches: Gott tadelt mit harten Worten die Freunde Ijobs: «Ihr habt nicht recht von mir geredet wie mein Knecht Ijob» (Ijob 42, 7), wendet sich an Ijob und sagt, wenn ich's modern dolmetsche: «Ijob, Du kannst die Geheimnisse der Welt nicht ergründen, noch kannst Du meine Gedanken durchschauen» (vgl. Ijob 38, 2). Dieser Hinweis auf Gottes Transzendenz und Gottes Möglichkeiten warnt uns vor schnellen menschlichen Antworten und schafft Raum für Hoffnung. Das letzte Wort steht noch aus. Das Wissen, dass ich es nicht wissen kann, dass aber Gott weiss, ist mir persönlich hilfreicher als jede noch so kluge theologische Theorie, die sowieso hinterfragbar bleibt.
Auch fühlt sich der Mensch, der leidet, oft (unbewusst) schuldig. Das Ijob-Buch nimmt dem Leidenden diese Schuldgefühle (vgl. Ijob 42, 7) und gibt ihm zu verstehen: Mensch, du darfst wissen, Gott ist nicht dein strafender Richter, auch wenn du leidest; Gott ist nicht dein Feind, auch wenn es dir schlecht geht. Gott ist immer dein Freund, der schweigend mit dir geht und mit dir leidet – auch in der Nacht, in der du nicht verstehst.
Den zweiten Griff habe ich dem Leben abgeguckt: auch in einer schweren Krankheit kann eine Chance liegen. Der Mensch, den schweres Leid trifft, quält sich zuerst einmal mit der bitteren Frage: Warum? Warum gerade ich? Diese klagende und anklagende Frage darf nicht überrannt werden, denn der Mensch ist ein Wesen, das verstehen will. Ohne diese Phase der Klage droht der leidende Mensch von der dumpfen und stummen Apathie verschluckt zu werden. Aber: Diese klagende Warum-Frage führt selten weiter, weil unsere Antworten immer hoffnungsloses Stückwerk bleiben. Wer von der Warum-Frage nicht loskommt, läuft Gefahr, sich in sein Leiden abzukapseln und mit Gott und der Welt ewig zu hadern.

Erst wenn es dem Leidenden gelingt, die Frage nach dem Warum allmählich in die Frage nach dem Wozu zu verwandeln, können Türen zur Zukunft sich öffnen. Erst wenn der Leidende fragt: «Was soll und kann ich, nachdem mir das widerfahren ist, nun tun?», beginnt der Horizont sich aufzuhellen und können «Sinn-Inseln» in Sicht kommen. Der Leidende fängt an, an seinem Leiden zu arbeiten. Ein schmerzlicher Lernprozess kann beginnen. Am Ende dieses Kreuzweges hat er dann vielleicht in Abgründe geblickt und Erfahrungen gewonnen, die den «glücklichen Machern» ewig verborgen bleiben. Er ist reifer und weiser geworden.

Allerdings ist unsere Zeit diesem «Lernen aus Leiden» nicht gerade förderlich. In unserem gegenwärtigen Klima der Leidensflucht ist es schwierig, Verständnis dafür zu wecken, dass im Leiden eine Chance liegen kann. Zudem wissen wir alle nur zu gut, dass man am Leiden auch zerbrechen kann. Trotzdem bleibt wahr: Auch in einem schweren Leiden und einer schlimmen Krankheit kann eine positive und verwandelnde Kraft liegen, so dass wir im Nachhinein sagen können: Jene schlimme Zeit war eine Zeit der Gnade; sie hat mir ein neues Zeitgefühl gegeben. Jetzt lebe ich bewusster als früher und freue mich an jedem neuen Tag, der mir geschenkt wird. Ich habe etwas von jener geheimnisvollen Wahrheit erahnen können: Wir werden nur reich, indem wir loslassen! Es gibt Tore, die einzig die Krankheit öffnen kann.

Die herrlichsten Menschen, die ich kenne, sind Menschen, die durch viele Leiden hindurchgegangen sind: Sie besitzen wahre Weisheit und weise Menschlichkeit. Weil sie sich ihrer eigenen Gefühle nicht mehr schämen, sind sie sensibler für die Gefühle anderer, kennen Betroffenheit und Gelassenheit, Zärtlichkeit und Verletzbarkeit. Ihr Mitleiden demütigt die anderen nicht, und ihre Mitfreude ist ohne Falsch. Grossartige Dinge – gerade in der Kunst – werden oft im Leiden geboren, so etwa bei van Gogh, Mozart und bei Kleist.

Den dritten Griff möchte ich mit Paulus so umschreiben: «Einer trage des anderen Last» (Gal 6, 2); er handelt von der Wichtigkeit des Trostes im Leiden. Zwar ist es heute – gerade unter kritischen Theologen – Mode, den «Trost» zu verketzern. Meines Erachtens aber ist es Zeit, den echten Trost, der nichts mit billiger Vertröstung zu tun hat, wieder zu rehabilitieren: jenen Trost, der durch alle Ikonoklasmen hindurchgegangen ist und um die Härte des Daseins weiss.

Leiden führt in die Vereinsamung und Isolierung, Leiden erzeugt oft Gefühle der Ohnmacht, bisweilen gar der Scham (Aids). Der leidende Mensch braucht deshalb Begleitung und Trost. Nicht Besserwisserei und fertige Antworten können helfen – sie lassen den Leidenden nur hilflos und verletzt zurück –, wohl aber ein treues und verstehendes Mitgehen, das die Zweifel und Ängste des Leidenden ernst nimmt, seine stummen Signale zu sehen weiss, sein Schweigen respektiert, seine Tränen teilt. Dieses mitleidende Begleiten muss – je nach Situation –

vielfältige Formen annehmen. So kann, um nur diesen einen Punkt zu nennen, Trost darin liegen, dass wir Leidende an unserer Welt teilnehmen lassen, indem wir von unseren Erfahrungen erzählen, aber auch indem wir ihnen zuhören und verstehen lernen, wie anders ihre Welterfahrung und Weltwahrnehmung ist, die einen Reichtum birgt, von dem wir vielleicht nichts ahnen. Irene Häberle hat Recht, wenn sie in unserer grausamen Leistungswelt dem Behinderten eine prophetische Aufgabe zumisst: «Behinderte Menschen erinnern […] uns alle an unser eigenes Menschsein. Sie führen jedermann die Begrenztheit und Hinfälligkeit des Menschen vor Augen. Dies trifft im Besonderen auch die Erfolgreichen, die Starken, die Gesunden, die Schönen und die Tüchtigen.» Behinderte zeigen uns, dass der Mensch letztlich nicht von seiner Leistungsfähigkeit lebt, sondern dass wir alle nur dann als Menschen bestehen können, weil wir von einem unendlichen Ja getragen werden, das uns unabhängig von unserem Erfolg und unserer Leistung zugesagt wird. An dieses unbedingte Ja – in jeder Situation – glauben Christinnen und Christen, wenn sie an Gott glauben.

Gott hat uns Hände gegeben, damit wir einander die Hand reichen und zärtlich miteinander umgehen. Gott hat uns Arme gegeben, damit wir einander in die Arme nehmen. Gott will durch unsere Hände, unser Herz, unsere Phantasie Leidende trösten und sie nicht einfach aufs Jenseits *ver*trösten.

Den vierten Griff sehe ich in der christlichen Ergebung, die weder blinde Unterwerfung noch stumme Resignation ist. In diesem Zusammenhang ist das schwierige Wort Jesu von der Kreuzesnachfolge zu sehen (Mk 8, 34). Dieses Wort Jesu wurde unter Christinnen und Christen oft missbraucht und führte zu einer unguten Leidensmystik. Das geschah immer dann, wenn die historischen Gründe, die Jesus ans Kreuz gebracht haben, vergessen wurden und werden. Jesu Tod am Kreuz ist Folge seines Verhaltens und seiner Botschaft. Weil Jesus Gott als Feind des Leidens und als Freund des Lebens in seiner leidüberwindenden Praxis resolut zum Zuge gebracht hat, wurde er liquidiert. Jesu neue Praxis (in Wort und Tat) wurde als Gotteslästerung empfunden, und so wurde der Bote der Liebe Gottes von Vertretern der offiziellen Orthodoxie mit Hilfe der Römer gekreuzigt. Übersieht man das, gerät man in Gefahr, Jesu Kreuz als von Gott ausdrücklich gewollt hinzustellen. Was aber wäre das für ein Gott, der durch Blut und Schmerzen besänftigt werden müsste? Leiden ist nicht «an sich» und automatisch etwas Gutes. Wenn eine Frau mit einem Alkoholiker verheiratet ist, geht es nicht an, ihr zu sagen: «Gute Frau, das ist nun mal Ihr Kreuz. Schauen Sie auf Jesus, und tragen Sie das Ihre in Geduld!» Das wäre des Menschen unwürdig und folglich auch Gottes nicht würdig. Es gilt vielmehr, den schwierigen Weg zu gehen, alles in unserer Macht Stehende zu tun, damit der Alkoholkranke eine Entziehungskur macht. Erst wenn alles Menschenmögliche versucht worden ist, mag man dann unter Umständen leise und diskret auf Jesu Kreuz verweisen (was gelegentlich sogar damit einhergehen kann, die Frau zu ermutigen, sich von ihrem Mann zu trennen).

Kreuzesnachfolge heisst folglich zuerst einmal dies: bereit sein – in der Nachfolge Jesu –, das Leiden auf sich zu nehmen, das uns dann widerfährt, wenn wir versuchen, Leiden zu überwinden. Unsere Schwestern und Brüder, die in totalitären oder von korrupten Clans regierten Ländern für grössere Gerechtigkeit und mehr Freiheit kämpfen und deshalb verfolgt, gefoltert, ja oft erschlagen werden, sie stehen zuerst einmal in der Kreuzesnachfolge und ergänzen in ihrem «irdischen Leben das, was an Leiden Christi noch fehlt» (Kol 1, 24) – denken wir an Bischof Romero oder Dietrich Bonhoeffer.

Wer – und das ist das Zweite – sein eigenes, nicht abschaffbares Leiden anzunehmen vermag (eine unheilbare Krankheit, eine bleibende schwere Behinderung), auch der steht in der Kreuzesnachfolge. Sein angenommenes Leiden ist dann (für seine Familie, Freunde, Pflegepersonal) Trost, Ermutigung und Hilfe zugleich.

Wo immer es Menschen gelingt, durch Weinen, Klagen und Beten hindurch schliesslich anzunehmen, was *nicht* zu ändern ist, da geschieht Kreuzesnachfolge, da ereignet sich christliche Ergebung. Wo sie geschieht, geschieht immer ein Wunder, vor dem wir uns nur bewundernd verneigen können.

Um diese Gnade der Ergebung muss gebetet werden. Ein Christ, den ausweg-loses, nicht abschaffbares Leiden trifft, darf weinen und sich ängstigen; er darf klagen und «Warum?» fragen; er darf Gott bitten und ihn bestürmen. All das gehört nämlich zum Menschsein des Menschen und damit zum Gebet (im Leiden); denn Beten ist ein Vollzug des ganzen Menschen. Der Mensch darf im Gebet mit allem, was er ist und hat, was er fühlt und empfindet, vor seinen Gott hintreten. Ein solches Gebet ist ein «subversiver Akt» (Sölle) in unserer eindimensionalen Leistungsgesellschaft, die das Leiden schamhaft versteckt, verdrängt und entwichtigt; denn dieses leidenschaftliche Gebet findet sich nicht mit der puren Faktizität ab, sondern appelliert unter Klagen und Tränen an jenen Gott, bei dem alles möglich ist und von dem die Bibel uns sagt, dass er ein «Liebhaber des Lebens» sei (Weish 11, 26). Allerdings muss jedes christliche Gebet im Leiden sich schliesslich auch zu jenem letzten Schrei durchringen: «Vater [Abba], nicht mein, sondern dein Wille geschehe» (Mk 14, 36). Es ist dies die Bitte um die Gnade, *ja* sagen zu können zu dem, was Gottes unbegreifliche Liebe uns zumutet. Kreuzesnachfolge und Annahme des Leides darf aber nie und nimmer heissen, sich mit abschaffbarem Leiden abzufinden, gar anzufreunden.

Der fünfte Griff ist in der «Hoffnung wider alle Hoffnung» (Röm 4, 18) zu suchen und zu finden. Auch das schlimmste Leiden kann noch ertragen werden, wenn am Horizont das Licht der eschatologischen Hoffnung leuchtet. Im Ostergeschehen sehen Christinnen und Christen dieses Licht leuchten. Zwar ist Ostern keine Antwort auf unsere Frage: Warum geht Gott solche Umwege? Aber: Ostern gibt uns genug Licht, um mutig im dunklen Tal zu wandern, weil wir hoffen, dass am Ende nicht die Nacht und das Nichts uns verschlingen, sondern der Tag und das Licht auf uns warten.

Der Apostel Paulus hat diese Hoffnung einmal so formuliert: «Ich bin überzeugt, dass die Leiden der gegenwärtigen Zeit nichts bedeuten im Vergleich zu der Herrlichkeit, die an uns offenbar werden soll» (Röm 8, 18). Gegen diesen Satz des Paulus sträubt sich vieles in uns, und wir fangen an, ihn zu verniedlichen: Das ist doch nur eine rhetorische Floskel eines enthusiastischen Theologen. Oder: Paulus wusste zu wenig von den Schrecken dieser Welt. Dieses Zweite aber ist offensichtlich falsch, denn die Welt des Paulus war eine grausame Welt: Paulus musste auf seinen vielen Missionsreisen an unzähligen Kreuzen mit angenagelten Sklaven vorbei, die auf ihren schrecklichen Erstickungstod warteten. Redlicher ist es wohl, Paulus mit seinem unerhörten Satz beim Wort zu nehmen, und dann zeigt sich, dass es in ihm nicht in erster Linie um menschliches Leiden geht, sondern im Tiefsten um Gott und Gottes «Herrlichkeit». Und unser ängstliches Herz beginnt zu ahnen: Wie muss Gott und Gottes «Herrlichkeit» sein, dass – man wagt es fast nicht zu sagen – selbst Auschwitz und alle anderen Ungeheuerlichkeiten der Geschichte und alle Tragödien des persönlichen Lebens in einem neuen Licht erscheinen können: denn ungeschehen machen, was geschehen ist, das kann auch Gott nicht.

Die eschatologisch-christliche Hoffnung, dass Gott fürs Letzte sorgen wird, gibt uns Christinnen und Christen den Mut und die Freiheit, uns entschieden dem Vorletzten zuzuwenden: dieser unserer Erde mit ihren Freuden und (grossen) Leiden. Und wo unsere Hände nicht hinreichen und unsere Schritte zu spät kommen – nicht aus Bequemlichkeit, sondern aus Unmöglichkeit –, da gewährt uns Gott die Freiheit, einander mit dem Wort der Hoffnung zu trösten – leise und diskret! Und wenn Gott, der Schöpfer und Neuschöpfer, dieses Wort der Hoffnung, das einander zuzuflüstern wir die Freiheit haben, einlösen wird, dann «werden wir sein wie die Träumenden. Dann wird unser Mund voll Lachen und unsere Zunge voll Jubel sein», um mit dem Psalm 126 zu reden. Oder mit den Worten des johanneischen Christus: «An jenem Tag werdet ihr mich nichts mehr fragen» (Joh 16, 23).

Diese der Kirche aufgetragene Verkündigung der letzten Hoffnung ist aber nur dann glaubwürdig, wenn wir erstens den Tod und seine Härte nicht verniedlichen und durch schmerzliche Trauerarbeit hindurch unsere Endlichkeit und Sterblichkeit annehmen. Nur so machen wir Gott nicht zu einem blossen Bedürfnisbefriediger (der unsere Allmachtsphantasie befriedigen soll), sondern wir anerkennen Gott als den ganz Anderen, der in seiner unbegreiflichen Andersheit, als der absolut Freie – rein aus Liebe – uns das unvorstellbare Geschenk einer Re-creatio (einer Neuschöpfung) gewähren will.

Diese letzte Hoffnung ist nur dann glaubwürdig, wenn wir zweitens einander *vor* dem Tod – hier und heute – Leben und Gemeinschaft gönnen. Keine Rede von einem Leben *nach* dem Tod ohne Einsatz für ein Leben *vor* dem Tod. Wer dieses Leben hier und jetzt entwichtigt, gar diese Erde verketzert – zum Beispiel die Sexualität verdächtigt und vollmundig von einem engelgleichen Leben im Himmel redet, ist ein falscher Prophet, ein Prophet des Ressentiments.

Widerstand und Ergebung sind meines Erachtens die christliche und menschliche Haltung dem Leiden gegenüber. Der Christ hat in der Nachfolge Jesu das Leiden nicht in erster Linie gescheit zu «erklären» und geistreich zu systematisieren, sondern – soweit möglich – zu lindern, zu mindern und zu überwinden, ohne allerdings der Illusion zu verfallen, alles Leiden und jeder Schmerz seien abschaffbar, denn damit würden wir die Conditio humana verleugnen und uns weigern, erwachsen zu werden.

Weisheit und Gnade ist es, zu wissen, wann es Zeit ist, zu widerstehen – und wann es Zeit ist, sich zu ergeben.

Anmerkungen

1 Im Blick auf die Schrecken der Natur vgl. Reinhold Schneider: Winter in Wien. Aus meinen Notizbüchern 1957/58, Freiburg i. Br. 1958; ferner Eugen Drewermann: Der sechste Tag. Die Herkunft des Menschen und die Frage nach Gott, Zürich 1998; Fridolin Stier: Vielleicht ist irgendwo Tag. Aufzeichnungen, 2. Aufl., Freiburg i. Br. 1981; Marie Noël: Erfahrungen mit Gott. Eine Auswahl aus den Notes intimes, Mainz 1973. Im Blick auf das Leiden Unschuldiger (vor allem der Kinder) vgl. Dostojewskis «Die Brüder Karamasow» sowie Albert Camus' «Die Pest».

2 Der in einer statischen Weltsicht evidente Ordogedanke ist in der dynamischen Moderne durch den Evolutionsgedanken abgelöst worden (vgl. Teilhard de Chardin: Mein Weltbild, Olten 1973). Dabei sind inhaltliche Verschiebungen aufgetreten. Mit dem Ordogedanken versuchte die Tradition, wie bereits gesagt, vor allem das Leiden der Tiere zu erklären. Nur die geduldigen Leiden der Märtyrer und die gerechten Strafen der Verdammten hatten Platz im Ordogedanken. Das Böse hingegen (die Grausamkeit der Tyrannen und der boshafte Wille) trägt nichts zur Schönheit des Ganzen bei; nur «per accidens, idest ratione boni adjuncti» kann es unter den Ordogedanken subsumiert werden (vgl. Thomas von Aquin: Summa Theologiae I, q. 48 a. 2 ad 5). Der moderne Evolutionsgedanke kennt diese Unterscheidung nicht mehr: Tiere und Menschen – so Teilhard – können zu Abfallprodukten der Evolution werden.

Wege zum heilsamen Umgang mit dem Leiden – der theologische Ansatz

JOHANNES FISCHER

Leiden hat viele Gesichter: Schmerzen, die Abhängigkeit von anderen, das Aufgebenmüssen von Plänen und Perspektiven, die man für die Zukunft noch gehabt hat, Vereinsamung, Trennung und Abschiednehmen. Das mir gestellte Thema «Wege zu einem heilsamen Umgang mit dem Leiden» verweist auf die wohl abgründigste Erfahrung, die mit Leiden einhergehen kann, nämlich die Erfahrung von Heillosigkeit. In ihr ist gewissermassen das Ganze der Existenz eines Menschen betroffen und erschüttert. Heil ist einer der zentralen Begriffe der religiösen Tradition, die für unsere Kultur prägend gewesen ist. Er steht dort in engster Verbindung mit dem Begriff des Lebens. Ja, Heil ist in den biblischen Verheissungen gleichbedeutend mit Leben, mit erfülltem Leben. Die Erfahrung von Heillosigkeit ist von daher eigentlich eine paradoxe Erfahrung, nämlich mitten im Leben aus dem Lebenszusammenhang herausgefallen zu sein. Es ist wie bei einem Menschen, der soeben die Diagnose einer terminalen Krankheit erfahren hat und nun aus dem Krankenhaus hinaus auf die Strasse tritt. Er findet dort alles so vor wie noch eine Stunde zuvor: die Sonne scheint, die Bäume stehen im Grün des Sommers, die Leute gehen inmitten des pulsierenden Verkehrs ihren Geschäften nach, in den Anlagen spielen die Kinder. Alles ist wie zuvor – und dennoch ist nichts mehr wie zuvor. Denn dazwischen ist das Gefühl getreten, dass dies alles das Leben der anderen ist und dass das eigene Leben seinen Ort darin verloren hat.

Die Bibel ist voll von Texten, die solcher existentiellen Erschütterung Ausdruck geben. In der Zeit, als ich als Pfarrer tätig war, hatte ich eine Frau zu beerdigen, die fast ein Jahr an einer Krebserkrankung gelitten hat, bevor sie starb. In dieser Zeit ist ihr der 31. Psalm zum wichtigsten Text geworden, der diesem Abgrund der Heillosigkeit Sprache verleiht:

«Herr, sei mir gnädig, denn mir ist Angst!
Mein Auge ist trübe geworden vor Gram,
matt meine Seele und mein Leib.
[…]

Vor all meinen Bedrängern bin ich ein Spott geworden,
eine Last meinen Nachbarn,
und ein Schrecken meinen Bekannten.
Die mich sehen auf der Gasse,
fliehen vor mir.
Ich bin vergessen in ihren Herzen wie ein Toter;
ich bin geworden wie ein zerbrochenes Gefäss [...].»
Zu den Lebenden gehören und doch nicht mehr zu ihnen gehören: eindringlicher lässt sich die Erfahrung des Herausfallens aus dem Lebenszusammenhang nicht in Worte fassen.

Ein heilsamer Umgang mit dem Leiden – wenn es so etwas gibt, dann müsste dies ein Umgang sein, der diese abgründige Erfahrung ernst nimmt und ihr standzuhalten sucht. Ich bin gebeten worden, hierzu etwas aus der Sicht christlicher Theologie zu sagen. Das will ich mit den folgenden Ausführungen tun. Es wird sich also um einen erklärtermassen theologischen Vortrag handeln, der etwas in Erinnerung rufen will von der Sicht auf den Menschen und das menschliche Leben, aber auch von der seelsorgerlichen Weisheit im Umgang mit Kranken und Sterbenden, die die christliche Tradition entwickelt hat.

Heil, so sagte ich, steht in der Sprache der christlichen Tradition in engster Verbindung mit dem Begriff des Lebens. Ich muss daher zunächst etwas zum christlichen Verständnis des Lebens sagen. Denn hier liegt der Schlüssel für das Verständnis des christlichen Umgangs mit Leiden und Sterben, der in allem, was er an konkreter Fürsorge, Zuwendung und Begleitung umfasst, darauf zielt, Leben und damit Heil zu bezeugen, und zwar das Leben und Heil, auf das der christliche Glaube und die christliche Existenz ausgerichtet sind.

Von «Leben» ist heute viel und in unterschiedlichen Zusammenhängen die Rede. Die Biologie hat es mit Leben zu tun, ebenso die Medizin, man spricht von den Lebenswissenschaften, und in anderer Weise wird Leben thematisch in der Frage nach dem Sinn des Lebens. Angesichts des breiten Spektrums von Bedeutungen, die sich mit dem Wort «Leben» verbinden, ist es nützlich, zunächst dessen religiöse Bedeutung näher einzugrenzen. Ich will dies tun, indem ich drei Weisen der Thematisierung von Leben unterscheide. Es lässt sich differenzieren zwischen dem Leben, mit dem wir handelnd umgehen, dem Leben, das wir führen, und dem Leben, an dem wir teilhaben.

Die Formulierung «Leben, mit dem wir umgehen» thematisiert Leben als ein Objekt menschlichen Handelns. Die aktuellen bioethischen Kontroversen über die Forschung an Embryonen oder die Stammzellgewinnung beziehen sich auf Leben in diesem Verständnis. Voraussetzung dafür, dass mit Leben «umgegangen» werden kann, ist seine gegenständliche Lokalisierung in Raum und Zeit. Mit dieser Art von Leben hat es die Biologie zu tun. Sie spezifiziert Merkmale und

Kriterien wie Fortpflanzung, Stoffwechsel, Selbstbewegung usw., nach denen etwas als «Leben» identifiziert werden kann. Genau genommen handelt es sich dabei um Merkmale von Lebewesen, von Mikroorganismen, Pflanzen, Tieren oder dem Menschen. Sie sind es, die durch Selbstbewegung, Fortpflanzung, Stoffwechsel usw. charakterisiert sind. Das Wort «Leben» hat hier also eigentlich die Bedeutung von «Lebewesen».

Die Perspektive ändert sich, wenn von dem Leben die Rede ist, das wir führen. Hier ist Leben nicht als ein Objekt unseres Handelns im Blick, sondern als etwas, das wir mit unserem Entscheiden und Handeln gestalten. Es ist das je eigene Leben mit seiner Geschichte und seinen spezifischen Perspektiven. Dass wir es mit unserm Entscheiden und Handeln gestalten, bedeutet freilich nicht, dass es mit den uns zurechenbaren Entscheidungen und Handlungen einfach zusammenfällt. Es stellt vielmehr einen umfassenderen, auch andere Personen, Dinge und Ereignisse in sich schliessenden Zusammenhang dar, der nicht allein durch uns selbst gestiftet ist. Im Unterschied zum biologisch begriffenen Leben ist das Leben, das wir führen, nicht gegenständlich lokalisierbar, sondern es kommt dadurch zur Darstellung, dass es erzählt wird. Folgt man bestimmten zeitgenössischen Ethikkonzeptionen, dann gewinnt es seine Orientierung und seine Gestaltungskriterien aus der antizipierten narrativen Einheit einer Lebensgeschichte, das heisst von der Frage her: Was wird mein Leben einmal vom Ende her betrachtet gewesen sein?

Die Perspektive verschiebt sich noch einmal, wenn Leben als eine die individuellen Lebenszusammenhänge transzendierende Realität thematisiert wird, an der wir zusammen mit allem anderen Lebendigen teilhaben. Leben in diesem Verständnis pflegen wir durch den bestimmten Artikel zu kennzeichnen und dadurch von den beiden zuvor skizzierten Thematisierungen von Leben zu unterscheiden. Es geht nicht um mein oder dein, sondern es geht um das Leben. Das Leben in diesem umfassenden und absoluten Sinne ist ein Thema christlicher und darüber hinaus religiöser Rede – man denke etwa an das Johannesevangelium, das Jesus von sich sagen lässt, dass er der Weg, die Wahrheit und das Leben ist (Joh 14, 6). Aber es begegnet nicht nur in den Religionen, sondern zum Beispiel auch in der so genannten Lebensphilosophie, welche alle natürlichen und geistigen Prozesse als Äusserung des Lebens als eines letzterklärenden Prinzips begreift. Die Rede von dem Leben setzt eine Differenz zwischen der Vielfalt der Erscheinungen von Leben – Pflanzen, Tiere, Menschen, das Lachen eines Kindes, die Intensität gelebter Augenblicke – und dem Einen und Selbigen, womit wir es in dieser Vielfalt zu tun haben, eben dem Leben. Darin ist die Unterstellung enthalten, dass es sich dabei tatsächlich um Eines handelt, das in allen Gestalten und Erfahrungen von Leben gegenwärtig ist. Ich will hier nur nebenbei darauf hinweisen, dass diese Figur des Einen, das in dem Vielen gegenwärtig ist, ohne selbst irgendwo lokalisierbar zu sein, eine Verwandtschaft mit der Wirklichkeitsauffassung des Mythos aufweist. In Abwandlung des bekannten Diktums, wonach der Mythos von dem erzählt, was sich niemals ereignet hat, aber immer ist, kann man von diesem Einen, eben dem Leben, sagen, dass es nirgendwo gegenständlich lokalisierbar, aber doch in allen Erfahrungen von Leben gegenwärtig ist.

Darin liegt nun auch der orientierende Sinn der Vorstellung von dem Leben als einer überindividuellen Wirklichkeit. Man könnte sagen, dass erst über sie der menschliche Lebensvollzug Einheit und Orientierung gewinnt, indem er sich nämlich in Anbetracht der in sich spannungsvollen und ja auch verwirrenden Vielfalt der Manifestationen und Erfahrungen von Leben an etwas ausrichtet, das dieser Vielfalt Einheit und Struktur verleiht, eben an dem Leben, das in allem als ein Selbiges gegenwärtig ist. So begriffen bezeichnet der Gedanke des Lebens den umfassendsten Orientierungshorizont für den menschlichen Lebensvollzug. Das bedeutet, dass für die menschliche Lebensführung alles davon abhängt, wie ihr dieser Horizont erschlossen ist. Dies ist der Punkt, an dem vom christlichen Lebensverständnis zu reden ist.

Die abgründige Erfahrung, aus dem Leben herauszufallen – offensichtlich hat sie mit Leben in diesem letzten Sinne zu tun, mit dem Leben, an dem wir teilhaben und das in allen Erfahrungen des Lebendigen gegenwärtig ist. Auf der einen Seite *ist* dieses Leben ja noch gegenwärtig wie bei dem Kranken, der die Diagnose erfahren hat: die Bäume im Grün des Sommers, die Leute im pulsierenden Verkehr, die spielenden Kinder im Park. Auf der anderen Seite ist es so, wie wenn er all dies nur noch aus der Distanz wahrnehmen kann, weil ihm etwas widerfahren ist, das in dieser Lebensfülle, wie sie sich in der Heiterkeit des Sommertags zeigt, keinen Ort hat. Und damit hat er das Gefühl, dass auch er ortlos geworden ist im Blick auf den Lebenszusammenhang, den die andern teilen – obgleich er zu den Lebenden gehört. Das macht die Paradoxie, die Heillosigkeit dieser Erfahrung aus: als Lebender in dem Gefühl zu leben, nicht mehr am Leben teilzuhaben.

Dies ist der Punkt, an dem über das uns leitende Lebensverständnis zu reden ist, also darüber, was Leben für uns ist. Wenn Leiden, eine schwere Behinderung, Sterben und Tod nur das Gegenteil von Leben sind, wenn Leben im eigentlichen Sinne auf der Abwesenheit dieser Erfahrungen beruht, dann bedeuten solche Erfahrungen zwangsläufig ein Herausgeworfenwerden aus dem Lebenszusammenhang. Dann hat, wer durch solche Erfahrungen hindurch muss, nicht mehr teil am Leben. Die Frage ist damit, wie ein Lebensverständnis aussehen könnte, das auch solche Erfahrungen noch so zu integrieren vermag, dass sie nicht das Gegenteil von Leben, sondern integraler Teil des Lebens sind. Das Christentum hat auf seine Weise ein solches Verständnis ausgebildet, welches das, was sich wechselseitig auszuschliessen scheint, Leben und Tod, die Erfahrung der Intensität und

Fülle des Lebendigen und der Verlust dieser Fülle im menschlichen Elend und Leiden, in eine spannungsvolle Einheit bringt. Es hat mit diesem Verständnis des Lebens eine grosse praktische und seelsorgerliche Wirksamkeit freigesetzt im Blick auf den Umgang mit Leiden und Sterben. Aus der Fülle dessen, was hier zu sagen wäre, will ich auf drei Punkte eingehen.

Ich sprach soeben von der spannungsvollen Einheit von Tod und Leben. In christlicher Perspektive stellt sich diese Einheit als der Zusammenhang von Kreuz und Auferstehung Jesu dar, der für die christliche Sicht des Lebens schlechterdings grundlegend ist. Es ist wichtig, sich hier klar zu machen, dass es sich dabei nicht einfach um Ereignisse der Vergangenheit vor knapp zweitausend Jahren handelt. Kreuz und Auferstehung sind vielmehr für die christliche Tradition die Signatur des Lebens schlechthin, und zwar des Lebens, an dem wir teilhaben. Das heisst, sie sind etwas, das in allen Manifestationen von Leben, selbst noch in den abgründigsten Erfahrungen menschlichen Elends, allgegenwärtig ist. Plastisch kommt dies in den folgenden Sätzen des Apostels Paulus aus dem zweiten Korintherbrief zum Ausdruck: «Wir haben allenthalben Trübsal, aber wir ängstigen uns nicht. Uns ist bange, aber wir verzagen nicht. Wir leiden Verfolgung, aber wir werden nicht verlassen. Wir werden unterdrückt, aber wir kommen nicht um *und tragen allezeit das Sterben Jesu an unserem Leibe, auf dass auch das Leben Jesu an unserem Leibe offenbar werde*» (2. Kor 4, 8–10). Das Sterben Jesu kommt hier als ein Geschehen zur Sprache, das nicht irgendwann einmal in der historischen Vergangenheit stattgefunden hat, sondern das allgegenwärtig ist beziehungsweise das wir allezeit an unserem sterblichen, vergänglichen Leibe tragen, und weil das Sterben Jesu mit seiner Auferstehung einen unlösbaren Zusammenhang bildet, ist mit dieser Allgegenwart des Sterbens auch die Hoffnung auf Auferstehung allgegenwärtig: wo immer, wie im Falle des Apostels, Bedrängnis und Verfolgung erlitten wird oder wo immer menschliches Leben gezeichnet ist von Leiden, Krankheit und Sterben. Es gibt keine Situation im Leben eines Menschen, aus der es nicht so etwas wie Auferstehung gibt beziehungsweise die nicht unter dem Vorzeichen der Auferstehungshoffnung steht.

Es ist dies ein Verständnis des Lebens, das in gewissem Sinne quer steht zum Selbstverständnis des Menschen der Moderne. Ich habe zuvor unterschieden zwischen dem Leben, das wir führen, und dem Leben, an dem wir teilhaben. Eine verbreitete Vorstellung ist, dass sich letztlich alles entscheidet in dem Leben, das wir führen, und wir haben daher unendliches Interesse an diesem Leben. Die meisten von uns leben dabei mit der Vorstellung, dass dieses unser Leben an seinem Ende einmal ein sinnvolles Ganzes bilden soll, sich sozusagen rundet. Das steht in einer gewissen Spannung zu der modernen Erfahrung der Fragmentierung von Lebensläufen, also zu der Erfahrung, dass das Leben voller Brüche ist und zu solcher Einheit nicht gelangt. In der geschilderten christlichen Perspektive ereignet sich demgegenüber das letztlich Entscheidende nicht in der je eigenen Lebensgeschichte, so dass *hier* alles auf dem Spiel steht, in diesem, meinem Leben, sondern das Entscheidende ereignet sich in der Teilhabe an einer anderen Geschichte, eben der Geschichte Jesu, die dem Leben seine Signatur aufgeprägt hat in Gestalt der spannungsvollen Beziehung von Kreuz und Auferstehung.

Dieses Verständnis des Lebens im Lichte der Auferstehungshoffnung hat der christlichen Caritas – der Liebe im christlichen Verständnis – ihre eigentümliche Prägung gegeben. Es bestimmt die Geschichte christlicher Liebestätigkeit, wie sie etwa in mittelalterlichen Krankenorden oder heute in der Hospizbewegung Gestalt gefunden hat. Liebe im christlichen Verständnis ist immer hoffende Liebe. Daran ist gerade im Blick auf heutige Fragen hinsichtlich des Umgangs mit Leiden zu erinnern. Denn Liebe ohne Hoffnung kann pervertieren. Es macht einen grossen Unterschied, ob behindertes Leben, ob Krankheit und Sterben mit hoffender Liebe angesehen und begleitet werden oder ob mit einer Liebe, die ohne Hoffnung ist. Dieser Unterschied hat Konsequenzen nicht nur für die Praxis in den Spitälern und Pflegeheimen. Er hat Konsequenzen auch für die Einstellung zum ganzen Komplex der Sterbehilfe und für den Umgang mit schwerstbehindertem Leben. Liebe ohne Hoffnung wird eher dazu tendieren, Leben zu beenden und dies als einen Akt der Barmherzigkeit zu verstehen. Um nicht missverstanden zu werden: Ich kann und will nicht ausschliessen, dass es Grenzsituationen gibt, in denen die Abkürzung eines schweren Sterbens eine richtige Entscheidung sein kann. Doch sollte sie nicht aus einer Haltung der Hoffnungslosigkeit heraus getroffen werden.

Ich komme zu einem zweiten Punkt. Nach christlichem Verständnis wohnt allem Leben ein intentionaler Sinn inne. Es ist von seinem Schöpfer intendiertes und bejahtes Leben, von dem es im ersten Kapitel der Bibel heisst, dass Gott sah, dass es gut war. Freilich handeln die ersten Kapitel der Bibel auch von dem Riss, der durch die Schöpfung geht, von den Gefährdungen, Verletzungen und Beschädigungen des Lebens. Dass allem Leben ein intentionaler Sinn innewohnt, bedeutet nach christlichem Verständnis nicht, dass dieser Sinn auch immer und in jeder Hinsicht verstehbar ist. Ganz im Gegenteil erwächst gerade aus der Unterstellung der Sinnhaftigkeit des Lebens die Hiob-Frage in Anbetracht des von Leiden gezeichneten, geschädigten Lebens, und diese Frage lässt das menschliche Verstehen an definitive Grenzen stossen. Letztlich gibt es keine Erklärung für das menschliche Leiden. Gleichwohl gehört es zum christlichen Verständnis des Lebens, dass es damit rechnet, dass auch das von Leiden gezeichnete Leben nicht aus dem Sinnzusammenhang herausfällt, der allem Leben eingestiftet ist, insofern es seinen Ursprung in Gott hat. In der christlichen Frömmigkeitspraxis findet dies seinen Ausdruck in der Adressierung des Leidens in Klage und Fürbitte an diesen Ursprung, an Gott.

Auch das gehört zum heilsamen Umgang mit dem Leiden. In der Bibel sind es vor allem die Psalmen, welche Leiderfahrungen an Gott adressieren. Das bedeutet nicht nur, dass diesen Erfahrungen damit Sprache gegeben wird. Es bedeutet auch und vor allem, dass damit ein Weg eröffnet wird, der es einem Menschen ermöglicht, das ihn kontingent und beziehungslos treffende Leiden als etwas Eigenes annehmen zu können. Denn das eben gehört ja zu dem Bestürzenden solcher Erfahrungen, dass sie die betroffene Person so völlig beziehungslos zu treffen scheinen. Warum gerade ich? Man muss sich hier vergegenwärtigen, dass das allermeiste von dem, was wir uns als unser Eigenes zurechnen, uns ursprünglich auf eine kontingente Weise zukommt. Das betrifft den gesamten Bereich des Körperlichen: Wir haben uns unsern Körper, unser Aussehen, auch unsere körperlichen Defizite nicht selbst ausgesucht. Entscheidend dafür, dass wir dies alles als unser Eigenes verstehen und in unser Selbstverständnis integrieren können, sind der Blick und die Erkenntnis, mit der wir von anderen angesehen und erkannt sind. Sie erkennen uns in diesem Leib, in diesem Aussehen, mit diesen Defiziten und identifizieren uns auf diese Weise mit alledem. Von daher wird man auch den Sinn und die Produktivität der Adressierung des Leidens an Gott zu verstehen haben: Es geht darum, sich in die Erkenntnis hineinzufinden, mit der die betroffene Person von Gott her erkannt ist und durch die sie selbst neu mit sich identifiziert wird, zum Beispiel nicht in Gesundheit, sondern in Krankheit, nicht mit der Perspektive auf ein «normales», sondern mit der Perspektive auf ein «beschädigtes» Leben, nicht mit der Aussicht auf unverstellte Zukunft, sondern angesichts der Nähe des Todes. Mit alledem aber teilhabend an dem Leben, das seinen Ursprung in Gott hat. Es gibt, wie gesagt, diesbezüglich wohl keine intensiveren Texte als die biblischen Psalmen, die in einen solchen Erkenntnisraum hinein vermitteln, in dem die Unruhe des Nicht-Annehmen-Könnens sich aussprechen und der Ruhe weichen kann. Man muss vielleicht nicht einmal ein religiöser Mensch sein, um von dieser heilenden Kraft der Sprache der Psalmen erreicht werden zu können. Der in den Psalmen angerufene «Gott» mag in diesem Fall nicht mehr sein als eine Chiffre für jene Erkenntnis über uns selbst, aus der wir selbst uns empfangen mit allem, was kontingent zu unserem Leben gehört, beziehungsweise der wir selbst uns verdanken.

Ich möchte schliesslich auf einen letzten Aspekt hinweisen, der für die Frage nach einem heilsamen Umgang mit dem Leiden relevant ist und der ebenfalls in der christlichen Tradition entscheidende Wurzeln hat. Ich möchte ihn verdeutlichen an einer christlich inspirierten mittelalterlichen Definition der Medizin. Medizin ist danach eine Kunst, ars, und zwar in einer zweifachen Ausrichtung: einerseits als ars iatrike, das heisst als ärztliche Kunst, und andererseits als ars agapatike, als Kunst der Zuwendung von Liebe. Als ars iatrike umfasst die Medizin die Kenntnisse und Kunstregeln, die – nach dem damaligen Wissensstand – zur fachgerechten Behandlung von Krankheiten erfordert sind. Als ars agapatike manifestiert sie sich in einer bestimmten Haltung des Arztes, die dieser dem Kranken entgegenbringt.

Diese mittelalterliche Definition der Medizin macht auf etwas aufmerksam, was für das heutige Bewusstsein – übrigens bis in die Ethik hinein – weithin in Vergessenheit geraten ist, nämlich dass unser Handeln in einer zweifachen Weise folgeträchtig ist. Es ist folgeträchtig im Blick auf die unmittelbaren kausalen Folgen, die es – zum Beispiel als ärztliche Kunst in der Verabreichung eines Medikaments – hat. Und es ist folgeträchtig durch die Haltung, die sich durch es hindurch vermittelt: wir können etwas freundlich tun oder unfreundlich, liebevoll oder lieblos, fürsorglich oder gleichgültig. Je nachdem, wie wir es tun, überträgt sich etwas von dieser Haltung auf den, dem wir sie entgegenbringen. Mit einem Wort unserer religiösen Tradition kann man sagen, dass es bei dieser zweiten Art der Folgeträchtigkeit um den Geist geht, in dem wir etwas tun.

Ausserhalb des religiösen Sprachzusammenhangs ist es heute nicht leicht, klar zu machen, was damit gemeint ist. Liebe und Hoffnung sind für das moderne Bewusstsein Gefühle. Doch kann das, was die christliche Tradition darunter verstand, kaum ärger missverstanden werden. Um nur einige wenige Unterschiede zu nennen: das Gefühl der Liebe bezieht sich auf eine bestimmte Person, die geliebt wird. Der Geist der Liebe dagegen bezieht sich nach christlichem Verständnis auf den Nächsten in der Person des anderen, und der Nächste kann in vielen Personen begegnen. Das Gefühl der Liebe kann enttäuscht werden, indem die geliebte Person es nicht beantwortet, der Geist der Liebe kann dies jedoch nicht. Und auch darin kommt der Unterschied zwischen Geist und Gefühl zum Ausdruck, dass man für eine andere Person kein Gefühl der Liebe empfinden muss, um ihr dennoch im Geist der Liebe zugewandt sein zu können. Die Feindesliebe ist hierfür der Grenzfall. Aus alledem ist deutlich, dass man Liebe im christlichen Verständnis nicht mit Sentimentalität verwechseln darf. Sie manifestiert sich in einer bestimmten praktischen, tätigen Ausrichtung auf die Belange eines anderen.

Wenn ich soeben von der zweifachen Folgeträchtigkeit sprach, wie sie in jener mittelalterlichen Definition der Medizin zum Ausdruck kommt, dann war für die christliche Tradition die zweite Art der Folgeträchtigkeit, also die Wirkung der Haltung, die sich in einer Handlung äussert, die vorrangige und entscheidende. Denn was können Menschen Wichtigeres einander weitergeben im Hinblick auf ihr Leben und einmal ihr Sterben als einen lebensförderlichen Geist? Das Schlimme der Lieblosigkeit liegt hiernach nicht so sehr in der Handlung oder Unterlassung, in der sie unmittelbar besteht, sondern darin, dass sie dem anderen den Geist der Liebe schuldig bleibt in Gestalt einer sich auf ihn übertragenden, ihn mit ausrichtenden Gerichtetheit des Verhaltens.

An all dies ist zu erinnern in einer Situation, in der die erste, die kausale Art der Folgeträchtigkeit, der Triumph der technologischen Poiesis, weithin beherrschend geworden ist und auch noch die Perspektive auf das menschliche Leben bestimmt. In dieser Perspektive reduziert sich dann «Leben» auf das biologische Leben, mit dem wir technisch umgehen, und das menschliche Wohlergehen wird einseitig zu einer Frage des Fortschritts unserer technologischen Möglichkeiten. Besonders die Fortschritte im Bereich der Biologie und Medizin sind geeignet, dazu zu verleiten, Wunschvorstellungen eines geglückten Lebens auf Technisches zu projizieren. Die geistliche Dimension menschlicher Existenz, die Frage nach der Grundausrichtung unseres Lebensvollzugs, nach der Haltung, mit der wir einander begegnen, droht demgegenüber in den Hintergrund gedrängt zu werden. Leiden ist dann etwas, das vorrangig mit den Mitteln medizinischer Technik bekämpft oder gelindert werden muss. Seine existentielle Dimension, die eingangs als Herausfallen aus dem Lebenszusammenhang beschrieben wurde, seine spirituelle Dimension, die jene mittelalterliche Definition der Medizin im Blick hat, wenn sie Medizin als Kunst der Zuwendung von Liebe definiert, all das bleibt dann ausserhalb des Blickfelds. Dieses Missverhältnis im Verständnis des menschlichen Handelns und seiner Folgeträchtigkeit reicht übrigens bis in die ethischen Debatten, die heute öffentliche Aufmerksamkeit erregen. Auch dort ist in aller Regel Handeln nur im Sinne der ersten Art der Folgeträchtigkeit im Blick, und da geht es dann um normative Fragen, darum, was man dürfen soll und was nicht, wo dem technologisch Möglichen Grenzen zu ziehen sind und wie das zu begründen ist. Das ist alles eminent wichtig, aber wenn das, worüber wir ethisch nachdenken sollten, sich darin erschöpft, dann liegt darin eine erhebliche Engführung.

Ich komme zum Schluss. Meine Aufgabe war, aus theologischer Perspektive – und das heisst auf dem Hintergrund des Verständnisses, das die christliche Tradition davon entwickelt hat – etwas zu der Frage zu sagen, was ein heilsamer Umgang mit Leiden sein könnte und wie er sich gestalten könnte. «Heilsam» im Sinne dieser Tradition bedeutet: ein Umgang, der noch angesichts des Leidens das Leben bezeugt und Lebensmöglichkeiten offen zu halten sucht. Es gibt Leidenswege, bei denen das nicht gelingt. Und nach christlichem Verständnis liegt all das auch nicht innerhalb unserer menschlichen Verfügung. Wir können nur versuchen, das Unsere in dieser Richtung zu tun. Dass es gelingt, ist es nach christlichem Verständnis Geschenk.

Die Linderung von Leiden als originäre Aufgabe der Pflege

Anna Gogl

Schmerz und Leid: Ähnlichkeit und Differenz

Schmerz und Leid können als Geschwisterpaar gesehen werden: Sie haben grosse Ähnlichkeit und gehen oft Hand in Hand. Davon abgesehen kann der Schmerz wohl als die bekanntere Gegend bezeichnet werden, weil für ihn mehr Wegleitungen zur Verfügung stehen, während Leidenszustände über weite Gebiete eher einer Terra incognita gleichen. Im Mittelpunkt der nachfolgenden Ausführungen stehen nicht der Schmerz und seine Behandlung, sondern Leidenszustände wie sie beispielsweise Isolation, Verzweiflung oder Verwirrtheit darstellen.

Wie die Spaltung von Leiden zu einer Erfolgsgeschichte wurde

Die Trennung von Individuum und Gesellschaft, die von den ausdifferenzierten Wissenschaften des 19. Jahrhunderts aufgenommen wurde, hat zur Folge, dass die Sachverhalte des Leidens nun unterschiedlichen Theoriekomplexen zugewiesen sind, je nachdem, ob individuelles Schicksal oder gesellschaftliche Bedingungen ins Auge gefasst werden. Weil sich das Leiden der Einzeldifferenzierung nicht fügte, verschwand es als wissenschaftlicher Begriff[1] und scheint heute in den Wörterbüchern der Medizin, der Psychiatrie, der Psychologie kaum mehr auf. Die modernen Wissenschaften spalteten Leiden auf in Symptome und Syndrome und machten es so zum Gegenstand der Forschung und Behandlung. Dabei waren sie überaus erfolgreich. Dem naturwissenschaftlich-technischen Fortschritt ist es zu verdanken, dass heute viele Krankheiten verhindert, verkürzt, gebessert und geheilt werden. Deshalb schien es ganz vernünftig, viele gesellschaftliche und wirtschaftliche Kräfte in diese Richtung zu leiten. Auch die Berufskrankenpflege assistierte der von Erfolg zu Erfolg eilenden Medizin aus Überzeugung. Allerdings geriet dadurch eine zentrale Aufgabe der Pflege in den Hintergrund, nämlich die Linderung von Leiden.

Die Schatten, welche das gespaltene Leiden wirft

Die naturwissenschaftlich orientierte Medizin rang dem Tod viel Land ab. Sie zog sich aber aus diesem Land zurück, wenn es sich nicht in der erwarteten Weise kultivieren liess. Auch die Pflege fühlte sich vor allem der medizinisch-technischen Linderung von Schmerzen verpflichtet.

«Ich weiss nicht mehr ein und aus, ich bin verzweifelt, so hat das Leben keinen Sinn mehr.» Als Krankenschwester begegne ich solchen Leidenskundgebungen immer wieder und oft drücken leidende Männer und Frauen damit nicht nur eine momentane Befindlichkeit aus, sondern ziehen Bilanz aus langen und schweren Leidenszuständen. Manchmal bitten mich Betroffene auch «Schwester, ich will sterben, geben Sie mir eine Spritze.» Dahinter steht das Erleben von Krankheit und Schmerz, von Kummer und Qual, verbunden mit Gefühlen des Ausgeliefertseins und Hinnehmenmüssens. Oft handelt es sich dabei um Personen, deren Leiden nicht in die vorgegebenen Diagnosekategorien eingeordnet werden können und deren Krankheiten sich trotz intensiver Therapien nicht bessern lassen. In dieser Zeit der Machbarkeit, der Wirksamkeit und der Geschwindigkeit stören diese Menschen. Die Verweigerung des Heilungserfolges und der scheinbare Mangel an Anpassung wird für die Helfer zu einer Kränkung. «Wir können nichts mehr für Sie tun» und Etikettierungen wie «austherapiert» und «therapieresistent» sind Ausdruck dieser Kränkung.[2] In der Psychiatrie wurde die Aussage «Die oder der ist doch gar nicht wirklich krank» zum Topos. Betroffene bekommen zu hören, es fehle ihnen an Motivation, wieder gesund zu werden. Die Abwesenheit von Medizin und Pflege begünstigte unter anderem das Entstehen verschiedener nichtprofessioneller Organisationen, die verzweifelten Menschen «helfen», indem sie ihnen Zugang verschaffen zu allem andern als humanen Problemlösungen.

Nun besinnt sich die Pflege zunehmend auf ihre originären Aufgaben, unter anderem das Lindern von Leiden. Die Bezugspunkte der Pflege sind dabei nicht so sehr medizinische Diagnosen wie beispielsweise Krebs, Schizophrenie oder Depression als vielmehr die Reaktionen der Betroffenen auf ihre Krankheiten und die Therapien. Dies drückt sich auch in den Namen der Pflegediagnosen aus, die zum Beispiel Ungewissheit, Identitätsstörung oder Verzweiflung heissen. Die Pflege sieht es als ihre Aufgabe an, sowohl zur Gesundung beizutragen als auch bei schwersten Leidenszuständen die Lebensqualität zu erhalten. Diese Auffassung erlaubt es, sich Menschen zuzuwenden, für die sich andere Professionen nicht mehr zuständig fühlen.

Pflegewissenschaft und Leiden: Mit-Leiden als Basis und Ausdruck von Pflegeethik

Das jüdisch-christliche Motiv vom mit-leidenden Gott hat über 2000 Jahre hinweg als Ur- und Vorbild für die jüdische und christliche Pflege gewirkt und wird immer wieder neu ausgelegt. Trotz erheblicher Variationen, welche die Auslegungsgeschichte aufweist, blieben Gemeinsamkeiten erhalten, wie die Wahrnehmung einer grundsätzlichen Verbundenheit aller Menschen miteinander, ein Verständnis vom Leiden als Defekt dieser Verbundenheit und Mit-Leiden als therapeutisches Mittel zur Wiederherstellung.

Eine Art therapeutische Wirkung «zweiter Ordnung» attestieren Thomasma und Kuschner der «mit-leidenden Aufmerksamkeit» von Pflegenden, weil sie zu einer treffenderen Diagnostik und Einschätzung der Verletzlichkeit der Leidenden führe. Die Motivation zu helfen sei bei einem mitleidenden Betreuer grösser, als bei einem emotional distanzierten.[3]

Was die Sprache verrät

Für den Verkehr mit Kranken und Behinderten wird oft der Begriff «Umgang» benützt. Es heisst dann: «Der Umgang mit Verwirrten» oder «Der Umgang mit Suizidalen». Damit wird die alltägliche Situation treffend ausgedrückt, denn tatsächlich werden Betroffene oft «umgangen», im Sinne von einem sich um sie «Herumbewegen». Der sprachliche Ausdruck verrät die Hilflosigkeit und Abwehr, die sich im Umfeld von Leidenszuständen gerne einstellen und den Helfern und den Patienten zu schaffen machen, wie aus den nachfolgenden Ausführungen hervorgehen wird.

Pflegerische Begegnungen mit dem Leiden: Die Frau, die niemals klagte

Anlässlich einer pflegerischen Fallbesprechung schilderten die Pflegenden die Situation einer seit 40 Jahren in der Schweiz lebenden, vierköpfigen Gastarbeiterfamilie: Die 65-jährige Patientin, eine ehemalige Wäschereiarbeiterin, leidet seit 30 Jahren an Diabetes. Folgekrankheiten führten zum Verlust der Sehkraft, einer dialyseabhängigen Nephropathie und der Amputation des linken Oberschenkels. Nun ist auch der rechte Fuss und Unterschenkel von einem nekrotisierenden Ulkus befallen. Eine weitere Amputation lehnt die Frau ab. Sie hat den Wunsch und die Hoffnung, früher oder später einfach einschlafen zu können. Die Patientin wird weitgehend von der Familie gepflegt. Vom Ehemann, einem pensionierten 70-jährigen Arbeiter, und den beiden Kindern, der 25-jährigen Tochter, Verkäuferin, und dem etwas älteren Sohn, Laborant, die mit den Eltern in der Dreizimmerwohnung leben. Das Ehepaar spricht einen schwer verständlichen südlichen Dialekt und nur wenige Worte Deutsch. Die Gemeindekrankenschwestern gehen täglich vorbei, um bei der Patientin einen Verbandwechsel vorzunehmen. Eine der Krankenschwestern beschrieb die Situation wie folgt: «Beim Verbandwechsel hilft immer ein Mitglied der Familie. Wenn ich das sich zersetzende Bein auspacke, trifft sich mein Blick oft mit dem des Ehemannes. Er schaut mich immer voller Entsetzen und Hoffnungslosigkeit an, assistiert die Tochter dagegen, so sagt sie jeweils ‹es schafft› in forciert optimistischem Tonfall, der Heilung verheisst. Ich weiss nicht, was ich schlimmer finde, die Verzweiflung des Mannes oder die unechte Hoffnung der Tochter. Im Moment hilft der Sohn, weil die Tochter nach einem Verbandwechsel einen Weinkrampf bekam. Die Patientin selbst klagt nie und verneint Schmerzen. Die Nekrose hat sich nun von der Ferse her bis zirka 10 cm unter das Knie ausgebreitet. Sie ist zur offenen Wunde geworden. Das Gewebe zerfällt, die Achillesferse liegt frei. Oft müssen wir abgestorbenes, verwestes Gewebe entfernen. Die Wunde riecht penetrant süsslich nach Fäulnis. Die Patientin ist äusserst geduldig. Vor dem Verbandwechsel sagt sie immer: ‹Was sein muss, muss man machen›, und nachher bedankt sie sich für die Behandlung. Der Verbandwechsel nimmt zirka eine Stunde in Anspruch. Nach diesem Einsatz verfolgt mich der Geruch des sich zersetzenden Beines. Ich habe ihn in den Kleidern und vor allem in der Nase und komme immer wieder in Situationen, wo ich meine, das Bein zu riechen, sogar im Theater.» So weit die Erfahrung der Gemeindekrankenschwester.

Der Mann mit dem «Zerrissenheitsleiden»

Die Krankenakten des Herrn X stapelten sich einen halben Meter hoch auf dem Schreibtisch des Arztes, der ihn mir zuwies. Eine schwere degenerative Herzkrankheit stellte die medizinische Hauptdiagnose des Patienten dar. Der Grund für die Zuweisung an mich bestand darin, dass der Patient, «obwohl lebend, sich schon tot fühlt», und von den Ärzten in immer aggressiverem Ton verlangte, ihm seinen Totenschein auszustellen. Den Kontakt mit der Psychiatrie lehnte der Patient ab aus Angst, dass man ihm dann noch weniger glauben würde.
Im Laufe einiger Jahre hatte es sich eingespielt, dass sich der Patient in das Spital einweisen liess, wenn er seinen Zustand daheim nicht mehr aushielt. Das Herzleiden legitimierte diesen Spitaleintritt. Dem Patienten ging es allerdings nicht um die Behandlung seiner Herzkrankheit, sondern er erhoffte sich von den Ärzten,

dass es ihnen doch noch gelingen werde, die Ursachen seines Leidens zu finden, das er als «schweres und schmerzhaftes Dauerableben» bezeichnete.
In der Folge besuchte ich den Patienten zweimal wöchentlich je eine Stunde lang. Er schilderte mir sein Befinden jedes Mal in etwa so: «Ich bin zerrissen, vom Kopf bis zu den Beinen. Dazu ist das Becken aufgelöst, die Hüften sind weg, die Wirbelsäule ist verschwunden. An der Taille bin ich abgetrennt, die Knochen gehen zurück, das ist aktiver Knochenschwund. Die Arme sind ohne Gefühl und lösen sich auf, ich gehe ‹zusammen›, mein Kopf wird kleiner, es ist wie in einer Presse liegen. Ich habe im Bauch und im Kopf ein Loch. Die Speiseröhre ist hart wie ein Brett. Ich habe kein Gewebe mehr. Der Schliessmuskel ist offen und alles geht in den Körper hinein. Ein fremder Stoff ist ins Gehirn eingedrungen: Die Nervenfasern sind nicht mehr da, alles, was zur Mitte geht, ist aufgelöst. Es zuckt und brennt mich in den Gelenken. Das Fliessen in mir ist furchtbar. Wenn man tot ist, ist alles schwer, auch das Sprechen ist eine Qual. Der Arzt muss kommen und mir endlich meinen Totenschein ausfüllen. Ich liege tot da, nur die Augen sind noch lebendig. Ich bin nur noch ein totes Gerüst. Und die Ehefrau will alles nicht glauben. Wenn ich könnte, würde ich das Leiden durch den Ärmel herausschütteln.»
Trotz diesem ihn stark bedrängenden Erleben stand der Patient täglich auf, pflegte und kleidete sich, ass und trank, führte bestimmte Hausarbeiten aus wie Böden putzen oder Vorräte aus dem Keller holen. Er sah regelmässig fern.

Die Frau, die auf der Suche nach dem Vertrauten war

Frau M., 80-jährig, musste gegen ihren Willen in ein Pflegeheim übersiedeln. Schon vor dem Eintritt war sie vergesslich, doch in der neuen Umgebung verlor sie den Rest ihres Gedächtnisses. Den ganzen Tag begab sie sich auf die Suche nach der verlorenen Zeit, den verschwundenen Orten und den abhanden gekommenen Lebenszusammenhängen. Fast ununterbrochen fragte sie die Pflegenden: «Schwester, wie spät ist es?» und «Schwester, wo ist das WC?» Gegen Abend wollte sie jeweils nach Hause gehen, «um das Abendessen für die Familie zu kochen». Mit den Fäusten schlug sie dann gegen die geschlossene Türe und verlangte verzweifelt und wütend, ihr die Türe zu öffnen.

Das Potenzial der Pflege am Beispiel von Einzelpflege: Ein Rückblick

An der Psychiatrischen Universitätsklinik Basel wurde in den sechziger Jahren bei psychisch Kranken, die auf Psychopharmaka nicht in der erwarteten Weise ansprachen, noch regelmässig Einzelpflege eingesetzt als Alternative. «Einzelpflege» bedeutete, dass eine bestimmte Pflegeperson einer einzigen Patientin zugeteilt wurde über kürzere oder längere Zeit. Die Einzelpflege wurde vor allem bei Patientinnen angeordnet, die sich jedem kommunikativen Zugang verschlossen, die unter akuter Suizidalität litten oder selbstverletzendes Verhalten einsetzten, die infolge von Wahnerleben über längere Zeit die Nahrung verweigerten oder die gefährdet waren, infolge grosser psychomotorischer Unruhe an Erschöpfung zu sterben.

Die pflegerische Hauptaufgabe bestand darin, eine Beziehung zur Patientin herzustellen und Vertrauen aufzubauen. Die Pflegeperson sass oft viele Stunden neben der Patientin oder begleitete sie während des ganzen Tages auf ihren Wegen. Die Pflegeperson hörte zu, sie schwieg oder sprach, sie nahm Anteil, je nachdem, was der Patientin gut zu tun schien. Die Patientin musste zwar fortwährend beobachtet werden, aber zugleich wurde versucht, diese Dauerbeobachtung so unaufdringlich wie möglich zu gestalten, um die Betroffene nicht zusätzlich zu belasten. Jede Regung wurde wahrgenommen und auf ihre mögliche Bedeutung hin interpretiert, denn kleinste und scheinbar unbedeutende Zeichen konnten wichtige Änderungen ankündigen.

Ich erinnere mich an eine Patientin, die Kontakt und Nahrung verweigerte. Sie lag ruhig mit geschlossenen Augen im Bett und ich sass neben ihr. Plötzlich bewegte sie ihren Mund und mir schien, als versuche sie mit der Zunge die Lippen zu befeuchten. Auf meine Frage, ob sie etwas zum Trinken wolle, antwortete sie nicht und stoppte die Mundbewegung. Nach einiger Zeit wiederholte sie die Bewegung. Wieder fragte ich die Patientin und wieder hörte sie mit den Mundbewegungen auf. Zugleich kam es mir vor, als würde die Patientin gespannter, wenn ich versuchte, mit ihr zu sprechen. Als sie nach einiger Zeit wieder den Mund bewegte, sagte ich nichts mehr, sondern berührte mit einem nassen Wattestäbchen ihre Lippen. Die Frau liess diese Berührung zu. Das ermutigte mich, ihr ein nasses, aber nicht tropfendes Tüchlein auf die Lippen zu legen. Sie presste die Lippen fest auf den Lappen und befeuchtete sich so den Mund. Ich wiederholte diesen Vorgang mehrmals, bis die Frau den Kopf abrupt auf die Seite drehte. Am nächsten Tag, als ich ihr das nasse Tüchlein wieder auf die Lippen legen wollte, nahm sie mir den Lappen aus der Hand und reinigte sich damit gründlich die Mundhöhle. Der Bann war gebrochen. Wenige Tage später war die Frau wieder in der Lage, Nahrung zu sich zu nehmen und zu sprechen.

Oft zeigte sich: Wenn es gelang, die Bedürfnisse der Patientinnen und die pflegerischen Handlungen in Übereinstimmung zu bringen, so konnte damit eine ausgesprochen positive Entwicklung in die Wege geleitet werden. Um herauszufinden, was den Kranken im Allgemeinen gut tat und wie im Speziellen quälende Stimmungen, bedrohliche Vorstellungen oder grosse Unruhe gelindert werden konnten, fingen wir Schwestern an, mit unserem Verhalten zu experimentieren. Die

Klagen der Patienten gelten zu lassen, die Inhalte von Wahnideen und Halluzinationen nicht in Frage zu stellen, auf bohrende Fragen zu verzichten, erwies sich als pflegerische Möglichkeit, um diese Leidenszustände positiv zu beeinflussen. Mit der Zeit verfeinerten und individualisierten wir unsere Verhaltensweisen, was dazu führte, dass diese immer wirkungsvoller wurden. Die Erfahrung wiederum, eine wirksame Arbeit zu leisten, erfüllte uns Schwestern mit grossem beruflichem Stolz.

In den siebziger Jahren führte das immer grösser werdende Angebot an Psychopharmaka unter anderem dazu, dass sich die Behandelnden verpflichtet fühlten, jedes zur Verfügung stehende Medikament einzusetzen, bis sie glaubten, das günstigste gefunden zu haben. Das Finden des bestwirkenden Medikaments wurde zu einer anerkannten ärztlichen Kompetenz. Die Einzelpflege dagegen konnte sich nicht behaupten und fiel aus dem therapeutischen Angebot. Damit ging auch ein Stück weiblicher Pflegekultur vergessen und verloren.

Es gibt kein fremdes Leid oder was das Leiden der «anderen» mit den Pflegenden machen kann

Ich erinnere mich: Einer meiner Patienten lag im Sterben. Ich und andere Pflegende hatten alles getan, was in einer solchen Situation als human und professionell gilt. Der Mann war sorgfältig gebettet, sein Schweiss getrocknet, der Mund befeuchtet und nun sass ich an seinem Bett und hielt seine Hand. Es gab nichts, absolut nichts, das noch hätte getan werden können. Da spürte ich, wie in mir fast übermächtig der Wunsch aufstieg, «etwas zu tun». Es ist mir immer noch präsent, wie viel Kraft ich brauchte, um «nichts zu tun», sondern nur bei diesem Mann zu bleiben, der vier Jahre lang mein Patient gewesen war, und zu warten, bis er sterben konnte.[4] Die Intimität der Pflege, die Begegnung mit Bedürftigkeit, Schmerzen und Tod zwingen uns Pflegende dazu, mit oft heftigen eigenen Gefühlen umzugehen.[5]

In Beratungssituationen sprechen Pflegende häufig von Gefühlen wie Hilflosigkeit, Angst, Aggression und Ärger, die sich bei ihnen einstellen, wenn sie Patienten mit schweren Leidenszuständen pflegen. Dabei fällt mir insbesondere auf, dass Pflegende ihre Arbeit meist als machtlos erleben, und zwar ungeachtet des tatsächlichen Werts der geleisteten Pflege.

Selbst anspruchsvolle Pflegetätigkeiten wie beispielsweise niederdrückende, nicht änderbare Situationen gemeinsam mit Patienten und Angehörigen auszuhalten oder Schimpf- und Fluchgewitter von Patienten nicht auf sich zu beziehen oder üble Gerüche und primär abstossende Anblicke so auszuhalten, dass der verursachende Mensch sich nicht als ekelerregend erlebt oder dem Patienten und seinen

Angehörigen Gefühle des Respekts, der Anerkennung und der Zuneigung zu zeigen, werden als nichtprofessionelle oder wirkungslose Tätigkeiten hingestellt. Stattdessen wird oft heftig der Wunsch geäussert, dass «endlich etwas getan werden müsse».

Kathan[6] untersuchte mittels einer Metaphernanalyse, wie Krankenschwestern mit dem Leiden von Aids-Patienten umgehen. Seine Analyse zeigt auf, das die Schwestern versuchten, mit Distanzierung, Verdrängung von Gefühlen und technischen Handlungen ihr seelisches Gleichgewicht wiederzuerlangen.

Der Autor zitiert eine Krankenschwester: «Am Anfang hab ich immer alles persönlich genommen. Aber das hab ich mir in der Zwischenzeit abgewöhnt. Oder halt mit der Zeit … am Anfang hab ich mich hineingesteigert. Das war nicht so gut.» Die Krankenschwester beschreibt, wie sehr es ihr zusetzte, wenn Patienten nahe am Tod noch geistig ganz klar sind. Sie führte aus: «Ich finde das einfach schlimm, wenn man so dabei steht und nichts mehr machen kann. Jetzt hab ich die richtige Distanz.»

Kathan differenziert die Aufgaben von Pflegenden und Ärzten: Demnach ist der Arzt derjenige, der spricht, Fragen stellt und beantwortet. Die Krankenschwester dagegen muss zuhören. Sie kann auch nicht einfach weggehen. Der Autor folgert deshalb, dass das Gefühl der Ohnmacht dann besonders stark gefühlt wird, wenn die Schwestern nicht weggehen oder sich anderen Aufgaben zuwenden können. Er glaubt, dass das Anstrengende in der Arbeit von Krankenschwestern nicht der Arbeitsanfall ist, sondern die Anwesenheit und dass diese stärker erlebt wird, wenn sich der Arbeitsanfall reduziert. Auf der untersuchten Station war das Pflegepersonal hinsichtlich des technischen Könnens sehr gut ausgebildet, den psychosozialen Aspekten der Pflegearbeit dagegen wurde nur wenig Beachtung geschenkt.

Weil alles, was passiert in der Welt des Schmerzes, der Verzweiflung und der Angst, immer auch eine eigene Leidensmöglichkeit der Helfer darstellt, kann Leiden übersehen, bagatellisiert und auch fehlgedeutet werden. Wenn Pflegende die Leiden ihrer Patienten auf diese Weise zu bewältigen versuchen, erleben das die Patienten und Angehörigen als schmerzliches Nichtverstehen. Es kann aber auch zu einer Identifikation mit dem Leiden kommen. Dabei werden die Hoffnungslosigkeit, die Verzweiflung, vielleicht sogar der Todeswunsch des Leidenden übernommen. Wird die Hoffnungslosigkeit des Patienten zur Hoffnungslosigkeit des Helfers, dann kann auch er sich möglicherweise keine andere Problemlösung mehr vorstellen als den Tod des Leidenden. Der Wunsch, die leidende Person zu erlösen, kann übermächtig und gefährlich werden.[7]

Die Pflegeanwesenheit als Komponente der klinischen Pflege

«Beim Patienten sein» ist häufige und alltägliche Pflegerealität und Pflegearbeit, und zwar sowohl als Bestandteil von spezifischen Pflegeinterventionen als auch als Teil von anderen beruflichen Aktivitäten. Tagtäglich wird in den Einrichtungen des Gesundheitswesens, in kurativen, rehabilitativen und palliativen Zusammenhängen pflegerische und damit menschliche Gegenwart geleistet. Doch wie so oft bei dem, was alltäglich und häufig passiert, ist auch bezüglich der Pflegeanwesenheit nur wenig gesichertes Wissen vorhanden über ihren Inhalt und über ihre Wirkung. Zwar berichten Patienten und Angehörige darüber, wie Pflegende mit ihrer Anwesenheit die Angst reduzieren, die Verzweiflung aushaltbarer machen oder Vertrauen herstellen, aber diese Erfahrungen sind vor allem praktische Beobachtungen und kaum wissenschaftlich belegt. Um die Möglichkeiten der pflegerischen Anwesenheit als Therapeutikum auszuschöpfen und zu entwickeln, muss sie erforscht und einer konzeptuellen Klärung zugeführt werden.

Gestaltete Pflegeanwesenheit

Mit aufeinander abgestimmten und sich aufeinander beziehenden Pflegehandlungen lässt sich eine Art «dichte Pflege» gestalten. Die Bezeichnung «dicht» hat ihre Wurzeln im Altgermanischen und bedeutet «fest, stark, zuverlässig, eng gedrängt und nahe». Dichte Pflege wird hergestellt durch ein System von pflegerischer Anwesenheit und spezifischen Pflegehandlungen. Die wichtigsten Komponenten einer dichten Pflege sind die Pflegeperson, welche die Pflege in der Nähe und als Nähe zum Patienten entwickelt, die Kommunikationsverfahren, die Umgebung und der Zeitfaktor.
Die Pflegeperson ist einerseits den Pflegehandlungen übergeordnet. Auf der übergeordneten Ebene wählt sie für den Patienten die geeigneten Pflegehandlungen und Pflegemethoden aus. Andererseits ordnet sie sich selbst und ihr gesamtes Verhalten den Pflegemethoden unter.
Bei der verwirrten Frau M., die gegen ihren Willen in ein Heim eintreten musste, liessen sich die schlimmsten Auswirkungen der Verwirrtheit mit gestalteter Pflegeanwesenheit mildern. Mit einer ununterbrochenen Hilfestellung zur zeitlichen, örtlichen und persönlichen Orientierung wurde die Frau in die Lage gebracht, sich wieder einigermassen zurechtzufinden. Frau M. litt besonders am Morgen nach dem Erwachen unter Orientierungsstörungen. Indem jedoch die Körperpflege von den gleichen Pflegepersonen, zur selben Zeit, mit gleichem Ablauf durchgeführt wurde, reduzierte sich ihre Unsicherheit. Die Frau wurde ermutigt, ihren Ärger und ihre Wut gegen die vermeintlichen Urheber des Heimeintrittes auszuspre-

chen. Mit einer verstehenden und tröstenden Haltung konnte die Frau dazu gebracht werden, den Verlust ihrer gewohnten Umgebung einigermassen zu überwinden. Indem ihre Lebensgeschichte und ihre Gewohnheiten im Heimalltag zunehmende Berücksichtigung fanden, wurde Frau M. wieder «wer».
Die Kommunikation muss bei verwirrten Personen so gestaltet werden, dass sie diese wohltuend und ermutigend erleben. Frau M. konnte sich schon von der ernsten Mimik ihres Visavis bedroht und in Frage gestellt fühlen. Von daher war es nötig, während der Kommunikation einen freundlichen Gesichtsausdruck und eine sanfte Stimme einzusetzen.
Die Umgebung (Ort, Raumtemperatur, Geräusche, Licht, Dunkelheit) bedarf einer sorgfältigen Gestaltung: Bei psychomotorischen Unruhezuständen lässt sich mit einem «Bodenbett» (eine Matratze auf dem Boden ersetzt das Bett) die Unfallgefahr reduzieren. Mit auf den Patienten abgestimmter Raumtemperatur und abgestimmten Lichtverhältnissen lässt sich die Verwirrtheit sehr positiv beeinflussen. Akut Verwirrte sind sehr darauf angewiesen, dass ihre Wahrnehmung nicht überstimuliert wird, und daher müssen alle Reize sorgfältig dosiert werden.
Die Zeit hat in der Pflege verschiedene Bedeutungen. Sie ist einerseits etwas wie ein grundsätzliches Kapital: Ohne Zeit kann keine Pflege durchgeführt werden. Im Einzelfall kann es erforderlich sein, die Zeit für die Pflege des Patienten zu erkämpfen. Anderseits können Pflegehandlungen auch als «Zeitgeber» eingesetzt werden, mit dem sich der Tag des Patienten strukturieren lässt. Die Geschwindigkeit, mit der Pflegehandlungen durchgeführt werden, ist als bestimmendes Merkmal von Pflegehandlungen ganz bewusst anzuwenden.
Infolge der Alzheimererkrankung reagierte Frau M. sehr verlangsamt. Nur wenn die Pflegehandlungen ihrem Tempo angepasst wurden, konnte sie mitmachen. Geschah dies nicht, so konnte es dazu kommen, dass sich ihre Verwirrtheit steigerte, was sie dazu brachte, die Pflegehandlungen zu verweigern.
Mit Pflege, welche eine gestaltende und intensive Pflegepräsenz anwendet, die eine ununterbrochene Hilfestellung bei der Orientierung bietet, die eine einfühlende Kommunikation einsetzt, die «Zeit gibt» und «Zeit lässt», kann bei verwirrten Personen, denen die Zeit, die Orte und die Lebenszusammenhänge dauernd abhanden kommen, eine Balance hergestellt werden zwischen ihrem Wunsch nach Selbstbestimmung und der Realität ihrer Abhängigkeit. Damit wird grösstes Leiden gelindert.

«Einfühlendes Aushalten» als Pflegeintervention

Bestimmte Zustände innerhalb des Krankheitserlebens können schwer beeinflussbar sein und schwer erträglich, sowohl für die daran leidenden Menschen als auch für

die Helferinnen. Einfühlendes Aushalten in der Pflege meint, die pflegerische Gegenwart so zu gestalten, dass der Patient Verstehen und Hoffnung spürt, auch wenn «nichts mehr für ihn getan werden kann». «Aushalten» ist ein unverzichtbarer Wert und Inhalt der pflegerischen Präsenz. Mit «Aushalten» ist keineswegs ein gleichgültiges Hinnehmen gemeint.
Zum Beispiel brauchte es der Mann mit dem Zerrissenheitsleiden, über sein Erleben sprechen zu können, ohne dass seine Gewissheiten in Frage gestellt wurden. Immer wieder betonte er: «Das Schlimmste ist, dass mir niemand glaubt.» Durch aktives Zuhören zeigte ich dem Mann Verständnis für seine Verzweiflung. Ich sagte ihm: «Ja, ich kann mir vorstellen, wie sehr es Sie ‹mag›, dass Ihnen niemand glaubt.» Ich zeigte ihm auch Mitgefühl für seine Depersonalisationserlebnisse: «Ich fühle, wie schlimm es für Sie ist, all diese Veränderungen auszuhalten, die Sie in Ihrem Körper spüren.» Mit dem einfühlenden Aushalten konnte das Leiden des «Zerrissenseins» nicht behoben werden, aber auf dieser Basis entwickelte sich langsam die vertrauensvolle Beziehung, welche den Patienten befähigte, die Hilfe von weiteren Fachleuten anzunehmen.
Cornelia Kazis lässt in ihrem Artikel «Erschreckende Nähe» ein Pflegeteam sich an einen Patienten erinnern, der an einem riesigen Tumor in Rachen, Mund und Hals litt: «Der schwerkranke Mann ‹kodderte› in alle Richtungen grünschleimig aus seinem Halsloch. Wenn man morgens ins Zimmer kam, hing der Auswurf wie ein Heer von Schnecken an den Wänden. Ein wunderbarer Mensch», sagten die Pflegeprofis, «ein Ästhet» – und einer, der ihnen das Letzte an Überwindung von Widerwillen abgerungen habe. Gemeinsam haben sie die Pflege durchlitten, sich abgewechselt und gegenseitig unterstützt.[8]

Trösten, deuten, erhalten und integrieren als Pflegetätigkeiten bei Schlaganfallpatienten

Kirkevold[9] untersuchte die Pflegearbeit bei Hirnschlagpatienten. Sie stellte fest, dass diese Patienten täglich nur eine halbe Stunde intensive Therapie erhalten und den Rest der Zeit hauptsächlich in der Verantwortung von Pflegenden verbringen. Dennoch ist über das Ausmass und den Inhalt der geleisteten Pflege nur wenig bekannt. In ihrer Untersuchung identifizierte sie verschiedene pflegerische Verhaltensweisen, welche für die Krankheitsbewältigung und Genesung der Patienten und die Betreuung der Angehörigen eingesetzt werden, nämlich tröstende, deutende, erhaltende und integrierende Funktionen.

Die Erwartungen von seelisch Leidenden an die Pflege

In einer qualitativen Untersuchung zum Leiden seelisch Kranker – die Zahl der befragten Personen betrug 18 – formulierten Betroffene ihre Erwartungen an die Pflege: Sie bezeichneten das einfühlende, verstehende Interaktionsverhalten als den wichtigsten Aspekt und die Basis des pflegerischen Handelns. Beim Auftreten von Leidenszuständen wie «sich selber oder die Umwelt verändert erleben» oder «Ängste und quälende Stimmungen» oder «eingeschränkte Leistungsfähigkeit» oder «seelische Verletzbarkeit» erwarteten die Betroffenen Linderung durch das Ausschalten von verstärkenden oder aktivierenden Faktoren. Weiter wünschten sich die Patienten die Bereitstellung einer förderlichen Umgebung, wo Selbstbehandlung möglich ist, die Freiheit und Struktur bietet, welche Alltagsfähigkeiten erhalten oder wiederherstellen hilft und die medizinische und andere therapeutische Behandlungen optimiert. Ausserdem erwarteten die Betroffenen, dass die Pflege sie unterstützt bei der Erhaltung oder Entwicklung des sozialen Netzes.[10]

Was braucht die Pflege um Leiden wirksam zu lindern?

Wir Pflegende pflegen leidende Menschen, aber nicht (mehr) heimlich und umsonst. Um diese Aufgabe wahrzunehmen, braucht die Pflege die ideelle, materielle und fachliche Unterstützung der Gesellschaft und anderer im Gesundheitswesen tätiger Berufsgruppen.
Um den aus der Nähe zum Leiden entstehenden Anforderungen entsprechen zu können, benötigen Pflegende eine gute Ausbildung, die entsprechenden Fort- und Weiterbildungen und Stellenpläne, die Zeit und Raum geben, damit die Leidenszustände gemeinsam mit Patienten und Angehörigen gestaltet werden können. Verschiedene Formen der Supervision ermöglichen nicht nur Entlastung: Durch die Reflexion von Pflegehandlungen und Erfahrungen können professionelles Wissen und Können gewonnen werden. Dies zeigte sich auch bei der leidenden Gastarbeiterfamilie mit dem schwer kranken Familienmitglied, das nie klagte. Die Reflexion der praktizierten Pflege anlässlich einer pflegerischen Fallbesprechung liess die Pflegenden die wirksamen Elemente der praktizierten Pflege identifizieren, die belastenden Phänomene verstehen und weitere professionelle Interventionen finden.

Vom Wesen der Pflege

In allen Epochen der Krankenpflege erwuchs den Pflegenden aus dem Mit-Leiden eine bündnishafte Beziehung als Sinn und Gewinn. Dieser Gewinn wird als Privileg der Pflege gegenüber anderen Gesundheitsberufen gewertet.[11] Solche bündnishaften Beziehungen sind es auch, welche die Pflegenden in den Stand versetzen, auftretende Gefühle von Entsetzen, Ekel und Wut umzuwandeln in Mitgefühl und Empathie. Ein Pfleger beschrieb diese Transformation wie folgt: «Ich erinnere mich an einen Tag, an dem ich dachte, nun halte ich das nicht mehr aus. Ich war bei ihm und sah ihm verzweifelt in die Augen. Als sich unsere Blicke trafen, erkannte ich seine Verzweiflung. Ich sah, dass auch er nicht mehr konnte, fühlte seinen Schmerz und seine Scham, und mein ganzer Ekel war wie weggefegt. Wir nickten uns still zu. Und wir wussten wieso. Das war wie eine Verbrüderung.»[12]

In der Nähe zum Patienten erfahren die Pflegenden jene allgemeinen und spezifischen Bedürfnisse, deren Erfüllung den Leidenden ein menschenwürdiges Leben «trotzdem und trotz allem» gewährleistet. Erst daraus kann eine Art «dichte Pflege» entwickelt werden, welche lindert, entlastet, beschützt und die das Wesen der Pflege ausmacht. Eine Reduktion der Pflegearbeit auf das nur Objektivierbare, Transparente und Messbare würde die Wirksamkeit der Pflege zerstören.

Leidenslinderung braucht Zeit

Sabine Bartholomeyczik greift auf das Erleben einer Krankenschwester zurück: «Und jetzt ist ein Kind da, das sterbenskrank ist, das schreit und schreit und schreit: ‹Schwester H. ich mag so einen Tee.› Da koch ich ihr fünf verschiedene Tees, gar keinen hat sie mögen. Dann hat sie weitergeschrieen, und dann wollt sie so liegen, und dann wollt sie auf den Arm, war sieben Jahre alt – das hat eine Stunde lang geschrieen, und eine Stunde lang, wo man die ganze Arbeit macht, hab ich nichts getan, dann hab ich einfach alles gemacht, was das Kind gewünscht hat, und plötzlich war es tot, da war ich sehr froh, dass ich noch eine Stunde dem Kind alles getan hab, und dann war ich natürlich mit meiner Arbeit sehr zurück.» Die Autorin kommentiert Zustände wie diesen folgendermassen: «Das Dienen, ursprünglich als Dienst an den Patienten und damit an Gott, wurde immer mehr zum Dienen an der Institution, den Ärzten und anderen Berufsgruppen.»[13] Damit die Patienten wieder in den Genuss der Pflege kommen, die sie brauchen und wie sie eigentlich gemeint ist, wird es nötig werden, dass zukünftig andere Berufsgruppen darauf verzichten, von Pflegenden ihre therapeutischen Massnahmen vor- und nachbereitet zu bekommen.

Die Pflege muss zur Partnerin werden

«Wenn Pflegende die Erfahrung machen, dass sie der Institution gleichgültig sind, dass sie lediglich als Arbeitsmaterial angesehen und nicht als Personen wahrgenommen werden, so werden sie dazu gebracht, auch mit anderen Menschen, namentlich mit Pflegebedürftigen in dieser Weise umzugehen. Wenn sie permanent die Erfahrung der Ohnmacht machen, weil sie in Entscheidungen nicht einbezogen werden, deren Konsequenzen sie zu tragen haben, werden sie blind für die Macht, die sie in der Beziehung zu den Pflegebedürftigen haben. Statt mit dieser Macht verantwortungsvoll umzugehen, werden sie sie dazu missbrauchen, die mit dem Erleben von Ohnmacht unweigerlich entstehenden Aggressionen auszuagieren.»[14]

Es muss davon ausgegangen werden, dass die Ignoranz, welche der Pflege als Profession und ihren Berufsangehörigen vielerorts und immer wieder entgegengebracht wird, das letzte Glied der Kette trifft, nämlich den leidenden Menschen. Wir Pflegende und die uns vertretenden Organisationen wollen bei allen gesundheitsrelevanten Entscheidungen als gleichberechtigte Partnerinnen mitreden. Es gibt möglicherweise viele Gründe, uns dabei nicht zu unterstützen, aber keine, welche der Sache des leidenden Menschen dienen.

Anmerkungen

1. Bärbel Rompeltien: Leiden, in: Hans Jörg Sandkühler (Hg.): Europäische Enzyklopädie zu Philosophie und Wissenschaft, Bd. 3, Hamburg 1990, S. 139–143.
2. Anna Gogl: Leidende Menschen: Was kann die Pflege tun? Forum, Basler Zeitung 77, 1999.
3. Silvia Käppeli: Mit-Leiden – eine vergessene Tradition der Pflege?, in: Pflege 14 (2001), S. 293–306.
4. Anna Gogl: «Fordern sie reflektierende Bildungsangebote!», in: Krankenpflege 3 (1996), S. 10 bis 15.
5. Carol Hagemann-White: Die Eigenständigkeit der Pflege. Plenarvortrag an der Tagung: Der kleine Unterschied ... Frauen im Gesundheitswesen, Wien, 6.–8. März 1997.
6. Bernhard Kathan: Ansteckung als Metapher für Verschmutzungsängste, in: Pflege 10 (1997), S. 10–17.
7. Gogl (wie Anm. 2), S. 2.
8. Cornelia Kazis: Erschreckende Nähe, in: NZZ Folio, Januar 2002.
9. Marit Kirkevold: Die Rolle der Pflege in der Rehabilitation akuter Hirnschlagpatienten, in: Pflege 12 (1999), S. 21–27.
10. Anna Gogl: Der seelisch leidende Mensch, unveröffentlichte Diplomarbeit, Basel 1991.
11. Käppeli (wie Anm. 3), S. 2.
12. Kazis (wie Anm. 8), S. 8.
13. Sabine Bartholomeyczik: Zur Entwicklung der Pflegewissenschaft in Deutschland, in: Pflege 12 (1999), S. 158–162.
14. Angelika Pillen: Gerechtigkeit und gute Pflege, in: Pflege 15/5 (2002), S. 163–169.

Neue Konzepte von Schmerz und Schmerzbehandlung – Schmerzpalliation

Helmut Gerber

Die Definition des Schmerzes nach den Richtlinien der Internationalen Gesellschaft zum Studium des Schmerzes (IASP, 1986) stellt fest: «Der Schmerz ist ein unangenehmes Sinnes- und Gefühlserlebnis, das mit aktueller oder potentieller Gewebeschädigung verknüpft ist oder mit den Begriffen einer solchen Schädigung beschrieben werden kann.» Dauern die Schmerzen an, werden sie ab einer Dauer von drei Monaten als chronische Schmerzen bezeichnet. Man spricht dann wegen der nachweisbaren physiologischen und morphologischen Veränderungen im Bereich des Zentralnervensystems von einer Schmerzkrankheit. Der Unterschied von akutem Schmerz und chronischem Schmerz liegt in der Veränderung der peripheren Schmerzempfindung, der neurochemischen Veränderung im Bereich des Hinterhorns des Rückenmarks («wind up», «Schmerzgedächtnis») und Veränderungen auf dem Weg zur zentralen Verarbeitung, die klinisch mit den Begriffen der Allodynie und Hyperalgesie verbunden sind.[1] Tumorschmerzen können in 70 bis 90 Prozent aller Fälle durch orale Medikamente zufriedenstellend kontrolliert werden. Die systemische Schmerztherapie führt bei ausreichender Dosierung und der Verwendung von Medikamenten mit verschiedenen Ansatzpunkten (i. e. «zentral» und «peripher») bei einem grossen Teil der Patienten zu befriedigenden Resultaten. Während in der Vergangenheit die Opiate als zentrale Analgetika und die nichtopiaten Schmerzmittel als periphere Analgetika bezeichnet wurden, kann mit der Entdeckung der Expression verschiedener Isoformen des Enzyms Zyklooxygenase im Zentralnervensystem einerseits und der Entdeckung der spinalen und peripheren Opiatrezeptoren andererseits diese Unterscheidung nicht mehr aufrecht erhalten werden. Umfragen zeigen jedoch, dass der Tumorschmerz oft nicht erkannt und vor allem nicht adäquat behandelt wird, da viele Ärzte mit den modernen Schmerztherapien nicht vertraut sind. Dadurch wird die Neigung zur aktiven Sterbehilfe («assisted suicide») gefördert.[2] Interventionelle Methoden der Schmerzbehandlung können bei den 10–30 Prozent der Patienten, die durch eine systemische Therapie ungenügend behandelt sind, fast immer eine beeindruckende Schmerzreduktion erreichen. Dabei sind diese Methoden als Adjuvans zu den systemischen

Analgetika zu betrachten. Sie sollen dazu dienen, die Medikamentendosierungen zu reduzieren und dadurch unangenehme Nebenwirkungen zu vermeiden. Bei Tumorpatienten wird oft ein sehr wechselhaftes Schmerzgeschehen beobachtet: Oft sind mehrere Schmerz auslösende Prozesse vorhanden (bei 40 Prozent der Patienten bis zu vier!), die sich durch die Tumorprogredienz ständig wandeln können. Alle Anstrengungen müssen bei diesen Patienten darauf gerichtet werden, durch das Zusammenführen von emotionaler und sozialer Unterstützung, Schmerzmanagement und psychosozialer/seelsorgerlicher Betreuung den Fokus des Patienten wieder auf Sinnfragen des Lebens und des Todes zu lenken und eine Kommunikation zu ermöglichen. Damit kann das Hauptziel der Palliativmedizin, wie es von der WHO definiert wurde, nämlich die Verbesserung der Lebensqualität von Patienten mit einer nicht heilbaren, progredienten und weit fortgeschrittenen Erkrankung und begrenzter Lebenserwartung, erreicht werden.[3]

Pharmakologische Gesichtspunkte

Zur optimalen Anwendung der Schmerzmittel braucht es zum einen die Erfassung der Schmerzintensität auf einer visuellen oder verbalen Analogskala (VAS oder VRS) und zum anderen pharmakokinetische und pharmakodynamische Grundkenntnisse über die Dosis-Wirkungs-Beziehungen der einzelnen Analgetikagruppen. So haben Diclofenac, Ibobrufen und Opioide wie Pentazocin und Buprenorphin nur im unteren Dosisbereich eine lineare Beziehung zur Wirkung und zeigen dann einen «ceiling effect». Im Gegensatz dazu besitzen Paracetamol und die reinen mu-Agonist-Opioide wie Morphin bis in hohe Dosisbereiche eine lineare Wirkungsbeziehung. Die Limitierung der Dosis hängt im wesentlichen von den Nebenwirkungen ab. Zum Vergleich der Wirksamkeit der einzelnen Analgetika wird der Begriff «numbers needed to treat» (NNT) herangezogen, der aussagt, wie viel Patienten mit einem bestimmten Medikament behandelt werden müssen, um eine 50-prozentige Schmerzfreiheit zu erhalten.[4] So ist 50 mg Diclofenac peroral gleich effektiv wie 10 mg Morphin subkutan (Fig. 1). Obwohl diese Daten primär für akute Schmerzen erhoben wurden, können sie auch in der Behandlung von chronischen Schmerzen hilfreich sein.

Physiologische und klinische Auswirkungen des starken Schmerzes

Starke Schmerzen haben neben ihrem profunden Einfluss auf das Lebensgefühl des Patienten negative Auswirkungen auf seine Physiologie. Im Wesentlichen wird die neuroendokrine Reizantwort aktiviert mit erhöhter Ausschüttung von

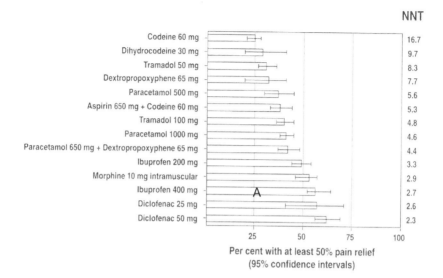

Fig. 1: *Wirksamkeit der oralen Analgetika (Morphin intramuskulär). Anteil der Patienten mit mindestens 50 Prozent Schmerzfreiheit (aus H. McQuay, A. Moore: An Evidence-Based Resource for Pain Relief, Oxford 1998, S. 188, mit Erlaubnis des Verlags).*

Kortisol, Wachstumshormon und der endogenen Katecholamine. Zusätzlich zu den negativen Wirkungen auf den Kreislauf (Hypertonie) und die Gerinnung (thromboembolische Komplikationen) kommt es durch die erhöhte Kortisolausschüttung zur Verstärkung der Katabolie und Fatigue. Starke Schmerzen führen durch die humoralen Auswirkungen zu einer Immunsuppression, die wieder zu sekundären Komplikationen führen kann. Durch Umkehr der schmerzbedingten neuroendokrinen Reizantwort kann eine adäquate Schmerzbehandlung zu einer positiven Veränderung der Abwehrlage führen, was sich in verlängerter Lebensdauer messen lässt.[5]

Gibt es Unterschiede zwischen «malignen» und «nichtmalignen» Schmerzen?

In der Praxis wird oft zwischen «malignen» und «nichtmalignen» Schmerzen unterschieden. Traditionell werden Tumorschmerzen als noziceptive Schmerzen betrachtet, die hauptsächlich durch eine klar definierte Pathologie verursacht werden. Im Gegensatz dazu treten bei nichtmalignen Schmerzen im Rahmen von chronischen Schmerzsyndromen («Schmerzkrankheit») die pathologischen Veränderungen zugunsten von Problemen der Schmerzmodulation und Schmerzverarbeitung in den Hintergrund. Obwohl die Unterscheidung von malignen und nichtmalignen Schmerzen kritisch beurteilt wird,[6] gibt es neuere, an einem Tiermodell mit Knochentumoren gewonnene Daten, die die Besonderheiten der Schmerzentstehung bei der Tumorerkrankung aufzeigen. Zu den Mechanismen gehören die osteoklastenbedingte Knochenzerstörung und dadurch ausgelöste periphere und zentrale Sensibilisierung, wobei dem Endothelin-1 eine besondere Rolle zukommt. Im Weiteren spielen Tumorinfiltration von Nerven und dadurch ausgelöste neuropathische Schmerzen eine wichtige Rolle. Im Ergebnis wird bei Tumorschmerzen ein höherer Bedarf an Analgetika beobachtet als bei entzündlich bedingten Schmerzen.[7]

Was sind die Ursachen für das Versagen der systemischen Schmerztherapie?

Die Ursachen für ein Versagen der Schmerztherapie können in der Progression der zugrunde liegenden Krankheit, der Toleranzentwicklung und/oder der Zunahme der Nebenwirkungen bei zunehmender Dosierung liegen. Neben der Analgesietoleranz, die zu einer Verschiebung der Dosis-Wirkungs-Beziehung nach rechts mit immer höheren Dosierungen führt, gibt es auch eine Toleranz gegenüber den häufigsten Nebenwirkungen wie Atemdepression, Müdigkeit und Übelkeit, jedoch nicht gegenüber der Obstipation.
Eine Steigerung der Dosierung ist nur sinnvoll bei Medikamenten, die eine lineare Dosis-Wirkungs-Beziehung aufweisen wie Paracetamol und Opioide. Während Paracetamol vor allem durch seine Hepatotoxizität bei einer Dosis von mehr als 7 Gramm pro die beim Erwachsenen limitiert ist,[8] sind die Auswirkungen einer zunehmenden Opioiddosis neben Übelkeit und Müdigkeit vor allem durch die Obstipation und kognitive Dysfunktionen mit Abnahme der Reaktionsfähigkeit, Konzentrationsschwäche und Gedächtnisverlust charakterisiert.[9] Die Ursachen für diese zentralnervösen Nebenwirkungen wurden bei den Morphinmetaboliten Morphin-6-Glukuronid und Morphin-3-Glukuronid gesucht, die vor allem bei der Niereninsuffizienz ansteigen können und in Fallberichten mit komatösen Zuständen vergesellschaftet waren. Neuere Untersuchungen deuten darauf hin, dass wahrscheinlich die unterschiedliche Expression der mu-Rezeptoren und deren Polymorphismus eine wichtige Rolle spielt.[10] Ob der Metabolit Morphin-3-Glukuronid eine neuroexitatorische und eine agonistische Wirkung am NMDA-Rezeptor hat und dadurch zur Toleranzentwicklung und zur opiatinduzierten Hyperalgesie beiträgt, bleibt auch nach neueren Untersuchungen unklar. Klinisch

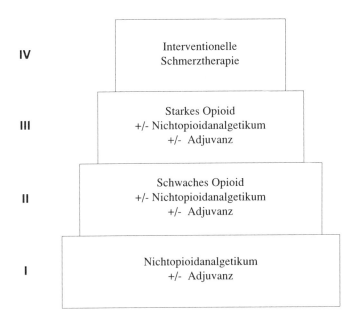

Fig. 2: *Bei 10–30 Prozent der terminal kranken Patienten braucht das WHO-Schema der Schmerztherapie eine vierte Stufe mit interventionellen Verfahren.*

wurde nach grossen Dosen von Morphin ein verändertes Schmerzverhalten wie Allodynie und Hyperalgesie mit einer Häufigkeit bis 25 Prozent beobachtet.[11]

Die WHO-Leiter braucht manchmal eine vierte Stufe

Die Hierarchie der Anwendung der Schmerzmittel wird mit Hilfe der WHO-Stufenleiter beschrieben. Die WHO-Stufenleiter benutzt das multimodale Konzept der Schmerzbehandlung und versucht, durch die Kombination von Analgetika die optimale Wirkung der einzelnen Substanzen bei gleichzeitiger Begrenzung der Nebenwirkungen auszunutzen. Sie dient hauptsächlich als Richtschnur für die Behandlung von Schmerzen im Rahmen von onkologischen Erkrankungen, bei denen meist von einer Zunahme der Beschwerden bei Ausdehnung der Tumorerkrankung ausgegangen werden muss. 10–30 Prozent der Patienten mit Tumorerkrankungen kommen in den letzten Wochen und Monaten jedoch mit den Therapievorschlägen der dritten Stufe nicht aus und benötigen im Sinne einer vierten Stufe (Fig. 2) eine interventionelle Schmerzbehandlung mit den Methoden der Neuromodulation oder der Neuroablation. Die Methoden der Neuromodulation umfassen die rückenmarksnahe (spinale) Anwendung von Opiaten, Lokalanästhetika und Alpha-2-Agonisten entweder durch epidurale oder intrathekale Gabe über perkutane, getunnelte Katheter mit einer externen Pumpe und Medikamentenreservoir oder mittels Implantation einer Pumpe mit Reservoir.

Die Indikationen für die interventionelle Schmerztherapie sind (Tab. 1): 1. Ineffektivität der systemischen Schmerzmedikation (oral, rektal, subkutan, intravenös); 2. nicht beherrschbare oder unerträgliche Nebenwirkungen der systemischen Schmerzmedikation; 3. Schmerzarten, die schlecht oder nicht auf die systemische Medikation ansprechen, wie zum Beispiel der neuropathische Schmerz, der zentrale Schmerz, der ischämische Schmerz oder der Phantomschmerz.

Die Kontraindikationen für diese interventionellen Methoden betreffen hauptsächlich Störungen der Gerinnung, systemische Infektion mit der Gefahr der Besiedlung des Implantationsmaterials und als relative Kontraindikation instabile neurologische Zustände. Bei extremen terminalen Schmerzen werden jedoch im Sinne einer Güterabwägung die Kontraindikationen relativiert, um für die begrenzte Lebensperiode des Patienten eine signifikante Verbesserung zu erreichen. Die Methoden der interventionellen Schmerztherapie sind grösstenteils aus den perioperativen Regionalanästhesiemethoden weiterentwickelt worden und damit ein wichtiger Grund für das Engagement der Anästhesie in diesem Bereich. Neben den Lokalanästhetika war es vor allem die Entdeckung der Opiatrezeptoren im Bereich des dorsalen Spinalmarks und die grosse Effektivität kleiner Dosierungen, die die Implantation von intrathekalen Pumpen mit kleinem Reservoirvolumen erst möglich gemacht hat.[12]

Die Methoden können in so genannte Single-shot-Verfahren und in kontinuierliche (Katheter-)Verfahren eingeteilt werden (Tab. 2 und 3).

Das Zielorgan der epiduralen und intrathekalen Schmerztherapie ist dabei das Hinterhorn des Rückenmarks, da hier ein wesentlicher Teil der Schmerzmodulation stattfindet. Glutamat-, Endorphin- und Opiatrezeptoren, AMPA- und NMDA-Rezeptoren, verschiedene Expressionen des Enzyms Zyklooxygenase sowie serotoninerge und adrenerge Neurone können durch ihre Interaktionen Schmerzen verstärken oder blockieren. Durch die anatomischen Gegebenheiten wie die Blut-Hirn-Schranke erreichen Schmerzmittel bei der systemischen Gabe nur ungenügende Konzentrationen am Hinterhorn, so dass eine spinale Applikation, entweder epidural oder intrathekal, notwendig ist, um mit relativ kleinen Dosierungen (i. e. 1–2 mg Morphin) einen beeindruckenden und meist lang dauernden Effekt ohne wesentliche systemische Wirkung zu erreichen. Trotzdem gibt es Unterschiede zwischen der intrathekalen und epiduralen Anwendung zu beachten (Tab. 4).

Der epidurale Zugangsweg ist meist das Mittel der Wahl beim Beginn der inter-

Tab. 1: *Indikationen für die interventionelle Schmerztherapie*

- Ineffektivität der systemischen Schmerzmedikation (oral, rektal, subkutan, intravenös)
- Nebenwirkungen der systemischen Schmerztherapie, die die Funktion des Patienten negativ beeinflussen
- Schmerzen, die nicht oder ungenügend auf die systemische Medikation ansprechen (zum Beispiel neuropathischer Schmerz)

Kontraindikationen

- Antikoagulation
- Infektionen mit Bakteriämie
- Instabile neurologische Zustände (relativ)

Tab. 2: *Methoden der interventionellen Schmerztherapie: Single-shot-Verfahren*

- Epidurale Lokalanästhetikum-Kortikosteroid-Injektion
- Epidurale Phenolinjektion
- Periphere Nervenblockaden mit Phenol, Alkohol oder gepulster Radiofrequenzablation
- Plexus-coeliacus-Blockade mit Alkohol
- Plexus-hypogastricus-superior- und/oder Ganglion-impar-Blockade mit Alkohol
- Intrathekale Alkoholinjektion

Tab. 3: *Methoden der interventionellen Schmerztherapie: Kontinuierliche Verfahren*

- Perkutan getunnelte epidurale oder intrathekale Katheter mit externer Pumpe (Wochen bis wenige Monate)
- Perkutan getunnelte Plexuskatheter mit externer Pumpe
- Implantation von (programmierbaren) Pumpen (zeitlich nicht limitiert)

Tab. 4: *Methoden der interventionellen Schmerztherapie. Vergleich von kontinuierlicher epiduraler und intrathekaler Infusion*

	Epidural	Intrathekal
Wirksamkeit	++	+++
Opiat vs. Lokalanästhetikum (LA)	Opiat < LA	Opiat > LA
Medikamentenvolumen	gross	klein
Ausbreitung	++	+++

ventionellen Schmerztherapie. Er ist technisch einfach, kann sowohl zervikal, thorakal, lumbal oder sakral auf fast jeder gewünschten segmentalen Höhe eingelegt werden und erlaubt die Gabe von Lokalanästhetika und Opiaten ohne dass primär eine motorische Störung befürchtet werden muss. Lokalanästhetika sind wegen ihrer schnellen, konzentrationsabhängigen Wirkung vor allem bei neuropathischen Schmerzen sehr effektiv und haben eine synergistische Wirkung zusammen sowohl mit spinalen als auch systemischen Opiaten. Die Ausbreitung der Analgesie bei der epiduralen Applikation wird wesentlich durch das Volumen bestimmt, so dass in der praktischen Anwendung meist miniaturisierte, batteriebetriebene, externe Pumpen oder mechanische Elastomer-Pumpen mit grossen Medikamentenreservoirs (250–500 ml) in Frage kommen. Bei der Langzeitanwendung wird der Epiduralkatheter subkutan getunnelt, um Infektionen zu vermeiden. Solche Katheter können bei guter Pflege Wochen bis Monate benutzt werden.

Bei der intrathekalen Anwendung wird der Katheter lumbal unterhalb des Conus medullaris eingelegt und kann von dort aus, wenn notwendig, nach thorakal vorgeschoben werden. Trotzdem kann es manchmal schwierig sein, ein begrenztes segmentales Niveau zu etablieren. Die Gabe von Lokalanästhetika muss sorgfältig titriert werden, um motorische Störungen zu vermeiden. Intrathekale Opiate haben diesen Nachteil nicht und sind deshalb das am meisten benutzte Schmerzmittel für diesen Applikationsweg. Als Zusätze werden hauptsächlich Clonidin und kleine Dosierungen Bupivacain (10–30 mg per diem) benutzt. Zur Anwendung kommen ebenfalls getunnelte Katheter, die mit kleinen, leichten Präzisionspumpen verbunden sind. Da die Medikamentenmengen bei der intrathekalen Anwendung zirka vier-bis zehnmal kleiner sind als bei der epiduralen Gabe, wird nur ein kleines Reservoir benötigt. Ob mit einer intrathekalen Anwendung begonnen wird oder mit einem epiduralen Katheter, ist von Zentrum zu Zentrum verschieden. Probleme der Ausbreitung der epiduralen Analgesie durch Obstruktionen im Epiduralraum (Bandscheibenprotrusion, spondylotische Veränderungen, Lipomatose, Leptomeningokarzinomatose) können früh der Anlass zum Wechsel auf die intrathekale Anwendung sein.

Wann ist die vollständige Implantation einer intrathekalen Pumpe indiziert?

Obwohl perkutan getunnelte Katheter über Wochen und Monate angewendet werden können, sind sie doch häufig mit technischen Problemen wie Diskonnexion und damit Kontamination, Obstruktionen mit plötzlicher Exazerbation des Schmerzproblems und anderen Malfunktionen behaftet. Die Patienten sind in ihrer persön-

Tab. 5: *Methoden der interventionellen Schmerztherapie*

Indikation und Nebenwirkungen der implantierbaren intrathekalen Schmerzpumpe

- Nozizeptive, neuropathische und gemischte Schmerzen, die nicht durch weniger invasive Methoden kontrolliert werden können
- Erfolgreiche perkutane Versuchsphase von ein bis zwei Wochen
- Maligne Erkrankungen mit einer Lebenserwartung von mehr als sechs Monaten

Nebenwirkungen: Atemdepression, Übelkeit, Blasenfunktionsstörung, Schwitzen

---

lichen Hygiene und in ihrer Bewegungsfreiheit eingeschränkt, was vor allem bei einem gleichzeitig vorliegenden Stoma und/oder exulzerierendem Tumorwachstum noch verstärkt wird. Hier kann die Implantation einer mechanischen oder auch batteriebetriebenen, programmierbaren Pumpe mit Anschluss an einen intrathekalen Katheter die Lebenssituation dramatisch verbessern. Die Pumpen haben ein Reservoirvolumen zwischen 10 und 30 ml und müssen bei Verwendung von hochkonzentrierten Medikamentenlösungen (zum Beispiel 2- bis 4-prozentiges Morphin) nur in grossen Abständen nachgefüllt werden. Der definitiven Implantation sollte immer eine perkutane Versuchsphase vorausgehen, um die Wirksamkeit dieses Applikationswegs und eventuelle Nebenwirkungen zu testen (Tab. 5). Wegen der hohen Kosten dieser Pumpen und des operativen Eingriffs sollte eine sorgfältige Indikationsstellung durchgeführt werden und die Patienten sollten noch eine Lebenserwartung von einigen Monaten haben. Eigene Erfahrungen zeigen, dass trotz der höheren Kosten die programmierbaren Pumpen besser geeignet sind, sich dem oft wechselhaften Schmerzbild dieser Patienten anzupassen.

In den ersten Wochen und Monaten wird meist eine intrathekale Dosissteigerung von anfänglich 1–2 mg Morphin per diem auf 5–10 mg Morphin intrathekal per diem beobachtet. Der Toleranzentwicklung kann durch die frühe Zugabe von Clonidin wirksam begegnet werden. Ein Bupivacainzusatz ist eine weitere populäre Kombination, wobei durch die Konzentrationslimite der Lokalanästhetika und das kleine Reservoirvolumen eine ausreichende Dosis nur mit einer hohen Pumpenleistung und entsprechend kurzem Intervall zwischen den Auffüllungen erreicht werden kann.

Interventionelle Techniken bei nichtmalignen Schmerzen

Obwohl die Unterscheidung zwischen Tumorschmerzen und anderen chronischen Schmerzen nur bedingt gerechtfertigt ist (siehe oben), besteht ein eindeutiger Unterschied in der zu erwartenden Dauer der Schmerzbehandlung. Durch den früher oder später oft selbstlimitierenden Charakter der Tumorerkrankung kann bei diesen Patienten hinsichtlich der Behandlungsrisiken meist ein aggressiveres Management gewählt werden, während bei chronischen, nichtmalignen Schmerzen die Langzeitauswirkungen der jahre- und jahrzehntelangen Anwendung der interventionellen Verfahren in Betracht gezogen werden müssen. Deshalb gewinnen dabei auch andere interventionelle Verfahren eine grosse Bedeutung, die bei der Behandlung von Tumorschmerzen wegen ihrer relativen Ineffektivität meist übersprungen werden. Zu diesen Verfahren zählen die transkutane elektrische Nervenstimulation (TENS), die (gepulste) Radiofrequenzablation (RF), die Hinterstrangstimulation (Spinal Cord Stimulator, SCS) und die direkte Nervenstimulation. Ein Beispiel sind die Schmerzen im Rücken, dem Gesäss oder den Beinen, die in ihrer momentanen Intensität nicht so beeindruckend sein mögen, aber durch ihren chronischen und therapierefraktären Verlauf zur Ausbildung der Schmerzerkrankung beitragen und den Menschen in seiner Persönlichkeit stark verändern oder zerstören können. Sie stellen eine exzellente Indikation für eine Hinterstrangstimulation dar. Andererseits treten beim Tumorpatienten nach einer erfolgreichen Chemo- oder Radiotherapie auch «normale», nichtmaligne Schmerzen auf, die es zu erkennen und entsprechend zu behandeln gilt. Ein typisches Beispiel sind chemotherapiebedingte neuropathische Schmerzen oder das Postthorakotomie-Syndrom nach einer Tumorresektion der Lunge. Ähnliches gilt für die Differentialdiagnose von Wirbelsäulenmetastasen und degenerativen Wirbelsäulenerkrankungen und der Indikationsstellung für die Durchführung einer epiduralen Kortikosteroidinjektion.

Die Implantation von Pumpen mit intrathekaler Medikamentenapplikation wie Morphin, Clonidin, Lokalanästhetika oder Baclofen wurde vor zwei Jahrzehnten zum ersten Mal beschrieben und hat die Behandlung der chronischen Schmerzen revolutioniert. Während diese Pumpen initial fast nur bei Patienten mit Tumorerkrankungen eingesetzt wurden und dadurch keine Langzeiterfahrungen gesammelt werden konnten, sind inzwischen mit diesen Pumpen Langzeiterfahrungen von über zehn Jahren vorhanden. Die primäre Indikationsstellung ist ähnlich wie bei den Tumorpatienten, das heisst Ineffektivität der systemischen Schmerzbehandlung, starke Nebenwirkungen der systemischen Analgetika, wobei vor allem die Obstipation und die starken kognitiven Störungen im Vordergrund stehen. Die Mehrzahl der Patienten hat Erkrankungen der Wirbelsäule wie «Failed Back Surgery Syndrom» (FBSS), Osteoporose und ähnliche Krankheitsbilder.

Eine spezielle Indikation ist die Spastizität im Rahmen von Erkrankungen oder Verletzungen des Zentralnervensystems mit der intrathekalen Gabe von Baclofen. Die Zahl der implantierten Pumpen nimmt pro Jahr um zirka 12 Prozent zu. Durch die häufigere Anwendung haben auch Komplikationen der Langzeittherapie zugenommen. Zwei Probleme haben sich bei der intrathekalen Langzeitapplikation von Opiaten herauskristallisiert.

Das erste betrifft die Entwicklung von entzündlichen Granulomen an der Spitze des intrathekalen Katheters, die zu neurologischen Störungen, Myelopathie und Lähmung führen können.[13] Die Granulome sind nicht infektiös und treten praktisch nur nach der Gabe von Opioiden auf, während zum Beispiel nach Clonidin oder Baclofen nur wenige oder gar keine Granulome beschrieben wurden. Als Ursache der Granulombildung wird eine spezifische Immunantwort auf eine hoch konzentrierte Opioidinfusion mit Zellproliferation und Angiogenese diskutiert. Bei Mischungen von Opioiden und Clonidin wurden sowohl klinisch wie auch tierexperimentell weniger Granulome gefunden. Die Granulombildung scheint auch von der Opiatkonzentration und von der kontinuierlichen Gabe abzuhängen. Deshalb sollten die Opiatkonzentrationen in der Pumpe möglichst niedrig gehalten (> 2,5 Prozent) und eine intermittierende Medikamentengabe statt einer kontinuierlichen Infusion programmiert werden.

Das zweite Problem sind die hormonellen Veränderungen, die durch die intrathekale Opioidinfusion induziert werden. Klinisch drückt sich dies unter anderem im Verlust der Libido, der erektilen Dysfunktion sowie der Amenorrhoe aus, die bei über 90 Prozent der Patienten unter 50 Jahren beobachtet wird.[14] Endokrinologisch fand sich bei den Patienten in 80 Prozent der Fälle ein hypogonatrophischer Hypogonadismus, in 15 Prozent ein zentraler Hypokortizismus und in 15 Prozent ein erniedrigter Wachstumshormonspiegel. Zusätzlich wurden Veränderungen des Fettstoffwechsels gefunden, jedoch keine Veränderungen der Schilddrüsenhormone. Die Veränderungen scheinen unabhängig von der Dauer der intrathekalen Opioidgabe aufzutreten.[15] Während diese Nebenwirkungen bei Patienten mit Tumorerkrankung meist nicht im Vordergrund stehen, müssen sie bei der Behandlung von chronischen, nichtmalignen Schmerzzuständen mit den Patienten besprochen werden.

Unser Vorgehen in Luzern

Wenn Patienten die vierte Stufe, das heisst eine interventionelle Schmerztherapie wegen Versagens der systemischen Therapie, benötigen, stellt dies meist eine notfallmässige Situation dar. Die Erkenntnis, dass die systemische Therapie schlussendlich nicht ausreicht, wird oft zu lange hinausgeschoben. Es ist deshalb

Tab. 6: *Unser initiales Vorgehen in Luzern bei unkontrollierten malignen Schmerzen*

- Einlage eines Epiduralkatheters (Polyurethan) und 8–10 cm subkutane Tunnelung
- Testdosis Lidocain 2 Prozent mit Adrenalin 1:200'000, anschliessend 2 mg Morphin epidural.
- PCEA-Pumpe mit 1000 ml Bupivacain 0,125 Prozent und 20 mg Morphin (6–9 ml/Stunde, Bolus 3 ml/30 Minuten lock-out)
- Konzentration der Bupivacainlösung auf 0,25 Prozent oder 0,5 Prozent zur Reduktion der Infusionsrate (individuelle Herstellung in der Apotheke)
- Ambulante Weiterführung der Therapie mit einer tragbaren, batteriebetriebenen Mikropumpe und einem Medikamentenbeutel (zum Beispiel 500 ml mit 0,25 Prozent oder 0,5 Prozent Bupivacain und 50 mg Morphin mit einer Infusionsdauer von sechs bis zehn Tagen)
- Ambulante Kontrollen zum Wechseln des Reservoirs und eventuell Anpassung der Dosis

das Gebot der Stunde, eine unkomplizierte, schnell anzuwendende Methode mit minimalen vorherigen Abklärungen zu benutzen. Nach der Evaluation des Patienten und der wesentlichen Kontraindikationen wie zum Beispiel Antikoagulation werden initial die adaptierten Routinemethoden aus dem perioperativen anästhesiologischen Armentarium, das heisst kommerzielle Lösungen und Materialien, deren Anwendung von allen beherrscht werden, benutzt, um eine schnelle Schmerzfreiheit zu erreichen (Tab. 6). Typischerweise ist dies die Anlage eines getunnelten Periduralkatheters aus Polyurethan, die initiale Bolusgabe eines Lokalanästhetikums und eines epiduralen Opiatbolus sowie die anschliessende kontinuierliche epidurale Infusion mit Bupivacain 0,125 Prozent und Morphin. Nachdem dadurch die Schmerzen signifikant reduziert werden konnten, beginnt die Planung des weiteren Vorgehens. Dazu gehört die Reduktion des epiduralen Infusionsvolumens durch Konzentrationserhöhung der Lokalanästhetika und der Opiate, um mit einem vernünftigen Reservoirvolumen (gewöhnlich 500 ml) möglichst lange auszukommen. Adjuvante Schmerztherapien wie zum Beispiel ein CT-gesteuerter Plexus coeliacus mit Alkohol können zusätzlich angewandt werden. Zeigt es sich, dass die epidurale Ausbreitung ungenügend ist, muss der intrathekale Zugangsweg evaluiert werden. Zusätzlich wird eine systemische Basistherapie mit Nichtopiatanalgetika und eventuell kleinen oralen oder transdermalen Opiatdosierungen verordnet.

Schlusswort

Das primäre Ziel ist, wenn immer möglich, den Patienten ambulant zu betreuen. Neben dem Wunsch des Patienten und der Familie spielt die Unterstützung durch den Hausarzt und die ambulante Krankenpflege dabei eine wesentliche Rolle. Um eine zufriedenstellende Versorgung dieser Patientengruppe zu erreichen, müssen ambulante Palliativdienste, Palliativstationen am öffentlichen Spital, aber ausserhalb der Akutmedizinbereiche und für alle zugängliche Hospizeinrichtungen geschaffen werden.[16] Nach Schätzungen werden etwa 50–70 Betten pro 1 Million Einwohner benötigt. Obwohl die offizielle Gesundheitspolitik in der Schweiz solche Einrichtungen bisher überhaupt nicht oder nur sehr stiefmütterlich fördert, würde eine genaue Analyse zeigen, dass die Infrastruktur für ambulante oder stationäre Palliativmedizin sehr viel billiger ist als der oft dazu benutzte Akutmedizinbereich. Die Methoden der interventionellen Schmerztherapie sind meistens relativ wenig aufwendig und bei frühzeitigem Einsatz sogar kosteneffektiv. Parallel dazu müsste die Ausbildung in Palliativmedizin verstärkt werden.[17] Palliativmedizin und Schmerztherapie sind heute in den Curricula der Medizinerausbildung unterrepräsentiert oder nicht vorhanden. Es muss das vornehmste Ziel sein, den 10–30 Prozent der Tumorpatienten mit stärksten Schmerzen in den letzten Wochen und Monaten ihres Lebens Zugang zu diesen einfachen und wirkungsvollen Methoden zu verschaffen. Dazu braucht es die gemeinsame Anstrengung von ambulanten (Hausarzt, Spitex) und stationären (Mediziner, Schmerztherapeuten) Institutionen, die in den ambulanten und stationären Palliativeinrichtungen ihre Bündelung finden kann.

Anmerkungen

1 H. Müller: Neuroplastizität und Schmerzchronifizierung, in: Anästhesiol Intensivmed Notfallmed Schmerzther 35 (2000), S. 274–284.
2 C. S. Cleeland, R. Gonin, A. K. Hatfield, J. H. Edmonson, R. H. Blum, J. A. Stewart, K. J. Pandya: Pain and its Treatment in Outpatients with Metastatic Cancer, in: The New England Journal of Medicine 330 (1994), S. 592–596.
3 World Health Organisation: Cancer Relief and Palliative Care, in: World Health Organisation Technical Report, Series 804, Geneva 1990, S. 11.
4 H. J. McQuay, A. R. Moore: An Evidence-Based Resource for Pain Relief, Oxford 1998, S. 188.
5 J. S. Smith: Comprehensive Medical Management (CMM) vs. Intrathecal Drug Delivery (IDD) + CMM, Abstract Nr. 1436, 38th Annual Meeting American Society of Clinical Oncology, 2002.
6 D. C. Turk: Remember the Distinction between Malignant and Benign Pain? Well, Forget It, in: The Clinical Journal of Pain 18 (2000), S. 75 f.
7 N. M. Luger, M. A. Sabino, M. J. Schwei, D. B. Mach, J. D. Pomonis, C. P. Keyser, M. Rathbun, D. R. Clohisy, P. Honore, T. L. Yaksh, P. W. Mantyh: Efficacy of Systemic Morphine Suggests

a Fundamental Difference in the Mechanisms that Generate Bone Cancer vs. Inflammatory Pain, in: Pain 99 (2002), S. 307–406; E. Arcuri, P. Ginobbi, W. Tirelli, R. Froldi, G. Citro, A. Santoni: Preliminary In Vitro Experimental Evidence on Intratumoral Morphine Uptake. Possible Clinical Implications in Cancer Pain and Opioid Responsiveness, in: Journal of Pain and Symptom Management 24 (2002), S. 1–3.

8 F. V. Schiodt, F. J. Rochling, D. L. Casey, W. M. Lee: Acetoaminophen Toxicity in an Urban County Hospital, in: The New England Journal of Medicine 337 (1997), S. 1112–1117.

9 P. Sjogren, A. K. Olsen, A. B. Thomsen, J. Dalberg: Neuropsychological Performance in Cancer Patients. The Role of Oral Opioids, Pain and Performance Status, in: Pain 86 (2000), S. 237 bis 245.

10 J. Lötsch, M. Zimmermann, J. Darimont, C. Marx, R. Dudziak, C. Sharke, G. Geislinger: Does the A118G Polymorphism at the mu-Receptor Gene Protect against Morphine-6-Glucuronide Toxicity?, in: Anesthesiology 97 (2002), S. 814–819.

11 G. Andersen, L. Christrup, P. Sjogren: Relationships among Morphine Metabolism, Pain and Side Effects during Long-Term Treatment: an Update, in: Journal of Pain and Symptom Management 25 (2003), S. 74–91.

12 H. R. Gerber: Intrathecal Morphine for Chronic Benign Pain. Best Practice & Research, in: Clinical Anesthesiology 17 (2003), S. 429–442.

13 K. A. Follett: Intrathecal Analgesia and Catheter-Tip Inflammatory Masses, in: Anesthesiology 99 (2003), S. 5 f.

14 L. Roberts, P. M. Finch, R. Gouke, L. M. Price: Outcome of Intrathecal Opioids in Chronic Non-Cancer Pain, in: European Journal of Pain 5 (2001), S. 535–361.

15 R. Abs, J. Verhelst, J. Maeyaert, J. P. Van Buyten, F. Opsomer, H. Adriansen, J. Verlooy, T. Haverbergh, M. Smet, K. Van Acker: Endocrine Consequences of Long-Term Intrathecal Administration of Opioids, in: The Journal of Clinical Endocrinology and Metabolism 85 (2000), S. 2156–2222.

16 Th. Schlunk, T. Staab: Das Tübinger Projekt häusliche Betreuung Schwerkranker. Akzeptanz eines ambulanten Palliativdienstes bei Hausärzten, in: Zeitschrift für Palliativmedizin 3 (2002), S. 100–104.

17 G. Becker, F. Momm, J. Baumgartner: Palliativmedizin. Bedarf und Umsetzung, in: Deutsche medizinische Wochenschrift 128 (2003), S. 2209–2212.

Der Umgang mit dem Leiden –
der psychotherapeutische Ansatz

Daniel Hell

Schmerz und Leiden

Schmerz und Leiden gehen ineinander über. Trotzdem macht es Sinn, der Sprachweisheit zu folgen und das eine vom anderen abzugrenzen. Schmerz ist ein unangenehmes Empfinden. Er ist mit einer aktuellen oder potentiellen Gewebeschädigung verknüpft oder wird mit Begriffen einer solchen Schädigung beschrieben.[1] In der Regel schmerzt ein Organ oder ein Körperteil, der verletzt oder geschädigt worden ist. Dieser Schmerz kann bei einem Menschen Leiden hervorrufen. Das Leiden betrifft aber nicht mehr nur das geschädigte Organ. Es umfasst den ganzen Menschen und entspricht einer personalen Erfahrung. Auf einen einfachen Nenner gebracht, wird Schmerz empfunden, Leiden aber erfahren.[2] Etymologisch lässt sich Leiden vom althochdeutschen Wort «lidan» für «reisen, fahren» ableiten.[3] Wir sind als ganze Personen in das Leiden involviert, weil wir bestimmte Erfahrungen machen, die leidvoll sind. Dabei muss kein körperlicher Schmerz empfunden werden. So leiden depressive Menschen auf schlimmste Weise, ohne einen körperlich lokalisierbaren Schmerz zu spüren.
Schon diese erste Annäherung an das Phänomen des Leidens zeigt, dass leiden umfassender ist als Schmerz empfinden: Ein Organ schmerzt, eine Person leidet.

Leiden und Krankheit

Leiden ist auch nicht gleichzusetzen mit Krankheit. Zwar setzt die WHO Leiden weitgehend mit Krankheit gleich.[4] Aber diese Gleichsetzung ist mehr als problematisch. Leiden kann auch einen Aufschrei bedeuten und auf etwas aufmerksam machen, was nicht in Ordnung ist – etwa eine körperliche Störung, eine politische Ungerechtigkeit oder eine zwischenmenschliche Demütigung. Würde der Mensch nicht leiden und keine unangenehmen Gefühle wie Angst oder Ekel empfinden, so würde er auch kaum gegen ungerechtfertigte oder demütigende Umstände aufbegehren. Aldous Huxley hat in «Brave New World» eindrücklich gezeigt, wie Menschen zu willfährigen Objekten gemacht werden, wenn das Leiden ausgeschaltet wird. In der von Huxley beschriebenen utopischen Diktatur wird jedes Unwohlsein, jedes Leiden umgehend mit «Soma» behandelt. Soma ist ein Symbol für die perfekte Droge, die keine Nebenwirkungen hat, aber umgehend Traurigkeit, Enttäuschung, Unzufriedenheit oder Schmerz beseitigt. Oder wie es der Controller in «Brave New World» sagt: "The world's state now knows how to keep everyone happy and obedient" («Der Weltstaat weiss nun, wie man jedermann glücklich und gehorsam hält»).[5]

Leiden und Subjektivität

Leiden hat mit subjektiver Empfindungsfähigkeit zu tun. Manchmal vermag sich die einzigartige personale Seite des Menschen nur im Leiden zu realisieren. Leid ist primär das eigene Leiden. Das heisst: Leiden ist eine Erfahrung, die eine Person mit sich selber macht – auch wenn ein körperlicher Schmerz oder eine soziale Demütigung die Ursache darstellt. Leid erfährt jeder Mensch «aus erster Hand», also an sich selber. Auch mitleiden – aus Mitgefühl – ist nur möglich, wenn ein anderer Mensch an sich selber leidet. Es gibt kein Leiden, das nicht an eine Person gebunden ist und gleichsam nur von aussen, aus der Perspektive unbeteiligter Dritter, festgestellt werden kann.
Die Leiderfahrung macht auf die Subjektivität des Menschen aufmerksam. Das zeigt sich gerade in Extrem- oder Grenzsituationen. Ein Beispiel geben Menschen, die Gefahr laufen, sich immer wieder selber zu verlieren. Sie werden im psychiatrischen Vokabular «Borderline-Persönlichkeiten» genannt, weil sie in extremer Weise um ihr Selbstsein ringen und nicht selten an die Grenze zum Psychotischen stossen. Diese Menschen, die Mühe haben, sich dauerhaft als einheitliche Person zu erleben, und immer wieder einem Gefühl der Leere und des drohenden Selbstverlustes ausgesetzt sind, suchen sich zum Teil schmerzhaft zu spüren, indem sie sich in die Haut schneiden oder brennen. Dabei geht es diesen Menschen nicht darum, Lust am Leiden zu finden. Vielmehr kämpfen sie um die Bewahrung ihrer Subjektivität und setzen dazu gezielt Leidensakte ein. So auch Martha S., die ich in meinem Buch «Seelenhunger» näher charakterisiert habe.[6]

Ein Beispiel für den Zusammenhang von Leiden und Subjektivität

Mehrere Male hat sich die 40-jährige Frau, von Beruf Juristin, auszuhungern versucht. Andere Male hat sie sich Brandwunden an Händen und Armen zugefügt. Auch wenn sich Frau S. dieser Selbstverletzungen, weil sie als abnorm gelten, schämt, verhelfen sie ihr doch immer wieder zu einer kurzfristigen Spannungsabfuhr. Schmerzhaft und verletzt erfährt Frau S. ihren Körper als weniger unvertraut. Erst diese schamvolle leibliche Versehrtheit erlaubt es ihr, für kurze Zeit ihren Widerstand gegen den eigenen Körper aufzugeben und in ihrem Leib «zu Hause» zu sein. Schon früh in ihrer Kindheit auf Leistung getrimmt, ist sie von ihrer Mutter bestraft worden, wenn sie in kindlicher Art überschäumende Freude oder tiefe Traurigkeit gezeigt hat. Später hat sie körperliche Übergriffe durch Bekannte erfahren. Beides hat dazu beigetragen, dass sie ihren Körper als schmutzig erlebt.

Die erzieherische Geringschätzung der Gefühlswelt und die späteren Verletzungen ihrer Intimsphäre lassen es verstehen, dass Martha S. ihren Körper ablehnt und das Auftreten leibhafter Gefühle zu vermeiden sucht. Doch reicht das rationale Wissen um solche kausale Zusammenhänge nicht aus, Frau S. mit ihrem Körper auszusöhnen. Zu tief sitzt die Befürchtung, erneut verletzt zu werden, sollte sie ihren Gefühlen mehr Raum geben.

So scheint ihr nur der Ausweg zu bleiben, sich selber weh zu tun, um einem drohenden Selbstverlust entgegenzutreten oder sich der aufkommenden Leere und dem Eindruck des Auseinanderfallens zu entziehen.

Ihre Selbstverletzungen erfüllen noch einen anderen Zweck, der mit ihrer leistungsorientierten Erziehung zusammenhängt. Frau S. ist in besonders ausgeprägter Weise dazu erzogen worden, «den Kopf zu gebrauchen und den Körper nur als Mittel zum Zweck zu verstehen». Sie sagt von sich: «Das Schwerste ist für mich, dass mein Wille zu schwach ist, meinem Körper zu befehlen. Das ist Teil meines Versagens, dass mein Körper machen kann, was er will und ich ohnmächtig zusehen muss.» Sie teilt ihr Erleben in einen geistigen Bereich auf, der für sie rein ist, und in einen körperlichen Bereich, der für sie schmutzig ist. Konsequenterweise möchte sie ihren Körper abstreifen und nur noch «wie ein Wölklein am Himmel» weiterleben. In ihren Suizidphantasien stellt sich Frau S. die Zerstörung ihres Körpers, aber nicht die Auflösung ihres Geistes vor.

Aus dieser Perspektive erhalten ihre schmerzhaften und schamvollen Selbstverletzungen eine doppelte Bedeutung. Sie lassen zum einen zu, dass Frau S. ihren Körper wie ein fremdes Objekt behandelt. Gleichzeitig führen sie dazu, dass Frau S. ihren Leib intensiv erleben kann. Im Akt der Selbstverletzung wird Frau S. Operierende und Operierte zugleich. Bei aller instrumentellen Vernunft, mit der sie die Selbstverletzungen wie chirurgische Eingriffe plant und durchführt, ist sie dennoch auch Subjekt, das diesen Eingriff an sich selber erlebt. Deshalb stellen ihre Selbstverletzungen nicht nur destruktive Handlungen dar, sondern verankern Frau S. gleichzeitig in ihrem leiblichen Dasein beziehungsweise in ihrem seelischen Erleben.

Selbstverletzung gegen Fremdbestimmung in extremis

Ein solches nur scheinbar masochistisches Ringen hat der Dichter Georges-Arthur Goldschmidt autobiographisch im Essay «Der bestrafte Narziss» in eindrücklichen Worten geschildert.[7] Als jüdisches Kind in einem französischen Kinderheim in den Savoyer Alpen untergebracht, um vor den Nationalsozialisten geschützt zu sein, wurde er von seinen Rettern beschämt und malträtiert. In dieser Situation hat der heranwachsende Georges-Arthur die Entdeckung gemacht, dass er trotz aller äusseren Widerstände und Verletzungen zu sich selber finden kann, wenn er sich selber Schmerz zufügt. Goldschmidt sieht einen Zusammenhang zwischen körperlichem Empfinden und Selbstsein. Es sind Kummer und Schmerzen, die Menschen spüren lassen, dass sie immer noch sind.

Nach anderen Berichten sollen amerikanische Kriegsgefangene, die in russischen und asiatischen Lagern der raffiniertesten Gehirnwäsche ausgeliefert waren, sich selber Schmerzen zugefügt haben, um sich in der Selbstentfremdung durch Tortur und Hirnwäsche an sich selber zu erinnern.

Unter den farbigen amerikanischen Gefangenen in den koreanischen Lagern entstand ein «Klub vom Goldenen Kreuz», dessen Mitglieder sich selber das linke Ohr durchlöcherten, um im Schmerz der eiternden Wunde ihrer selbst innezubleiben und sich nicht den Aussenbezirken ihrer Seele zu überlassen, in die der Feind mit seiner Gehirnwäsche schon eingedrungen war. Edzard Scharper schreibt: «Es war ein, wie uns heute dünken kann, absonderlicher Weg, dem Selbstverlust entgegenzuwirken, aber nach den verhängten Umständen war es für diese amerikanischen Negerchristen der einzige und der richtige. Gegen die Lüge aufoktroyierten und indoktrinierten Daseins war es das eigene Leben freiwilligen Leidens, dem eine stellvertretende Bedeutung nicht abgesprochen werden kann, weil es für die Selbstfindung und Selbstbewahrung in dem Vorbild des Gekreuzigten den Schmerz willig und demütig annahm.»[8]

Extreme Bedrohungen rufen nach extremen Abwehrformen. So paradox, ja so absurd es erscheinen mag: Extremes Leiden wurde von Menschen verschiedenster Kulturen immer wieder als Schutz und Abwehrmittel gegen extreme Bedrohungen eingesetzt. Hier macht die frühe Kirchengeschichte (mit dem verbreiteten Märtyrertum) ebenso wenig eine Ausnahme wie das Mittelalter (mit den Flagellantenzügen) oder unsere Spätmoderne (mit dem säkularisierten Wiederauftreten schmerzhafter Riten wie der Tätowierung und dem Piercing oder dem Neuauftreten selbst gewählten Leidens bei Extremsportarten).

Angesichts solcher Zeugnisse und der Tatsache, dass das Leiden zur Conditio humana gehört, ist es auffällig, dass die grosse Mehrheit der medizinischen Lehrbücher zum Stichwort «Leiden» kaum einen Hinweis gibt. Die meisten Werke sparen das Wort «Leiden» in ihren Sachwortregistern aus. Stattdessen findet sich eine riesige Zahl von psychopathologischen Begriffen. Auf diese Weise scheint sich das persönliche Leiden in Symptome aufzulösen, die keinen Sinn in sich tragen, sondern nur Zeugnis einer Pathologie ablegen, die es zu behandeln gilt. Die verbreitete (und von der WHO geförderte) Umformung des persönlichen Leidens in Krankheitssymptome dürfte auch damit zu tun haben, dass die moderne Medizin sich einer Perspektive von aussen verschrieben hat und dem Phänomen des Leidens als personales Erleben aus erster Hand, aus der so genannten Perspektive der ersten Person, hilflos oder abwehrend gegenübersteht.[9] In einer solchen Aussenperspektive stellt sich nicht mehr die Frage, *wozu* Leiden allenfalls verhelfen kann, sondern nur die Frage, *warum* als krank beurteilte Symptome aufgetreten sind und wie sie sich therapeutisch beseitigen lassen.

Medizinische Behandlung, Selbsthilfe und Psychotherapie

Es gibt tausendfaches Leiden, das wie ein Unglück über die Menschen herfällt und sie ohnmächtig nieder schlägt. Solches Leiden erlaubt keinen Ausweg, sondern wird als machtvolles Geschehen erfahren, das einen Menschen passiv trifft und unter Umständen zur Verzweiflung treibt. Hier hat ein psychotherapeutisches Verständnis achtvoll zurück zu weichen und einer andern Art Medizin Platz zu machen – einer Medizin, die chemisch oder operativ eingreift, um dem Leiden den Stachel zu nehmen. Im besten Fall kann diese andere Art der Medizin reparativ wirken und Krankheitskeime, Tumore oder Stoffwechselstörungen beseitigen.

Aber in vielen Fällen wird ein Leiden nicht nur passiv empfunden, sondern geht mit einer Stellungnahme der Betroffenen zur Lebenssituation einher. Das Leid ist dann nicht nur etwas überflüssig Lästiges, sondern hat als Leidensakt auch reflexiven Charakter. Es geht über das unmittelbare Affiziertwerden hinaus und schliesst eine Haltung und ein Verhalten zu sich und zur Welt ein.[10]

Dieses Leiden ist «ein Erleben im Medium des Sinns», wie Emil Angehrn formuliert, oder – wie ich hinzufügen möchte – «im Medium der Sinnlosigkeit», denn auch im Leiden an der Sinnlosigkeit geht es um die Frage des Wozu.[11] Weniger akademisch formuliert, erfährt sich der Leidende meist nicht nur als ohnmächtiges Opfer, sondern auch als jemand, der durch das Leiden herausgefordert ist.

Aus dem blossen Leiden wird ein Leidensakt, eine leidvolle Herausforderung. Die so Betroffenen fühlen sich zur Antwort verpflichtet, wobei diese Antwort in extremis auch ein sich selber zugefügtes Leiden gegen ein fremdbestimmtes Leiden sein kann. Im Allgemeinen sind aber die Antworten auf die Herausforderungen des Leidens weniger auffällig und mehr dem Alltagsgeschehen angepasst. Im Grunde gehört jeder Selbstbewältigungsversuch dazu, mit dessen Hilfe das Leiden verändert werden soll. Die häufigsten Selbstbewältigungsversuche sind beten, meditieren, Gespräche mit Partner und Freunden, arbeiten, Musik hören, lesen und schreiben.[12] Indem Menschen für sich und andere schreiben, was sie erleben, lassen sie sich nicht zu einem medizinischen Objekt reduzieren und betonen die «Erstpersonperspektive». Andere, nicht minder häufige Formen der Selbsthilfe führen leider eher dazu, dass das Leiden zu- statt abnimmt. Man denke an ein gefährliches Abreagieren mit aggressivem Autofahren, an die Selbstmedikation mit Alkohol oder Drogen oder an Vermeidungsversuche, welche längerfristig zu Behinderungen beitragen.

Eine besondere Art der Hilfe zur Selbsthilfe stellt die Psychotherapie dar. Sie ist auf die Mitarbeit der Leidenden angewiesen und vermag deshalb nur die reflexive Form des Leidens, den Leidensakt, zu behandeln. Sie ist nicht in der Lage, das Unglück an sich beziehungsweise das passive Erleiden von lästigen Ereignissen zu beseitigen. Günstigenfalls kann die Psychotherapie den Leidenden einen Weg öffnen, sich und die Welt neu zu verstehen, sodass auch der Leidensdruck abnimmt. Es besteht kein Zweifel, dass die Psychotherapie in dieser Hinsicht wirksam ist.

Wirkprinzipien der Psychotherapie

Auch wenn die unterschiedlichen Psychotherapieschulen verschiedene Techniken anbieten, hat die moderne Psychotherapieforschung einige Wirkprinzipien herausgearbeitet, die methodenübergreifend sind.

Der erste Faktor, der für die psychotherapeutische Wirkung eine entscheidende Rolle spielt, ist die Fähigkeit, eine warme, wertschätzende und angstfreie Beziehung aufzubauen. Damit ist angesprochen, was Carl Rogers in der Gesprächspsychotherapie als «Wärme, Empathie und Echtheit» des Therapeuten charakterisiert hat. Orlinsky et al. (1994) haben über 1000 Studien zusammengefasst und diesen Faktor als zentrale Therapeutenvariable herausgearbeitet, sowohl in Individual- wie Gruppentherapien.[13]

Ebenfalls gut untersucht ist die Auswirkung einer positiven Erwartung des Therapeuten. Die Wirkung der positiven Erwartung wird noch vertieft, wenn sie auch der Patient teilt. Strahlt ein Therapeut persönliche Sicherheit, Angstfreiheit und Frustrationstoleranz aus, so kann er für den Patienten eine Modellfunktion im

Umgang mit dem Leiden erhalten. Auch das hat sich in der Psychotherapie als bedeutsam erwiesen.[14]
Alle diese unterschiedlichen Wirkprinzipien weisen in die Richtung, dass der Leidende einer echten Begegnung mit einem andern Menschen bedarf, der sein Leiden versteht und der glaubhaft und modellhaft Hoffnung zu wecken vermag. Das tönt banal, ist aber gerade bei psychisch Leidenden oft schwer zu erreichen.

Beispiel Depression

Dies soll am Beispiel des depressiven Leidens näher ausgeführt werden. Depressive Verhaltensweisen wirken als mächtige Botschaften. Sie lösen bei Partnern und Bezugspersonen eher Hoffnungslosigkeit und kritische Selbstbehauptung aus statt Zuversicht und Zuwendung (Fig. 1). Weil der Patient depressiv blockiert und in seinen kognitiven Fähigkeiten depressionsbedingt eingeschränkt ist, stockt meist der Gesprächsfluss. Zusätzlich ist der depressive Mensch emotional herabgestimmt und empfindet in seinem Innern eine sich ausbreitende Leere. Auf sein Gegenüber wirkt dies wie ein depressiver Sog und führt, wie viele Studien belegt haben, nahezu regelhaft zu Ärgergefühlen und Deprimiertheit bei den Bezugspersonen.[15] Schliesslich leidet der depressive Mensch auch an einem diffusen, nicht lokalisierbaren Schmerz und fühlt sich nicht nur durch die körperlichen oder sozialen Ereignisse, die zur Depression beigetragen haben, traumatisiert, sondern erlebt auch die Depression selbst häufig als ein traumatisierendes Geschehen. Diese von Schmerzen begleitete Hilflosigkeit des Depressiven löst wiederum beim Gegenüber Betroffenheit aus.[16]
Diese regelhaft zu beobachtenden Interaktionsweisen führen immer wieder dazu, dass Bezugspersonen von Depressiven selber eher enttäuscht sind, sich abwehrend zu rechtfertigen suchen und Kritik an depressiven Menschen üben. Personen, die mit Depressiven nur lose verbunden sind, neigen zum Rückzug, Angehörige in konfliktreicher Beziehung reagieren oft mit Trennungsdrohungen. Diese entmutigende Reaktionsweise steht der an und für sich nötigen Unterstützung und Anteilnahme entgegen. Daraus ergibt sich nur allzu oft ein Teufelskreis, der zur Aufrechterhaltung der Depression beiträgt (Fig. 2).
Es braucht gerade bei schwer depressiven und besonders bei chronisch depressiven Menschen spezielle Erfahrung und ein entsprechendes therapeutisches Wissen, um trotz diesen interaktionellen Stolpersteinen, die der depressive Mensch unwillentlich bewirkt, über längere Zeit achtsam zu bleiben: für die aktuelle Behinderung der depressiven Person, für die Erhaltung seiner Fähigkeiten und für seine psychosozialen Ressourcen (Fig. 3). Um nicht dem depressiven System zu verfallen, benötigt der Therapeut eine Offenheit für seine eigenen Gefühle, sodass

Fig. 1: *Besonderheiten der Beziehung zu depressiven Personen*

Depressive Phänomenologie		Interaktionelle Auswirkung
1. Initiierungshemmung und kognitive Beeinträchtigung	→	stockender Gesprächsfluss Deprivation
2. Emotionale Herabgestimmtheit Leere	→	depressiver Sog Deprimierung
3. Psychischer Schmerz Traumatisierung	→	Betroffenheit Alarmierung

Fig. 2: *Circulus vitiosus in der «depressiven Beziehung»*

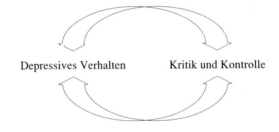

Depressives Verhalten   Kritik und Kontrolle

Fig. 3: *Methodenübergreifende Hinweise auf den psychotherapeutischen Umgang mit depressiven Personen*

- Anteilnehmende Beobachtung
  Achtsamkeit für
  - aktuelle Behinderung inklusive Suizidalität
  - erhaltene Fähigkeiten (zum Beispiel «Inseln des Gemüts»)
  - psychosoziale Ressourcen

- Offenheit für eigene Gefühle (inklusive «Gegenübertragung»)

- Theoretischer Bezugsrahmen als Orientierungshilfe
  (cave: theoretische Voreingenommenheit als Abwehr)

- Günstiges Therapiesetting und -timing
  (dem Patienten Zeit lassen, sich Zeit nehmen)

- Realistisch Hoffnung geben

er emotional in sich verankert bleibt und aus dieser emotionalen Verankerung heraus aktive Schritte auf den depressiven Menschen zu tun kann. Dabei dient ihm auch ein theoretischer Bezugsrahmen als Orientierungshilfe. Nur wenn das theoretische Modell zur Ideologie verkommt und dem Therapeuten zur Abkapselung gegenüber dem Patienten verhilft, schadet es mehr, als es nützt.
Wichtig ist auch, dass der Therapeut dem verlangsamten Patienten Zeit lässt und sich selber Zeit nimmt, also auch das therapeutische Setting und Timing entsprechend gestaltet. Schliesslich ist nicht zu unterschätzen, dass gerade depressive Personen immer wieder realistische Hoffnung brauchen.

Zusammenfassende Schlussfolgerung

Zusammenfassend geht es in der Psychotherapie – unabhängig von der Spezifität einzelner Psychotherapieverfahren – darum, den Leidenden Anteil nehmend, wertschätzend und unverkrampft zu begegnen, auch wenn die Krankheitsproblematik diese Haltung erschwert. Wo immer es dem Therapeuten gelingt, der leidenden Person offen zu begegnen und sich weder der anstehenden Problematik noch der Subjektivität des Leidens zu verschliessen, wird eine Tür geöffnet. Es ist dann dem Patienten eher möglich, seinen eigenen Weg zu gehen und seine Erlebensmöglichkeiten auszuweiten, statt mit dem Geschehen zu hadern.
Die therapeutische Begegnung stellt keine Leistung dar, sie ist vielmehr Geschenk. Wo immer aber Leidende sich vermehrt mit sich selbst und ihrer Mitwelt auseinander setzen können, schwindet auch die hilflose beziehungsweise depressive Seite und wächst das Interesse an noch verborgenen Möglichkeiten.

Anmerkungen

1 Definition der International Association for the Study of Pain (JASP).
2 Daniel Hell, Jerome Endrass, Jean-Pierre Bader: Depression – ein schmerzloses Leiden?, in: Unimagazin. Universität Zürich 4 (2000), S. 26 f.
3 Das Herkunftswörterbuch, Mannheim, Wien, Zürich 1980.
4 Dietrich von Engelhardt: Krankheit, Schmerz und Lebenskunst, München 1999 (vgl. den Beitrag von Dietrich von Engelhardt in diesem Band).
5 Aldous Huxley: Brave New World, Essex 1975.
6 Daniel Hell: Seelenhunger. Der fühlende Mensch und die Wissenschaft vom Leben, 2. Aufl., Bern 2003, S. 11–13.
7 Georges-Arthur Goldschmidt: Der bestrafte Narziss, Zürich 1994.
8 Edzard Schaper: Der Abfall vom Menschen: Du bist nicht allein. Das Martyrium der Lüge, 2. Aufl., Olten 1961, S. 75 f.
9 Darauf bin ich ausführlicher in Hell (wie Anm. 6) eingegangen.
10 Vgl. den Beitrag von Hans Saner in diesem Band.

11 Emil Angehrn: Leiden und Erkenntnis, in: Martin Heinze, Ch. Kupke, Ch. Kurt (Hg.): Das Mass des Leidens, Würzburg 2003.
12 Vgl. Hell (wie Anm. 6), S. 233–238.
13 D. E. Orlinsky, K. Grawe, B. K. Parks: Process and Outcome in Psychotherapy – noch einmal, in: Allen E. Bergin, Sol L. Garfield (Hg.): Handbook of Psychotherapy and Behavior Change, New York, Wiley 1994, S. 270–329.
14 Übersicht bei Urs Baumann, Meinrad Perrez (Hg.): Lehrbuch klinische Psychologie – Psychotherapie, 2., vollst. überarb. Aufl., Bern 1998, S. 392–415.
15 Daniel Hell: Welchen Sinn macht Depression?, 9. Aufl., Reinbek 2003.
16 Hell (wie Anm. 6).

Heil und Heilung aus theologischer und medizinischer Sicht

«Dein Glaube hat dich geheilt» –
Wege zum Heil aus biblischer Sicht

WALTER KIRCHSCHLÄGER

Einführung

Im Markusevangelium (entstanden um etwa 65 n. Chr.) wird uns eine unerwartete Episode überliefert: Jesus von Nazaret kehrt in seine Heimat zurück. Wie üblich, lehrt er am Sabbat in der Synagoge. In Übereinstimmung mit der Erfahrung, dass ein Prophet in seiner eigenen Umgebung nichts gilt, wird seine Bedeutung dort von den Menschen in Frage gestellt: «Woher hat er das alles? Was ist das für eine Weisheit, die ihm gegeben ist? Und was sind das für Machttaten, die durch ihn geschehen?» Seine Familie lebe ja in diesem Dorf, heisst es weiter und dann wörtlich: «Sie nahmen Anstoss an ihm und lehnten ihn ab.» Jesus, so der Evangelist, erinnert sich an die angeführte Binsenweisheit über den Propheten im eigenen Umfeld. Dann fährt der Verfasser fort: «Er konnte dort keine Machttaten tun […] und er wunderte sich über ihren Unglauben.» (Markus 6, 1–6a)

Zur gegebenen Thematik ist diese biblische Erzählung ein Schlüssel. Sie rechtfertigt auch den Titel, der ein mehrfach überlieferter Ausspruch Jesu von Nazaret ist: «Dein Glaube hat dich geheilt.»[1] Noch ohne näheres Zusehen lässt die angeführte Erzählung erkennen, dass die Verfasserinnen oder Verfasser der Bibel Heil und Heilung wohl als kommunikativen Prozess, als dialogisches Geschehen verstehen wollen. Dem möchte ich etwas genauer nachgehen. Dabei müssen wir uns vor Einseitigkeiten hüten: Denn weder kann Heilung durch Glauben allein herbeigezwungen werden, noch kann sie als gleichsam mirakulöser Akt verstanden werden, der durch den biblischen Heiler – sei dies Jesus von Nazaret oder seien dies auch andere biblische Personen – in isolierter Handlungsweise gesetzt oder gewirkt wird.

Um diese notwendige gegenseitige Bezogenheit weiss auch Markus. Daher will er in der zuvor angesprochenen Erzählung doch nicht ausschliesslich den Eindruck belassen, das heilende Wirken Jesu sei einzig und allein von der Haltung der damit angesprochenen Menschen abhängig. Er ergänzt also seine negative Feststellung «er konnte dort keine Machttaten tun» mit einem etwas abschwächenden

Nachsatz, der den Befund wiederum ins rechte Lot rückt: «Nur einigen Kranken legte er die Hände auf und heilte sie. Und er wunderte sich über ihren Unglauben.» (Markus 6, 5–6a).
Den Wegen, die aus biblischer Sicht im näheren Umfeld der Krankheits- und Heilungsthematik zum Heil führen, werde ich in vier Schritten nachspüren. Zunächst ist die Bedeutung von Heil und Heilung zu erläutern, bevor ich anhand einzelner Beispiele aus den biblischen Texten aufzeigen kann, dass die biblischen Autorinnen oder Autoren in ihren Erzählungen ein tieferes, umfassenderes Verständnis von Heilung erkennen lassen. In der Folge können wir den dafür signifikanten Elementen nachspüren. Vor diesem Hintergrund soll zuletzt versucht werden, verbindende Linien zu unserem heutigen Verständnis von Heilung aufzuzeigen.

Heil und Heilung

Der diesbezügliche biblische Befund ist von grosser Kontinuität geprägt. Ich setze unmittelbar beim Wirken Jesu von Nazaret an, da sich hier die davor liegende Entwicklung verdichtet: Die Verfasser der Evangelien erkennen in der Heilungstätigkeit Jesu von Nazaret eine tiefere, den ganzen Menschen erfassende Dimension. Sie verstehen die entsprechenden Machttaten Jesu nicht nur als Weg zu physischer Gesundung, sondern orten dahinter einen umfassenderen Prozess, der den Menschen in einer neuen Weise heil macht. Dieses Heilsein des Menschen (oder auch: diese Erfahrung von Heil) kann verschieden umschrieben werden. Es hängt mit dem Begriff «Rettung» (griech. «soteria») zusammen, der in der Bibel immer eine Konnotation aufweist, die das Verhältnis zwischen Gott und Mensch im Blick hat. Ist diese Beziehung gestört – was aufgrund menschlicher Schuld geschehen kann –, muss sie bereinigt und positiv wiederhergestellt werden. An diesem Vorgang sind Gott und Mensch beteiligt: Umkehr des Menschen ermöglicht einen solchen Neubeginn, den Gott in seiner Zuwendung von Heil wirken kann. Grundlage dafür ist das diesem Prozess vorausgegebene Vertrauen des Menschen auf einen Gott, dem das Heil des Menschen ein Anliegen ist und der bereit ist, sich darin und dafür zu engagieren. Diese Vorgabe gehört zum Grundbestand des biblischen Gottesbildes und der Gotteserfahrung sowohl Israels als auch der frühen Kirche. Sie lässt sich am ehesten im Gottesnamen Jahwe bündeln und verorten. In der Offenbarung dieses Gottesnamens ist die Grundintention Gottes ausgedrückt, für uns, für die Menschen also, da zu sein – und dies in einer heilstiftenden Weise. So kann aufgrund des Rettungswillens Gottes und der sich öffnenden Disposition des Menschen Gemeinschaft, ungetrübte Übereinstimmung, eben biblisch gesprochen: *salom*, gelingen.
Das Gottesbild Jesu, das von seiner Vater-Anrede gegenüber Gott geprägt ist, war

inhaltlich von dieser Grundperspektive bestimmt.[2] Es ist daher nur folgerichtig, dass Jesus, der sich ja als der geliebte Sohn des Vaters wusste, seine Sendung als in die gleiche Richtung gehend verstand, nämlich für die Menschen, für ihr Heil, da zu sein, dafür einzustehen und dieses zu wirken – ohne Abstriche, mit letzter Konsequenz und mit jedem Einsatz. Denn angesichts der erkannten Identität seines Gottes kann Jesus einen Handlungsrahmen der Zuwendung dieses Gottes auch dann noch erhoffen, wenn sein Leben auf dieser Welt – aus welchen Gründen auch immer – zu Ende geht oder zu Ende gebracht wird. In Tod und Auferstehung Jesu werden also die Grundlagen der Handlungsstrategie Gottes erkennbar.[3] Auch Krankheit und Genesung oder Heilung müssen in diesen Zusammenhang eingeordnet werden. Analog zu ähnlichen Auffassungen in der gesamten Antike geht auch die biblische Überlieferung davon aus, dass persönliche Schuld und Krankheit zueinander in Beziehung stehen. Dies konnte in locker assoziativer Form ebenso gedacht werden wie in der Konstruktion streng kausaler Sequenzen. Grund dafür sind einerseits die generelle Bereitschaft und Notwendigkeit, Gott (und das Verhältnis zu ihm) als massgeblichen Faktor in die einzelnen Lebensbereiche unmittelbar mit einzubeziehen, und andererseits der Mangel an tragfähigen Erklärungsmöglichkeiten für zahlreiche Krankheitsphänomene. Wird dies weitergedacht, so folgt daraus: Durch Krankheit wird Heil, *salom,* gestört. Heilung muss also nicht nur die Gesundheit wiederherstellen, sondern auch (und vor allem) den *salom,* also die ungetrübte Gemeinschaft mit Gott.[4]

Dieser allgemein gefasste Befund gilt für die Schriften der jüdischen Bibel ebenso wie für deren christliche Weiterführung, also für das Neue Testament.[5] Zu verweisen wäre etwa auf das Buch Hiob, dessen Grunderzählung dieses Denkmuster als gegeben voraussetzt, um es sodann grundlegend in Frage zu stellen. In den älteren Schichten der jüdisch-biblischen Überlieferung lesen wir davon, dass Mirjam, die Schwester Mose, von Gott mit Aussatz geschlagen wird, weil sie sich gegen ihren Bruder auflehnt (Numeri 12, 1–16). Des weiteren begegnet zum Beispiel die Erzählung über den König Usija, der durch sein Verhalten den Tempel entweihte und in der Folge davon umgehend an Aussatz erkrankte (2 Chronik 26, 16–21). Als der König Hiskija auf den Tod erkrankt, betet er unter ausdrücklichem Hinweis auf seine Unbescholtenheit zu Gott: «Ach Herr, denk daran, dass ich mein Leben lang treu und mit aufrichtigem Herzen meinen Weg vor deinen Augen gegangen bin und dass ich immer getan habe, was dir gefällt.» Und Gott – so der Erzähler – fügt seinem Leben weitere 15 Jahre hinzu: Das entsprechende Erklärungsmuster für Krankheit kann also flexibel gehandhabt werden (Jesaja 38, 1 bis 8, Zitat 38, 3). Schliesslich heisst es in einer Selbstprädikation Gottes gegenüber Israel angesichts des Auszugs aus Ägypten (Exodus 15, 26): «Ich bin der Herr, dein Arzt», und deshalb werde Israel keine jener Krankheiten erleben, die Ägypten getroffen hatten.

In den neutestamentlichen Schriften entwickelt gerade der Evangelist Lukas, dem ja gerne eine besondere Affinität zur Medizin nachgesagt wird, ein spezifisches Sensorium für die notwendige Einbettung von Krankheit in den auch religiös bestimmten Gesamtzustand des Menschen. Lukas unterscheidet sprachlich des Öfteren zwischen der medizinischen Genesung und der ganzheitlichen, umfassenden Heilung des Menschen. Als eines von vielen möglichen Beispielen kann hier ein Summarium über das Wirken Jesu angeführt werden: «Die Menschen kamen zu Jesus, um ihn zu hören und um gesund gemacht [iathenai] zu werden von ihren Krankheiten. Und die von unreinen Geistern Besessenen wurden geheilt [etherapeuonto].» (Lukas 6, 18) Gegenüber der Genesungserwartung der Menschen (das verwendete Verb «iaomai» hat den gleichen Wortstamm wie «iatros», Arzt) konstatiert Lukas, dass Jesus sie heilt (die Besessenen sind im Text sozusagen als pars pro toto herausgehoben). Dafür setzt Lukas «therapeuein», das dazugehörige Substantiv ist uns mit einer vergleichbaren Bedeutung heute ebenfalls geläufig.

Dieser Textabschnitt steht nicht für sich allein. Der Befund der Bibel verweist auf ein Verständnis von Heilung, das über die Wiederherstellung physischer Gesundheit hinausgeht

Heilung als Weg zum «salom»

Die Erzählung über die Heilung eines Gelähmten entfaltet drastisch das drängende Vertrauen jener, die den Kranken auf einer Tragbahre zu Jesus bringen: Durch das geöffnete Dach lassen sie den Gelähmten unmittelbar vor Jesus auf die Erde. Dessen erstes Heilungswort gilt nicht seiner Lähmung, sondern seiner Schuld: «Weggenommen sind deine Sünden.» (Markus 2, 5) Erst auf das befremdete Nachfragen anwesender Theologen (!) hin reagiert Jesus nochmals: «Steh auf, nimm deine Bahre, und geh nach Hause.» (Markus 2, 11) Aus der Sicht des Erzählers wurde dieser Mensch von seiner Lähmung geheilt; dieser Vorgang bekommt aber offensichtlich über das unmittelbare Verständnis hinaus metaphorische Züge. Es geht dem biblischen Verfasser nicht nur um die Paralysierung der Beine dieses Menschen, sondern um die Lähmung und Bewegungsunfähigkeit seines Herzens.[6]

Man könnte auch sagen: Jesus von Nazaret diagnostiziert das Übel an der Wurzel. Er beseitigt die Ursache und therapiert sodann auch die Symptome. Das sehen wir heute im Einzelnen etwas differenzierter; aber prinzipiell ist uns dieser Zugang nicht fremd.

Eine ähnliche Perspektive erschliesst uns wiederum Lukas, wenn er die Erkrankung einer durch 18 Jahre gekrümmten Frau auf einen «Geist der Krankheit» zurückführt und die Frau in diesem Zustand als «vom Satan gebunden» bezeichnet. Jesus ent-krümmt die Kranke durch Wort und Handauflegung.[7] Die Andeutung eines den ganzen Menschen erfassenden psychosomatischen Zusammenhangs ist unverkennbar. Hinter einer solchen Darstellungsweise steht weniger die medizinische Fachkenntnis des Lukas als eher die menschliche Erfahrung und seine Überzeugung, mit der er zu seiner Zeit keineswegs alleine steht: Physische Heilung verweist auf einen tiefer gehenden Prozess, der den ganzen Menschen erfasst und erfassen muss. Natürlich stellt er dies in seiner Schrift im Kontext der Jesusverkündigung dar.

Für das antike Verständnis von Krankheit ist dieser Zugang charakteristisch – werden doch zahlreiche unerklärliche Krankheitsphänomene, insbesondere im psychischen (Grenz-)Bereich, auf das Einwirken von Dämonen zurückgeführt.[8]

Wie konkret bei diesen Erzählungen an die ganzheitliche Wiederherstellung des Menschen gedacht ist, zeigt die Darstellung der Begegnung Jesu mit einer Frau, von der es in der Stadt heisst, sie sei eine Sünderin. Durch ihre Gestik zeigt sie Jesus in intensiver Weise ihre Zuneigung, und gerade am Ende jener Episode heisst es: «Dein Glaube hat dich geheilt. Gehe in *salom*.» Für das Verständnis des Evangelisten – es ist wieder Lukas, der davon erzählt – ist diese Episode eine Heilungserzählung, obwohl eine physisch konstatierbare Krankheit offensichtlich nicht vorliegt. Die Frau ist in ihrem Inneren krank, sie sucht Heilung und erfährt sie durch Jesus, sodass sie im *salom,* in der Gottesgemeinschaft, entlassen wird (vgl. Lukas 7, 36–50).

Heilung als dialogisches Geschehen

Das zuletzt angeführte Beispiel und das kommentierende Jesuswort zeigen, dass Heilung nicht auf einem gleichsam automatischen Vorgang beruht. Offenheit und Vertrauen der kranken Person auf die Heilungsfähigkeit des Therapeuten bilden die Grundlage für einen Heilungsprozess. Der Hinweis, dass in diesem Sinne der Glaube des oder der Betroffenen das Handeln Jesu begleitet, der sich als Abschluss mehrerer Heilungserzählungen findet[9] zeigt generell, dass hier nicht an ein einseitiges Vorgehen gedacht ist, sondern der Kontakt, die Beziehung zu den betroffenen Menschen, durch Jesus gesucht und gefördert wird. Diese Haltung ist nicht einfach von Gefühlen bestimmt, sondern sie entspricht dem zuvor dargelegten Selbstverständnis der Sendung Jesu.

Herausragendes Merkmal dafür ist die Berührung der kranken Person. Sie wird in unterschiedlicher Intensität erzählt und reicht vom «Anfassen an der Hand» (Markus 1, 30) über das einfache Berühren bis zur schon rituell stilisierten Gestik, der Handauflegung. Hinter diesem Verhalten steht die menschliche Erfahrung, dass solcher Kontakt das Wohlbefinden einer kranken Person fördert, sowie die alte, religionsübergreifende Überzeugung vom Überströmen heilender Kräfte durch die aufgelegte Hand.

Die Erzählung von der Heilung einer Frau, die an Blutungen litt, entfaltet diesen Aspekt in besonderer Weise. Der Verfasser lässt die Kranke in einem inneren Monolog ihre Grundhaltung und Überzeugung formulieren: «[...] sie berührte sein Gewand, denn sie sagte: Wenn ich nur sein Gewand berühre, werde ich geheilt.» (Markus 5, 28) Ohne Verzögerung notiert der Verfasser die Heilung: «Und sofort wurde der Fluss ihres Blutes erstickt, und sie erkannte in ihrem Leib, dass sie von der Plage genesen war.» Der Vorgang bleibt nicht einseitig. «Und sogleich erkannte Jesus in sich selbst die Kraft, die von ihm ausgegangen war, er wandte sich in der Volksmenge um und sprach: Wer hat mein Gewand berührt?» (Markus 5, 30) Auch dieser Frau, die sich im weiteren Erzählgang zu ihrer ungewöhnlichen Initiative bekennt, gilt abschliessend die Zusage von *salom* (Markus 5, 25–34).

Aufbau und Erzählstruktur dieser Texteinheit unterstreichen das gegenseitige Zueinander, das zur Genesung der Frau und damit auch zu ihrer Heilung führt. Zugleich legt die Kombination von Krankheitsbeschreibung und Hinweis auf das innere Erleben die Überzeugung offen, dass die innere Disposition und der medizinische Genesungsvorgang zusammengehören, ja einander bedingen. Wie diese Episode deutlich macht, gilt das nicht nur für die kranke, sondern auch für die heilende Person. In diesem Sinne differenziert der Evangelist im abschliessenden Jesuswort sehr präzise: «Tochter, dein Glaube hat dich geheilt [sesoken se]. Geh in *salom* und sei gesundet [isthi hygies] von deiner Plage.» (Markus 5, 34)

In jenen Fällen, wo bestimmte Krankheiten auch soziale Ächtung nach sich ziehen, geht mit der Berührung der kranken Person auch Solidarisierung mit ihr als ermutigendes Zeichen einher. Dafür nur ein Beispiel: «Und es kommt zu Jesus ein Aussätziger, bittet ihn, fällt auf die Knie vor ihm und sagt zu ihm: Wenn du willst, kannst du mich reinigen. Und gerührt von Mitleid, streckte Jesus seine Hand aus, berührte ihn und sagt zu ihm: Ich will, werde gereinigt. Und sogleich ging weg von ihm der Aussatz, und er wurde gereinigt.» (Markus 1, 40–42)

Das zuletzt genannte Beispiel verweist auf ein zweites wichtiges Moment: das Gespräch, mit dem Jesus zum Kranken in Beziehung tritt – sei es, dass darin das Vertrauen und die Hoffnung des Kranken zum Ausdruck kommen, sei es, dass Jesus positiv auf diese Offenheit reagiert.[10] Mehrfach wird in den Evangelien von einer Heilung durch das Wort Jesu erzählt. Dies geschieht als Hinweis auf seine Wirkvollmacht, die keine weiteren Heilpraktiken braucht. Das Gespräch kann auch zur Überwindung der Isolation dienen, in die ein Kranker geraten kann – wie zum Beispiel bei jenem Besessenen, der abseits des Dorfes allein in Höhlen haust beziehungsweise sich aufhalten muss. Gerade in diesem Fall hat das Gespräch

auch die Funktion der Beruhigung und Besänftigung dieses wegen seiner Gewalttätigkeit mit Ketten gebundenen Mannes (Markus 5, 1–20).
In den Heilungsdarstellungen der Apostelgeschichte wird dieser Akzent auf dem Wort fortgesetzt, wenn unter explizit verbalisiertem Bezug auf Jesus Christus Heilung zugesprochen wird – zum Beispiel gegenüber dem Gelähmten am Tempeltor in Jerusalem (Apg 3) oder gegenüber dem lahmen Äneas in Lydda (Apg 9, 34).
Wie die eingangs angesprochene Erzählung aus der Heimat Jesu zeigt, ist für diese verschiedenen Formen heilenden Handelns durch Jesus die vertrauende Grunddisposition der betroffenen Menschen unerlässlich: Dabei können sie selbst die Initiative ergreifen – wie die genannten Frauen, wie der Aussätzige, wie der blinde Bartimäus und andere –, oder das vorhandene Grundvertrauen kann durch ihr Umfeld ausgedrückt werden – wie bei der Heilung des Gelähmten, dessen Träger keine Mühe scheuen, um ihn zu Jesus zu bringen (vgl. Markus 2, 1–12). Letztendlich ist also hier vom Glauben die Rede. Ich würde eine ingressive Formulierung vorziehen, würde daher lieber bescheiden von einem notwendigen positiven Vorsensorium, von einer Atmosphäre der Offenheit und des Vertrauens sprechen und somit eher an einen Prozess des Glaubens denken, in dem sich die Betroffenen allenfalls befinden.
Bevor nach möglichen Denklinien für uns heute gefragt wird, sei nochmals auf den Angelpunkt des biblischen Befundes verwiesen: Es ist die geoffenbarte Gottesidentität, die sich aus christlicher Perspektive im gesamten Christusgeschehen verdichtet und die in Tod und Auferstehung Jesu auch im Blick auf uns Menschen endgültig und unwiderruflich wird.

Weiterführung zu einem heutigen Verständnis

Unbeschadet der Erkenntnis, dass der medizinischen Wissenschaft bei der Heilung von Krankheiten Priorität einzuräumen ist, ist uns die Bedeutung der Gesamtdisposition des Menschen und der entsprechenden vielfältigen Einflussfaktoren beim Ausbruch von Krankheiten und bei deren Bekämpfung bewusst. Heilung kann nicht ohne die ärztliche Fachkenntnis und Tätigkeit erreicht werden. Man muss aber auch feststellen: Durch den Arzt und die Ärztin *allein* wird sie ebenfalls nicht gewährleistet – bezieht sie doch Bereiche mit ein, wo auf die Kompetenz anderer Fachleute zu hören ist.
Mehr als noch vor einigen Jahrzehnten sind wir heute bereit, die Gesamtdisposition des Menschen auch in seiner Weltanschauung zu verorten, wobei hier eine differenzierbare Grundreligiosität feststellbar ist. Das alte Axiom «Not lehrt beten» scheint sich weiterhin zu bewahrheiten. Der innere Rückhalt an den Eckpunkten des Lebensentwurfes ermöglicht die Mobilisierung von Kräften, die

für den medizinischen Genesungsprozess vielfach als unentbehrlich angesehen werden. Diese innere Orientierung gelingt in dem Masse, in dem der Mensch eine persönliche Ausgeglichenheit findet. Wir könnten dafür auch den biblischen Begriff *salom* einsetzen und formulieren: in dem Masse, in dem der Mensch in Frieden ist mit sich selbst, mit seinem Umfeld, mit seinem Gott. In dieser Schnittmenge von medizinischer Notwendigkeit und persönlicher Disposition braucht der Kranke nicht nur medizinische Diagnose und Therapie, sondern auch religiöse Betreuung – sei es, um die Therapie nach Kräften unterstützen zu können, sei es, um den Schritt in den Tod nicht in Verzweiflung, sondern in *salom* tun zu können (mit anderen Worten: sich der in diesem Fall dann über diesen Welthorizont hinausgehenden Hoffnungsdimension des biblischen Gottes, konkretisiert im Wirken Jesu, bewusst zu sein).

Wenn der Genesungsprozess und sodann die Heilung nicht nur durch medizinische Faktoren bestimmt werden, haben am Krankenbett auch jene Fachleute ihren Platz, die sich mit den inneren Abläufen menschlichen Lebens, menschlichen Strebens, Wollens und Denkens auseinander setzen. Wiederum geht es nicht um Ausschliesslichkeit, sondern um Komplementarität. Insbesondere kann durch psychologische Konsultation und psychiatrische (Mit-)Behandlung das Verständnis für symptomale und/oder therapeutische Prozesse bei der kranken Person und bei ihrem Umfeld gefördert werden, damit der je eigene Krankheitsweg mit der notwendigen und der zugleich möglichen Zuversicht bewältigt wird. Je nach der weltanschaulichen Prägung wird sich gerade für die letztgenannten Prozesse der entsprechende Theologe und die Theologin in dieses Team einfügen können.

Wird die Zusage «Dein Glaube hat dich geheilt» antithetisch verkehrt, so hiesse das: «Ohne Vertrauen keine Heilung». So formuliert ist die These wohl falsch. Aber dennoch: Die feste Verortung in einem zuversichtlichen persönlichen Lebensstandpunkt, auch und gerade in der Krankheit, bildet einen positiven Faktor im Krankheitsverlauf – wohin immer dieser führt. Auch das ist kein Automatismus, aber ein Erfahrungswert, der zwar heute in neuer Weise erkannt und gewichtet wird, selbst aber nicht neu ist. Die biblische Theologie und der Befund der Bibel können ihn nicht nur belegen, sondern im Kontext des biblischen Gottesbildes und der biblischen Verkündigung auch für den Menschen heute inhaltlich beleben und konkretisieren. Das ist der Dienst, den die Theologie der Medizin am Krankenbett anbieten kann.

Anmerkungen

1 So Markus 5, 34 sowie parallel dazu Matthäus 9, 22 und Lukas 8, 48; Markus 10, 52 sowie parallel dazu Lukas 18, 42; des weiteren Lukas 7, 50; 17, 19.

2 Vgl. dazu im Überblick Daniel Kosch: Zärtlichkeit und Zorn – der Gott Jesu, in: Franz Annen (Hg.): Gottesbilder, Fribourg 2002, S. 33–61, hier S. 40–58.
3 Vgl. Christoph Niemand: «Jesus – wie er wirklich war»? Annäherungen an ein historisch verantwortbares und theologisch ergiebiges Jesusbild, in: Theologisch-praktische Quartalschrift 151 (2003), S. 253–263, hier S. 261–263; Martin Ebner: Jesus von Nazaret in seiner Zeit, Stuttgart 2003, besonders S. 126–214; Walter Kirchschläger: Hat Gott seinen Sohn in den Tod gegeben? Zum biblischen Verständnis von Erlösung, in: Eduard Christen, Walter Kirchschläger (Hg.): Erlöst durch Jesus Christus, Fribourg 2000, S. 29–70, hier S. 29–50.
4 Vgl. Walter Kirchschläger: Leid und Krankheit in der neutestamentlichen Verkündigung, in: Arzt und Christ 27 (1981), S. 6–20; ders.: Heil und Heilung aus theologischer Sicht, in: Praxis 9 (2000), S. 351–354. Annette Weissenrieder verweist auf die thanatologische Dimension der Krankheitsdarstellungen insbesondere im Lukasevangelium: dies.: Images of Illness in the Gospel of Luke, Tübingen 2003, hier S. 314–328.
5 Der Befund ist übersichtlich zusammengefasst bei Eberhard Schockenhoff: Krankheit – Gesundheit – Heilung. Wege zum Heil aus biblischer Sicht, Regensburg 2001, S. 55–127.
6 Die Textinterpretation von Josef Imbach trägt dem in besonderer Weise Rechnung; vgl. ders.: Wunder. Eine existentielle Auslegung, Würzburg 1995, S. 176–192.
7 Die Darstellungsweise erlaubt keine präzise Diagnose; so auch Weissenrieder (wie Anm. 4), S. 300 f.
8 Belege und Beispiele bei Walter Kirchschläger: Besessenheit in der Bibel. Biblische Bilder von Besessenheit, in: Gunter Wahl, Wolfram Schmitt (Hg.): Besessenheit und Hysterie, Reichenbach 2001, S. 41–55.
9 Siehe Anm. 1.
10 Zur kommunikationstheoretischen Grundlegung siehe Albrecht Grözinger: Die Sprache des Menschen. Ein Handbuch, München 1991; zur pastoraltheologischen Begründung Reinhold Bärenz: Frisches Brot. Seelsorge, die schmeckt, Freiburg i. Br. 1998.

Kann der Glaube heilen?

PATRICK DONDELINGER

«Diese Frage kann mich nicht unberührt lassen. Sie interessiert übrigens jeden Arzt, denn das wesentliche Ziel der Medizin ist die Heilung der Kranken ohne Diskriminierung des anzuwendenden Heilverfahrens. In diesem Sinne scheint mir das *faith-healing* das erstrebenswerte Ideal, denn es wirkt oft dann, wenn alle anderen Heilmittel versagt haben», so schrieb 1892 der «Napoleon der Psychiatrie», Jean Martin Charcot (1825–1893) in seinem berühmten Aufsatz «La foi qui guérit».[1]

Napoleonische Neuordnung

Dass gerade ein militanter positivistischer Atheist dieses Statement von sich gab, soll uns nicht wundern. Charcot verfasste seinen Artikel in der Tat im Zusammenhang mit der 1892 erfolgten aufsehenerregenden Reise des naturalistischen Schriftstellers Émile Zola (1840–1902) nach Lourdes,[2] dem weltbekannten Marienerscheinungsort,[3] wo seit 1884 ein medizinisches Büro die dort erfolgten Spontanremissionen als wissenschaftlich unerklärbare Phänomene und also als Durchbrechung der Naturgesetze und ergo als Wunder feststellte.[4] Doch genau hierin, so Charcot, irren die gutgläubigen Ärztekollegen in Lourdes genauso wie alle anderen Anhänger des Wunderglaubens: «Die anscheinend so besondere Heilung, wie sie direkt vom *faith-healing* bewirkt und in der Therapeutik gemeinhin Wunder genannt wird, ist, man kann es beweisen, in der Mehrzahl der Fälle ein natürliches Phänomen, welches sich zu allen Zeiten ereignet hat, in den mannigfaltigsten und augenscheinlich verschiedenartigsten Kulturen und Religionen, wie man es auch heute noch in allen Breitengraden beobachtet. Die sogenannten Wunderheilungen, und ich behaupte hier nichts Neues, haben einen doppelten Charakter: sie entstehen durch eine besondere Geisteshaltung des Kranken; ein Vertrauen, eine Gläubigkeit, eine Suggerierbarkeit, wie man heute sagt, welche zum Wesen des *faith-healing* gehören, dessen Auslöser variabel ist. Anderseits ist

der Bereich des *faith-healing* begrenzt: um seine Wirkungen zu erzielen, muss es sich an Fälle wenden, deren Heilung keinen anderen Eingriff verlangt als diese Kraft, welche der Geist über den Körper besitzt [...].»[5] Kein Wunder also, dass der Glaube heilen kann, so Charcot: allerdings nur bei Hysterikern.[6]
111 Jahre nach dem epochalen Artikel von Charcot sind zwar die Hysterikerinnen längst aus der Pariser Salpêtrière und aus den medizinischen Klassifikationen verschwunden,[7] ebenso der selbstherrliche positivistische Wissenschafts- und Fortschrittsglaube. Lourdes hingegen wird von inzwischen jährlich sechs Millionen Pilgern so eifrig wie noch nie besucht,[8] wiewohl auch dort die Zahl der berichteten Heilungen im Vergleich zu Charcots Zeiten spektakulär abgenommen hat.[9] Paradoxerweise sind es heute jedoch gerade die Mediziner, welche vor allem in amerikanischen Fachzeitschriften die Frage nach der Heilkraft des religiösen Glaubens neu aufwerfen und diese mit erstaunlichen Messwerten zu belegen, ja manchmal fast sogar anzupreisen versuchen.[10]

Einheit ohne Trennung noch Vermischung oder die Notwendigkeit der Unterscheidung

Trotz dieser augenscheinlichen Niederlage Charcots auf seinem eigenen Feld, dem Spital, stellt sich die Frage, inwiefern seine offensichtlich so glaubensfreundlichen Nachfahren doch im Grunde nicht mit der gleichen Optik wie ihr atheistischer Vorfahre an den Glauben herangehen, indem auch sie den therapeutisch wirksamen Glauben verstehen «als diese Kraft, welche der Geist über den Körper besitzt».[11]
Glauben in diesem Sinne bezieht sich in der Tat auf eine rein immanent-innerweltliche Angelegenheit zwischen dem menschlichen Geist («mind») und dem menschlichen Körper («body» beziehungsweise «matter»). Demgegenüber bezeichnet der Ausdruck «Glaube», wie ihn die traditionelle kirchliche Lehre versteht, das vertrauensvolle Verlangen nach dem einen transzendenten Gott.[12] In den überlieferten ökumenischen Glaubensbekenntnissen ist nirgendwo die Rede von der Kraft des menschlichen Geistes über die Materie,[13] ja nicht einmal von einem spezifischen Glauben an physische oder psychische Heilung durch Gott.[14]
So ist es nicht verwunderlich, dass angesichts der augenblicklich boomenden Nachfrage nach aussermedizinischer Heilung, welche nicht davor zurückscheut, auch an Kirchenpforten anzuklopfen, kritische Stimmen sich zu Wort melden. Hierbei handelt es sich vor allem um in der praktischen Krankenbegleitung tätige Theologen,[15] deren Anliegen es ist, der sowohl vom atheistischen Charcot wie von bestimmten religiössprachigen Ärzten getätigten Reduzierung und Verzweckung des christlichen Glaubens zu einem physischen beziehungsweise psychischen Heilungsfaktor entgegenzuwirken, und zwar der gleichzeitigen Wahrung der

Heil(ungs)kraft der profanen Therapien wie auch der – unterschiedlichen! – spirituellen Heilserwirkung des Glaubens wegen. «Der Therapeut hat nicht die Religion zwecks Heilung zu benutzen, ansonsten er Gefahr läuft, seinen Patienten zu einem Profitdenken zu verleiten, das allemal keine echte Pathologie heilt, aber den religiösen Glauben verfälscht», so der Priester, Psychoanalytiker, Exeget, Anthropologe, Philosoph und Psychologieprofessor Antoine Vergote, der als anerkannter Pionier auf dem Gebiet der theologischen Interdisziplinarität auf eine langjährige praktische Erfahrung zurückblicken kann.[16] Deutschsprachige Theologen seien dabei besonders gewarnt: «In der deutschen Sprache besteht zwischen ‹Heil›, ‹heilig› und ‹heilen› ein enger Zusammenhang, den weder das Bibelgriechisch noch die romanischen Sprachen kennen und der uns Theologen hierzulande leicht zu einer vollmundigen Heilungsrhetorik verführt», so der Jesuit und Religionspsychologe Bernhard Grom.[17]

Eine Art jesuitischer Unterscheidung der Geister wäre also vonnöten, wenn nach der Heilkraft des Glaubens gefragt wird. Dies soll in den folgenden Ausführungen ansatzweise versucht werden, wohlgemerkt ohne den geringsten Anspruch auf Vollständigkeit erheben zu wollen, jedoch in der Hoffnung, bei dieser Fragestellung einige wesentliche Aspekte auf den Punkt bringen zu können.

Welche Ursache bedingt welche Wirkung oder die Frage nach der Frage

«Kann der Glaube heilen?» Mit dieser Frage wird im Grunde betreffs Glaube und Heilung die Frage nach Ursache und Wirkung gestellt, die klassische Frage der abendländisch-aristotelischen Philosophie und der daraus entstandenen empirischen Wissenschaft.[18] Insofern stellt sich damit zugleich auch die Frage, inwiefern diese Frage selbst nicht schon ein Produkt ebenjenes empirisch-mechanisch-positivistischen Weltbildes ist, das zu hinterfragen sie sich anstellt. Gründet die Frage nach der Heilkraft des Glaubens nicht eigentlich in einem Welt- beziehungsweise Wissenschaftsbild, wo primär vor allem einmal die materielle, messbare, empirische Ursächlichkeit zählt?[19] «Können Medikamente heilen?» – diese Frage wird ja bezeichnenderweise bei dieser Tagung, wo es um Heil und Heilung aus theologischer und medizinischer Sicht geht, als Pendant zur Frage nach der Heilkraft des Glaubens nicht gestellt. Und doch ist es die Mühe wert, dieser Frage nachzugehen: Können Medikamente heilen, oder tut dies der Arzt oder der Kranke oder die Natur oder der soziale Konsensdruck, der mit beträchtlichen Unterschieden je nach Ort und Epoche bestimmte Personen für gesund, andere jedoch für krank erklärt? Wobei wir in diesem Zusammenhang zum Begriff «Medikamente» auch Chirurgie und Psychotherapie zählen wollen, so wie wir in diesem

Kontext des Dialoges mit der Theologie auch den Ausdruck «Medizin» einfach als Sammelbegriff für die profane Heilkunst, für nicht religiössprachige Therapiemethoden gebrauchen wollen.[20]

Über die Wirksamkeit der Verbindung unterschiedlicher Wirklichkeiten

Die gestellte Frage nach dem Glauben als Heilungsfaktor bringt in der Tat Wirklichkeitsebenen in einen Kausalzusammenhang, welche im klassischen medizinischen Wissenschaftsverständnis überhaupt keinen solchen Kausalkonnex besitzen können. Heilkunst beruht auf technischer Macht, und diese beruht auf Wissen um experimentell gesicherte Tatsachen (innerhalb der Natur), nicht auf blinden Glauben (weder bezüglich der Natur noch a fortiori bezüglich der so genannten Übernatur). Zumindest seit der Aufklärung werden Wissen und Glauben zusehends als Gegensätze aufgefasst, getreu der Maxime: «Ich musste also das Wissen aufheben, um zum Glauben Platz zu bekommen»,[21] und umgekehrt. Nicht von ungefähr sind es deshalb Ethnologen, die sich mit den Vorstellungen traditioneller – im Sinne von voraufklärerischen – Welterfahrungen befasst haben, denen wir ein rationales, jedoch nicht mit dem Argument des Irrsinns («Hysterie», «Illusion», «Dummgläubigkeit» usw.) operierendes Verständnismodell dieses augenscheinlich so widersprüchlichen Kausalzusammenhangs zwischen Glauben und Heilung verdanken. Claude Lévi-Strauss prägte in dieser Hinsicht den Begriff der «symbolischen Wirksamkeit».[22] Symbolisch im Sinne, dass hier zwei verschiedene Wirklichkeitsebenen wirksam miteinander in Verbindung gebracht werden, welche nach mechanisch-kausalistischem Verständnis gar keine Ursache-Wirkung-Beziehung miteinander eingehen können, etwa der Tanz eines Schamanen, der die Bezwingung eines unsichtbaren Ungeheuers darstellt, und die Entbindung einer Frau bei einer Geburt mit schweren Komplikationen.

Claude Lévi-Strauss deutet die beobachtete therapeutische Wirksamkeit des Schamanentanzes auf die Parturientin folgendermassen: «Dass die Mythologie des Schamanen keiner objektiven Wirklichkeit entspricht, ist ohne Bedeutung: die Kranke glaubt daran, und sie ist Mitglied einer Gesellschaft, die auch daran glaubt. Die Schutzgeister und die bösen Geister, die übernatürlichen Ungeheuer und die magischen Tiere sind Teil eines geschlossenen Systems, auf dem das Weltbild der Eingeborenen beruht. Die Kranke akzeptiert sie, oder vielmehr, sie hat sie nie in Frage gestellt. Dagegen ist sie nicht bereit, zufällige oder willkürliche Schmerzen hinzunehmen, die ein Fremdkörper in ihrem System sind, denen aber der Schamane mit Hilfe des Mythos einen Platz in einem Ganzen zuweist, in dem alles sinnvoll aufeinander abgestimmt ist.

Aber nachdem die Kranke das verstanden hat, gibt sie nicht nur nach: sie gesundet. Nichts derartiges vollzieht sich bei unseren Kranken, denen man die Ursache ihrer Störungen mit Ausscheidungen, Mikroben und Viren erklärt hat. Man wird uns Widersprüche vorwerfen, wenn wir dieses Phänomen damit erklären, dass Mikroben wirklich existieren, Ungeheuer hingegen nicht. Und gleichwohl ist die Beziehung zwischen Mikrobe und Krankheit dem Denken des Patienten äusserlich: es ist eine Beziehung zwischen Ursache und Wirkung, während die Beziehung zwischen Ungeheuer und Krankheit für dasselbe bewusste oder unbewusste Denken eine innere ist: es ist eine Beziehung zwischen Symbol und symbolisiertem Gegenstand oder, um es in der Terminologie der Linguisten auszudrücken, zwischen Signifikant und Signifikat. Der Schamane gibt seiner Kranken eine *Sprache,* in der unformulierte – und anders nicht formulierbare – Zustände unmittelbar ausgedrückt werden können. Und der Übergang zu dieser sprachlichen Ausdrucksform (die es gleichzeitig ermöglicht, eine Erfahrung in geordneter und verständlicher Form zu erleben, die sonst anarchisch und nicht ausdrückbar bliebe) führt zur Lösung des physiologischen Prozesses, das heisst zur günstigen Neuordnung jener Reihe, deren Verlauf die Kranke sich unterwirft.»[23]

Diese berühmte Passage soll uns nun dazu dienen, die Vielschichtigkeit des Begriffs «Glauben» im Kontext des Heilens etwas weiter zu beleuchten.

Crédibilité

Glauben ist hier zuerst einmal zu verstehen im Sinne des Französischen «croyance» beziehungsweise, wie es Charcot formuliert, «crédibilité»: *Glauben im Sinne von Fürwahrhalten eines bestimmen Weltbildes;* nicht im Sinne von «foi», will sagen nicht im christlichen Sinne eines personenbezogenen religiösen Vertrauensglaubens. Patientin, Gesellschaft und auf seine Art sicher auch der Heiler haben Teil an einer spezifischen, sagen wir «mythischen» Welterfahrung, in der sich die Frage des Daranglaubens oder Nichtdaranglaubens gar nicht stellt, ja diese Frage an sich eigentlich noch unvorstellbar ist. Es würde in diesen Gesellschaften kaum jemandem auch nur im Traum, und besonders nicht im Traum, wo diese Wesen ja geschaut werden können,[24] einfallen, die Existenz von krankheitsverursachenden Ungeheuern und heilungsbringenden Gottheiten in Frage zu stellen. Und ebendiese traditionelle, holistische Weltanschauung, wo jedes mit jedem auf animistisch-personenhafte Weise in religiöser Verbindung steht, die Krankheit ein numinoser Geist ist beziehungsweise mit einem solchen in Bezug steht und der Heiler ein numinoser Geisterkundiger sein muss, diese holistisch-animistische Welterfahrung haben wir Menschen im Westen aufgrund eines dreifachen Bruchs verloren, herbeigeführt durch die technisch-wissenschaftlichen Entdeckungen, die philosophische Vernunft sowie grundlegend durch den christlichen Glauben.[25]

In der Tat: indem der christliche Glaube eine Unterscheidung tätigt zwischen Heil und Heilung, Gottesnähe und Gesundheit, Errettung und Wohlergehen, Gott und Kaiser, Religion und Medizin und dabei alle «Mächte und Gewalten» dem Heiland und Weltenherrscher Jesus Christus unterwirft,[26] entsakralisiert das Christentum den Kosmos. Dadurch entsteht «jener grosse religionsgeschichtliche Prozess der *Entzauberung* der Welt»,[27] welcher die daraus resultierenden rationalen und technischen Erschliessungen der Welt erst ermöglicht. Den Menschen im Abendland ist durch jene historischen Brüche dieser der holistischen Welterfahrung zugrunde liegende archaische Glaube – im Sinne eines nur kritiklos möglichen Fürwahrhaltens des Vorgegebenen inklusive der Vorstellung, dass sich der Schwache und Kranke dem Gesunden und Mächtigen unterwerfen muss – verloren gegangen, und zwar unwiederbringlich. Selbst wenn er es wollte, der moderne Mensch könnte nicht mehr zu diesem ungebrochenen Glauben an ein schreckenerregendzauberhaftes All zurückfinden.[28]

Bester Beweis für diesen unwiederbringlichen Verlust des holistisch-traditionellen Glaubens ist die gegenwärtige therapeutische Ineffizienz von in solchem Daseinsvollzug fussenden symbolischen Heilungsriten wie das katholische Exorzismusritual, dessen Heilwirksamkeit in den westlichen Gesellschaften seit rund 350 Jahren rapide, bis hin zur therapeutischen Kontraproduktivität, abnimmt.[29] Auch die auf dem boomenden Esoterikmarkt angebotenen so genannten Alternativtherapien beweisen den unwiederbringlichen Verlust dieses holistisch-traditionellen Glaubens. Denn diese so genannten sanften New-Age-Heilmethoden basieren mehrheitlich augenscheinlich nicht auf liturgisch-ritueller Interaktion mit schicksalsbestimmenden, personenhaft-numinosen Wesen aus der so genannten Übernatur, fussen weniger auf einer symbolischen Wirksamkeit im Sinne von Lévi-Strauss denn auf einer technisch-mechanischen Weltanschauung: Bachblüten, Edelsteine, kosmische Energien usw. sind nicht holistisch-personenhafte, sondern naturgesetzmässig-antlitzlose Wirkkräfte. Im Glauben ihrer Anhänger funktionieren sie im Grunde genau so wie jene Medizin, welche sie ersetzen wollen, mit der gleichen Zielsetzung und nach den gleichen mechanisch-kausalistischen Gesetzen, nur eben auf einem anderen Register, mit dem Adjektiv «alternativ» vor dem auch für diese Therapien offensichtlich unabkömmlichen Zauberwort «Wissenschaft».

Crédulité

Nicht wenige dieser so genannten alternativmedizinischen Therapien funktionieren offenbar auch nur im Glauben ihrer Anhänger, denn im Gegensatz zum genuin traditionellen wie auch zum klassisch-wissenschaftlichen Therapieansatz konnte die Heilwirksamkeit vieler so genannter esoterischer Praktiken bislang nicht empirisch sichergestellt werden. Es muss daher also die Frage gestellt werden, inwiefern wir es bei den Anhängern einer bestimmten Heilungsesoterik nicht mit einem *Glauben* zu tun haben, der einem *willkürlichen Fürwahrhalten bar jeder Vernunft* gleichkommt. Auch hier gälte es sicher noch zu unterscheiden. Das menschlich so verständliche, auf eine gewisse Art von Hoffnungsglauben beruhende «Sich-an-jeden-Strohhalm-Klammern» in Situationen äusserster Verzweiflung mag zwar oftmals enttäuscht werden, ist jedoch vielleicht nicht jedes Mal gleichzusetzen mit jenem Glauben an die schier unglaublichen, wundersamen Glücksverheissungen mancher Alternativanbieter, deren Exklusivitätsanspruch darüber hinaus oftmals jeglichen Rekurs auf andere Heilmethoden (die gängige Medizin) verbietet. In diesem Falle hätten wir es dann mit Glauben als Illusion zu tun, möglicherweise identisch mit kindlich-magischem Denken und holistisch-regressiven Heileweltphantasien. In der Tat müssen wir uns bewusst sein, dass die Frage «Kann der Glaube heilen?» wie keine andere nolens volens an unsere phantasmatischen Allmächtigkeitsvorstellungen appelliert: Glaube als Zauberwort zur Erfüllung eines Wunschdenkens, dem keine Grenzen mehr gesetzt sind. Kein Wunder, dass solch ein uneingeschränkter Machbarkeitsglaube verlockend ist,[30] kein Wunder aber auch, dass solch ein Glaube schwerlich heilen kann, sondern vielmehr vielleicht selbst geheilt werden müsste.

Über Grenzgebiete und deren Grenzen

Nochmals unterschiedlich gelagert erscheint der Fall des *Glaubens an die Heilwirksamkeit von* im Vergleich zur vorherrschenden Therapiemethodik als *«aussergewöhnlich» zu bezeichnenden Wirkkräften*,[31] auf die besonders in ländlichen Gegenden die Menschen seit Jahrhunderten vertrauen beziehungsweise vertrauen mussten. Denken wir hier zum Beispiel an die komplementär zur Schulmedizin sich verstehenden Appenzeller Volksheiler, deren Heilerfolge offenbar selbst von Ärzten anerkannt und anempfohlen werden.[32] In ihrer Therapie kombinieren besagte Gebetsheiler offensichtlich allgemein-christliches Gebet an Gott, Besprechung der Krankheit mithilfe spezifischer Formeln (das eigentliche Heilungsgebet), Einfügung in Naturvorgänge (wie zum Beispiel die Mondphasen), adäquate soziale Interaktion und Einsatz gegebenenfalls vorhandener personengebundener Heilungsfähigkeiten.[33]

An solche aussergewöhnliche, personengebundene Heilungskräfte kann man allerdings bloss glauben, insofern deren spezifische Wirkweise nicht in bisher gängige wissenschaftliche Erklärungsmodelle zu passen scheint und insofern man

Glauben als Gegensatz zum wissenschaftlich gesicherten Kausalwissen auffassen will. «Dennoch verbietet eine prinzipielle Offenheit für andersgeartete [...] Einsichten das Anlegen zeitgebundener orthodoxer Scheuklappen. Eine jahrtausendealte Menschheitserfahrung kann man nicht deshalb nur ausser acht lassen, weil sie nicht in ein positivistisches Wissenschafts- und Forschungsbild passt.»[34]
Getreu ihrem epistemologischen Kompetenzfeld müssen diese Phänomene allerdings von der Profanwissenschaft naturgemäss mit innerweltlichen, wissenschaftlich verifizierbaren Deutungsmustern angegangen werden. Charcot hat also Recht, wenn er schreibt: «Diese Fälle wie all die anderen auch zeigen klar, dass die Heilung, wird sie nun als übernatürlich bezeichnet oder nicht, welche unter dem Einfluss des *faith-healing* stattfindet, Naturgesetze befolgt, und diese sind um so offensichtlicher, als man in der Untersuchung der Fakten voranschreitet.»[35] Doch wäre es falsch, darob eine theologisch-gläubige Deutung des Heilungsgeschehens invalidieren zu wollen: «Theologische Konstrukte und Deutungen [...] sind für uns im ‹Diesseits der Wissenschaften› und ihre Forschungsstrategien mit ihren auf natürliche Ursachenketten ausgerichteten Blickwinkeln weder verifizierbar noch falsifizierbar. Sie übersteigen operationalisiert überprüfbare Hypothesen.»[36] Rein innerweltliche Erklärungsmodelle ihrer Heilungserfolge können also nicht den Glauben der Gebetsheiler invalidieren, es sei Gott, der durch sie hindurch wirke. Zumal ja nach kirchlichem Glauben Gott auch durch das profane menschliche Tun hindurch handelt. «Je le pansay, et Dieu le guarist» – «Ich behandelte ihn, und Gott heilte ihn», so lautete das Credo des grossen Chirurgen Ambroise Paré (ca. 1509–1590), dem die Medizin bahnbrechende technische Erneuerungen verdankt.[37] Der christliche Glaube, dass Gott es ist, der heilt, bedingt also keineswegs die Abkehr vom Glauben an die wissenschaftliche Medizin – ganz im Gegenteil!

Ich tue dir den Gefallen, falls ich dir gefallen tue

Die gerade bei unkonventionellen Heilmethoden heiss diskutierte Frage nach der Rolle des «Daranglaubens» als Heilungsfaktor verweist auf die Wirkweise des *Placebo*. Dabei hat der Begriff «Placebo», so lehren uns die Mediziner, seinen Ursprung in der Liturgie[38] und ist auf Umwegen dazu gekommen, in der Medizin die therapeutische Wirkung eines Falsums zu bezeichnen, welches aber von seinen Anwendern (Patienten und gegebenenfalls auch Ärzten) nicht als solches erkannt und deshalb angewendet wird im Glauben, es mit einem Aktivum, einem pharmazeutisch wirksamen Präparat, zu tun zu haben. Die Wirksamkeit solcher in der Arzneimittelforschung systematisch zur Anwendung kommenden Placebos fusst deshalb letztendlich im rationalen, schulmedizinischen Glauben an die wissenschaftlich bestätigte Wirkung von pharmazeutisch aktiven Substanzen. Dieser Glaube kann im konkreten Fall teilweise auch ohne seinen Gegenstand – das heisst die Wirkstoffe – heilen, anscheinend jedoch deutlich begrenzter als beim realen Vorhandensein der entsprechenden Arznei. Unter Placebo sollen sogar – teilweise dramatische – unerwünschte Arzneimittelwirkungen auftreten können.[39] Hier kann der Glaube also offenbar nicht nur heilen.

Spero, ergo sum

Doch in der Tat: beruht nicht letzten Endes die Anwendung der klassischen Medizin in wesentlichem Masse auf Glauben? Genauer gesagt auf den *Glauben als Hoffnung?* Hoffnung zuerst einmal daran, dass das Leben nach der Heilung besser sein wird als das Leben davor: ohne diesen Glauben wäre die Heilung ja unerwünscht … Dann aber auch auf Glauben im Sinne von anamnetisch begründeter Hoffnung, das heisst gründend auf vorheriger Beobachtung und Erfahrung von Heilung sowie dem Glauben an eine diesbezügliche gesetzmässige Ordnung innerhalb der Natur.[40] Auch in der modernen Medizin hoffen Arzt und Patient, genauso wie der Schamane und seine Kranke, dass die anzuwendende Therapie, welche in vorherigen Fällen Wirkung gezeigt hat, dies auch im vorliegenden Fall tun wird.

Glaubensmacht – Machtglauben

Der Hoffnungsglaube ist dabei umso grösser, als den Heilungsagenten – dem Arzt und der Arznei – vermehrte Wirkmächtigkeit zugestanden wird. Dies ist ein anderer Aspekt des Glaubens: *Glauben als Machtzugeständnis,* als Vertrauensetzen in eine andere Person. Diesbezüglich befindet sich der Arzt heutzutage jedoch mit einem spürbaren Vertrauensverlust konfrontiert, genauso wie signifikanterweise auch der Priester. Doch ohne Macht des Heilers keine Heilung des Patienten: nichts ist für den Kranken schlimmer als ein Therapeut, der nicht selbstsicher auftritt, wobei Überheblichkeit auch als Fehlen echter Selbstsicherheit gewertet werden darf.[41] Kranke, Leidende vollziehen eine psychische Regression und deshalb, ähnlich kleinen Kindern, wollen und in einem gewissen Sinn auch müssen sie, um gesunden zu können, zeitweise glauben, der Heiler habe alle Macht, sie zu heilen.

Was uns von der Frage nach dem Glauben des Patienten auf die Frage nach dem Glauben des Heilers verweist. Als Charcot den Glauben «als diese Kraft, welche der Geist über den Körper besitzt», definierte, dachte er nicht nur an den Glauben des Kranken, sondern auch an den wissenden Glauben des Arztes bezüglich der

Wirksamkeit der Glaubensheilung («faith-healing»): und ebenjener Glaube des Heilers ist es ja, welcher nach Art eines Napoleon den pathogenen Geist des Kranken quasi bezwingen und besiegen soll. Dies klappt umso besser, als der Kranke einen sozusagen abgöttischen Glauben in die Allmächtigkeit des Arztes hat. Genüsslich zitiert Charcot in «La Foi qui guérit» einen amerikanischen Kollegen, welcher den Heilerfolg seiner «psychischen Behandlung»[42] einer Brustkrebspatientin wie folgt begründet: "Like all women of similar temperament, she had a fetich-like-faith in her regular medical attendant."[43]

Glaube, Liebe, Hoffnung

Wobei jedoch gerade bei Fetischdoktoren der heilträchtige Glaube des Heilers sich nicht unbedingt auf herrisches Gebieten oder manipulatorische Suggestion reduzieren lässt: indem er sich stundenlang, unter Aufbietung all seiner Kräfte und bis zum Rand der Erschöpfung, um die Kranke bemüht und gegen die bösen Mächte ankämpft, nimmt der Schamane sozusagen das Leiden der Kranken auf sich. Diese braucht deshalb an den Heilungswillen des Schamanen nicht blindlings zu glauben, dieser wird ihr auch handfest spürbar gemacht. Der Schamane gibt ihr unmissverständlich zu verstehen, dass er an eine Heilung glaubt, und unterstützt damit wirksam den Heilungsglauben – im Sinne von Heilungsverlangen und Heilungsfähigkeit – der Patientin. Der am Beginn der Therapie stehende gemeinsame *Glaube* von Heiler und Kranken, *dass das Gute stärker ist als das Böse, konkret erfahrbar* in einer Art Schicksalsgemeinschaft zwischen den beiden, kann somit als tiefere Ursache der Heilung gedeutet werden.

Die konkrete Erfahrung eines genuin selbstlosen Einsatzes zum Wohle der Kranken kann nicht nur Patienten, sondern allenfalls auch Therapeuten zum Glauben an die Wahrhaftigkeit der Heilkunst bringen. Claude Lévi-Strauss beschreibt den Fall eines Schamanen, der als abgebrühter Verächter der eigenen Zunft – deren effektive Heilwirksamkeit nur auf illusionistischen Taschenspielertricks fusst und nicht, wie sie Uneingeweihte glauben lässt, in der Bezwingung krankheitsverursachender Ungeheuer – nichtsdestotrotz an die Existenzmöglichkeit echter, übernatürlich wirkender Schamanen glaubt, seit er einmal auf einen Kollegen stiess, der denen, die er geheilt hatte, nicht erlaubte, ihn zu bezahlen und den man niemals lachen sah.[44]

Dennoch haben wir es in den genannten Fällen nicht mit einer Heilung durch Glauben im christlichen Sinne zu tun: Beim Schamanen wie beim Arzt fusst die Therapie in einer angeeigneten Naturbeherrschung, denn auch die symbolische Wirksamkeit ist eine Technik, deren Gelingen primär vom Können des Heilers (und unbewusst des Kranken) und nicht vom freien Entscheid eines angerufenen

Gottes abhängt. Der Schamane inszeniert denn auch die Heilung, an die der Kranke glauben und deshalb genesen soll; niemals jedoch der christliche Beter, welcher angesichts einer Unheilssituation immer nur den hoffenden Glauben an Gott, nicht jedoch dessen schon erlangte Früchte zum Ausdruck und damit zum Eindruck bringen will.[45]

Kann der christliche Glaube heilen?

Spätestens hier stellt sich dann die Frage, ob denn Glauben im christlichen Sinn überhaupt heilen könne. Doch sei zuerst einmal eine Gegenfrage erlaubt: ist hier nicht die Therapie gerade jene Krankheit, als deren Therapie sie sich ausgibt? Anders gefragt: Ist der Glaube an Gott nicht an sich schon Symptom jener Krankheit, von dem der Glaube heilen will? Eine derartige Ideologie mag zwar noch vereinzelt vertreten werden,[46] aber die auf diesem Kongress gestellte Frage «Kann der Glaube heilen?» will doch wohl kaum den Glauben als zu heilende Krankheit verstanden wissen.

Geläufiger ist dann schon der Vorwurf, der religiöse Glaube könnte die Gesundheit gefährden. Meistens wird in diesem Kontext an die Verursachung nicht von physischen, sondern von psychischen Krankheiten gedacht, etwa an so genannte ekklesiogene Neurosen, welche man oftmals auf den christlichen Glauben als solchen zurückführen will. Doch getreu der wissenschaftlichen Methodik gilt es auch diese Frage anhand der Logik der Kausalität zu lösen: haben Geisteskrankheiten (und vom kranken Geist verursachte körperliche Funktionsstörungen) neben organischen klar innerpsychische Ursachen – was ja zumindest seit der Entdeckung des Unbewussten als gesichert gelten dürfte[47] –, so können diese nicht vom Glauben als vertrauensvolles Verlangen nach einem transzendenten Gott verursacht werden.

Aus dem gleichen Grund können sie aber dann auch nicht vom christlichen Glauben geheilt werden, wiewohl der Glaube und seine Ausübung die Pathologie und deren Entwicklung positiv oder negativ beeinflussen können.[48] Wie die bittere Erfahrung sowohl der frommsten Psychiater als auch der geduldigsten Seelsorger lehrt, lassen sich Depressive beispielsweise nicht durch Unterweisung im Glauben an den lieben Gott heilen.[49] Jedoch kann die dialogisch-spirituelle und liturgisch-rituelle Begleitung von Kranken eine wichtige Stütze in deren Leidensminderungs-, ja Heilungsprozess sein, da der christliche Glaube in den nämlichen Voraussetzungen wie die psychische Gesundheit fusst: Sinn für Wahrheit und Liebe zum Leben.[50]

Bedingung für solch einen positiven Unterstützungseffekt ist deshalb jedoch, dass der gelebte Glaube nicht pervertiert wird durch die psychische Pathologie des

Patienten beziehungsweise durch entsprechendes Fehlverhalten des Seelsorgers. Der Glaube wirkt nämlich nicht unabhängig von den Glaubenden, und seine im Prinzip anthropologisch positiven Potenzialitäten gewähren nicht, dass Seelsorger etwa automatisch ausschliesslich nur Gutes bewirken können, ganz im Gegenteil: «Dazu bestimmt, den Menschen zu retten, seine Unversehrtheit zu fördern, seine wesentlichen Ressourcen freizusetzen, besitzt die sich verfälschende Religion die gefährliche Macht, den kranken Menschen in seiner neurotischen Selbstverstümmelung zu bestärken.»[51] Nur ein gesunder Geist kann einem kranken zur Heilung verhelfen beziehungsweise einen gesunden gesund erhalten: diese Binsenwahrheiten gelten auch für die kirchliche Pastoral, wo es sinnlos und gar schädlich wäre zu glauben, pathologische Persönlichkeitsstrukturen könnten in ihrer potenziellen Ansteckungsgefahr durch Heiligkeit kompensiert oder gar geheilt und dadurch selbst noch therapeutisch wirksam werden. Zumal Gesundheit und Heiligkeit nach christlicher Auffassung nicht identisch sind. So können auch Heilige krank und unter Umständen auch psychisch krank sein: die Kirchengeschichte liefert zweifelsohne entsprechende Fallbeispiele.[52] Deshalb genügt nicht ein starker Glaube und ein guter Wille, um in der Seelsorge und besonders bei psychisch Kranken heilbringend tätig werden zu können: besondere persönliche anthropologische Begabungen sind verlangt, welche dann jedoch auch noch eifrig geschult, genährt und supervidiert werden müssen.[53]

Der christliche Glaube kann deshalb im besten Falle als Adjuvans, nicht aber als Erstursache einer psychischen beziehungsweise psychosomatischen Heilung bezeichnet werden. Also: Kann der christliche Glaube im therapeutischen Sinne heilen? Nein. Hilft der Glaube heilen? Ja, unter gewissen Voraussetzungen.

Will der christliche Glaube heilen?

Doch stellt sich dann unausweichlich die Frage, ob der Glaube überhaupt heilen will. Antwort auf diese Frage findet der Beobachter, sei er nun Anthropologe oder Theologe, logischerweise in der teilnehmenden Beobachtung beziehungsweise der beobachtenden Teilnahme am erklärtermassen höchsten Handeln der Kirche: nämlich der Liturgie, dem rituellen Gebet der Kirche. Ist doch «die Liturgie der Höhepunkt, dem das Tun der Kirche zustrebt, und zugleich die Quelle, aus der all ihre Kraft strömt».[54] Deshalb ist ja gerade die Liturgie als sozusagen kosmische Glaubensperformance, als ganzheitlicher Darstellungsvollzug des kirchlichen Glaubens eine theologisch-dogmatische Erkenntnisquelle ersten Ranges.[55]

Interessanterweise findet sich in der Liturgie selbst keine einzige Zeremonie, welche sich offenkundig «Heilungsritus» nennt.[56] Auch unter dem Stichwort «Krankheit» sucht man vergebens nach einem Ritus: Fündig wird man nur beim

Begriff «Kranke». Offensichtlich steht also weder die Heilung noch die Krankheit im Interessenfokus der Liturgie, sondern der kranke Mensch.[57]
Diesem hat die Kirche sogar ein eigenes Sakrament gewidmet: die Krankensalbung,[58] welche bis vor 40 Jahren unter dem Begriff «Letzte Ölung» eher als «Sterbesakrament» aufgefasst worden ist. Das Rituale beschreibt seine Kernhandlung wie folgt: «Das Sakrament der Krankensalbung wird jenen gespendet, deren Gesundheitszustand bedrohlich angegriffen ist, indem man sie auf der Stirn und auf den Händen mit ordnungsgemäss geweihtem Olivenöl [...] salbt und dabei einmal folgende Worte spricht: ‹Per istam sanctam unctionem et suam piissimam misericordiam adiuvet te Dominus gratia Spiritus Sancti, ut a peccatis liberatum te salvet atque propitius allevet› (‹Durch diese heilige Salbung helfe dir der Herr in seinem reichen Erbarmen, er stehe dir bei mit der Kraft des Heiligen Geistes: Der Herr, der dich von Sünden befreit, rette dich, in seiner Gnade richte er dich auf.›).»[59] Die Vorbemerkungen zum Ritus erklären die Wirkung des Sakramentes wie folgt: «Dieses Sakrament gewährt dem Kranken die Gnade des Heiligen Geistes, durch die der ganze Mensch Hilfe zum Heil erfährt: Er wird gestützt im Vertrauen auf Gott und gestärkt gegenüber den Versuchungen des Bösen und der Angst vor dem Tod. So wird er instand gesetzt, das Übel der Krankheit tapfer zu ertragen, ja sogar dagegen anzukämpfen und die Gesundheit wiederzuerlangen, wenn dies seinem geistlichen Heil dienlich ist. Ausserdem bringt das Sakrament die Vergebung der Sünden, sofern dies nötig ist, und stellt die Vollendung der christlichen Busse dar.»[60] Das Rituale vollzieht also eindeutig eine Unterscheidung zwischen «geistlichem Heil» und «Gesundheit», sieht Ersteres, also eine tiefere Vertrauensverbindung mit Gott, als eigentliche Zielsetzung des Ritus, der gegenüber die Heilung als eventuelle Nebenwirkung völlig untergeordnet ist.[61]
Deshalb definiert das Kirchenrecht die Liturgie, das rituelle Gebet der Kirche, auch als *munus sanctificandi*, als «Heiligungsdienst der Kirche»:[62] es geht in der Liturgie darum, den Menschen zu heiligen,[63] dass heisst, den Menschen Gott, dem «Quell aller Heiligkeit»,[64] näherzubringen. Dies impliziert auch, den Menschen zu heilen von der durch Unwissenheit und Sünde bewirkten Entfremdung Gott gegenüber. Solches geschieht auf vorzüglichste Weise in den Sakramenten, welche laut Thomas von Aquin der menschlichen Natur angepasste und ebendeshalb heilsnotwendige, körperlich-sinnliche Vollzüge sind: Der menschlichen Zuneigung für das Körperlich-Sinnliche, so Thomas, «war es entsprechend, dass Gott durch körperliche Zeichen den Menschen eine geistige Arznei reichte».[65] Diese sakramental-körperliche Heilung *des* Glaubens ist also in doppelter Hinsicht genau das Gegenteil von Charcots Heilung *durch* den Glauben «als diese Kraft, welche der Geist über den Körper besitzt». Liturgie ist spirituelle Therapie durch körperliche Zeichen – und nicht körperliche Therapie durch spirituelle Zeichen.

Nur sinnlich-körperliche Zeichen können den Unglauben heilen. Deshalb heisst es in der Liturgie auch nicht: «Glaubt!» sondern: «Kostet und seht, wie gut der Herr ist!»[66] Diese liturgisch-sinnenhafte Vergegenwärtigung der Heilstat Christi besteht in der symbolischen Vollzugsdarstellung der Allgüte und der Allmächtigkeit Gottes, welcher die Menschen, die an ihn glauben, retten will und retten kann. Deshalb auch ist es für den Menschen besser, um des Gottesglaubens willen zu leiden und zu sterben, als diesen und damit sich selber und die ganze Menschheit aufzugeben. Und genau das hat Jesus durch seine Passion und seine Auferstehung bezeugt. Das Gedächtnis an Jesu Leiden soll also nicht primär dazu dienen, die Menschen zur Annahme ihres krankheitsbedingten Leidens zu motivieren, sondern zur Annahme eines durch Gottestreue bedingten Leidens – und dies ist ein gewichtiger Unterschied: die Lehre vom Leiden Christi ist eine theologische, nicht eine therapeutische, so menschlich hilfreich die mannigfaltigen anthropologischen Konsequenzen der gläubigen Rezeption dieser theologischen Offenbarung auch sein mögen.

Der Glaube – und das liturgische Gebet als leiblich-vernunftgemässe Ausdruckshandlung des Glaubens – will also Heiligkeit und nicht im medizinisch-psychotherapeutischen Sinne Heilung. Was nicht sagen will, dass der Glaube darob die Gesundheit vernachlässigt hätte, ganz im Gegenteil. Die moderne westliche Medizin hat ihren Ursprung in der Klostermedizin, genauso wie unser zeitgenössisches Versorgungssystem seinen Ursprung in den Ordensspitälern hat.[67] Medizingeschichte und Kirchengeschichte sind in diesem Sinne mehr als nur ein Stück weit identisch. Historisch gesehen muss deshalb mit Verweis auf das moderne Sanitätswesen die Frage «Kann der Glaube heilen?» uneingeschränkt positiv beantwortet werden.

Der Blick auf die Klostermedizin kann heute für alle am Heilungsprozess Beteiligten auch noch unter einem anderen Gesichtspunkt aufschlussreich sein, haben wir es doch hier mit einem ganzheitlichen Heilungskonzept zu tun, welches Heil und Heilung weder trennt noch gleichsetzt, sondern in Bewahrung ihrer Unterschiedlichkeit vereint.[68] Man könnte sagen, dass hier, sozusagen getreu der Devise «Ora et labora», sowohl für und mit den Kranken gebetet als auch alle medizinischen Mittel für deren Heilung angewendet wurden. Das höchste Gebot des Christentums – Du sollst den Herrn, deinen Gott, lieben mit ganzem Herzen, ganzer Seele und mit all deinen Gedanken, und deinen Nächsten wie dich selbst[69] – hatte grundlegende Folgen für die öffentliche Krankenpflege. Auch die profane Krankenbehandlung – «profan» im etymologischen Sinne von «vor dem Heiligtum» – verdankt ihre Verbreitung in wesentlichem Masse dem christlichen Glauben: Nicht im Gebetsraum, sondern vor dem Gebetsraum wird therapiert, wird geheilt, in einer Einheit ohne Trennung noch Vermischung von Heil und Heilung, von Ewigem und Zeitlichem, von Gottesdienst und Menschendienst, fussend im

Glauben an die Einheit ohne Trennung noch Vermischung von Gott und Mensch in der Person Jesu Christi. Deshalb ist sowohl die Gleichschaltung wie das Gegeneinanderausspielen von Medizin und Gebet, Glaube und Therapie unsinnig, wollen sich beide doch an unterschiedliche Ebenen des Menschen richten. Getreu dem höchstem Gebot betet der Christ vor allem einmal, um Gott und damit zugleich spezifisch auch dem Nächsten und sich selber näher zu sein. Zu diesem Zweck auch betet er etwa den Rosenkranz – und nicht um in den Genuss der anscheinend experimentell messbaren positiven Auswirkungen des Rosenkranzgebetes auf das neurovegetative Nervensystem zu gelangen.[70] Christliches Gebet als vernunftvolle Formulierung des menschlichen Glaubens richtet sich an Gott, den Urheber des menschlichen Glaubens; und auch wenn es Gott um Heilung bitten mag, so konzentriert sich doch auch das leiblich-liturgische Gebet nicht auf den kranken Körper, um sozusagen paranormal die Aktivierung jener «Kraft, welche der Geist über den Körper besitzt», zu bewirken. Ersteres ist Glauben an Gott und geistliche Übung, Letzteres Glauben an therapeutische Kausalität und mentale beziehungsweise psychosomatische Übung, und eins darf nicht mit dem anderen gleichgesetzt werden, will man beider Nutzen bewahren. Könnte der Glaube an Gott physisch und psychisch direkt kausal heilen, so bräuchte es diese Unterscheidungen nicht: jeder Gläubige wäre sein eigener oder des Nächsten Arzt und jeder Kranke ein Ungläubiger. Genau dies aber lehrt das höchste Tun der Kirche nicht.

Wer an seinem Leben hängt, verliert es (Jn 12, 25)

Dass im Buch der Feier der Krankensakramente zugleich auch schon die liturgische Begleitung Sterbender aufscheint, ja diesen sogar doppelt so viele Kapitel gewidmet werden als den Kranken,[71] deutet darauf hin, dass es den Gläubigen offenbar weniger darauf ankommen will, um alles in der Welt von Krankheit geheilt und vor dem Tode bewahrt zu werden, als vielmehr heil durch diese unumgänglichen Rites de Passage der menschlichen Existenz hindurchzugelangen. Nicht Bewahrung vor dem Tod, sondern geglücktes Sterben ist das, worauf es dem Glauben letztendlich offenbar ankommt.

Könnte dies nicht auch eine neue alte Herausforderung für das Spital darstellen: ein Ort zu sein, wo man nicht nur in den Genuss der Wiederherstellung der Gesundheit, sondern auch in den Genuss eines guten Todes kommen könnte? Wo man nicht imperativ gesund werden muss, sondern auch krank sein und schliesslich sterben darf? Wo es eine Daseinsberechtigung nicht nur für Heiler, sondern auch für Pfleger und für Begleiter gibt? Wo vielleicht auf eine ganz bestimmte Art auch jener Glaube durchscheinen kann, mit dem Paulus ausruft: «Tod, wo ist dein Sieg?»[72]

Anmerkungen

1 Jean Martin Charcot: La Foi qui guérit, Erstveröffentlichung 1892, zitiert nach ders., Paul Richer: Les démoniaques dans l'art, Paris 1984, S. 111–123, hier S. 111: «La question n'est pas de celles qui puissent me laisser indifférent. Elle intéresse d'ailleurs tout médecin, le but essentiel de la médecine étant la guérison de malades sans distinction dans le procédé curatif à mettre en œuvre. Dans cet ordre d'idées, la *faith-healing* me paraît être l'idéal à atteindre, puisqu'elle opère souvent lorsque tous les autres remèdes ont échoué.»

2 Vgl. Émile Zola: Mes voyages. Lourdes. Rome. Journaux inédits, Paris 1958.

3 Vgl. Patrick Dondelinger: Die Visionen der Bernadette Soubirous und der Beginn der Wunderheilungen in Lourdes, Regensburg 2003.

4 Vgl. Théodore Mangiapan: Les guérisons de Lourdes. Étude historique et critique depuis l'origine à nos jours, o. O. [Lourdes] 1994. Erst nach einer um 1905 erfolgten Intervention Papst Pius' X. – der seinen Leibarzt als Ad-hoc-Botschafter einsetzte – wurden die Kompetenzen dahingehend abgegrenzt, dass die Ärzte bloss die medizinische Aussergewöhnlichkeit der Heilung festzustellen haben, die Feststellung eines vorliegenden Wunders aber in den Verantwortungsbereich der Kirche fällt. Heute zeichnet sich die Tendenz ab, eine Lourdesheilung nicht mehr als unbestreitbare, gottgewirkte Durchbrechung der Naturgesetze, sondern als Zeichen in den Augen der Gläubigen zu betrachten; vgl. Patrick Dondelinger: Retour du merveilleux dans l'Église?, in: ders. (Hg.): Faut-il croire au merveilleux? Actes du colloque de Metz, Paris 2003, S. 11–37.

5 «La guérison, d'apparence particulière, produit direct de la *faith-healing*, que l'on appelle communément en thérapeutique du nom de miracle, est, on peut le démontrer, dans la majorité des cas, un phénomène naturel qui s'est produit de tout temps, au milieu des civilisations et des religions les plus variées, en apparence les plus dissemblables, de même qu'actuellement on l'observe sous toutes les latitudes. Les faits dits miraculeux, et je n'ai pas la prétention d'exprimer ici rien de bien neuf, ont un double caractère: ils sont engendrés par une disposition spéciale de l'esprit du malade; une confiance, une crédibilité, une suggestibilité, comme on dit aujourd'hui, constitutives de la *faith-healing* dont la mise en mouvement est d'ordre variable. D'autre part, le domaine de la *faith-healing* est limité; pour produire ses effets, elle doit s'adresser à des cas dont la guérison n'exige aucune autre intervention que cette puissance que possède l'esprit sur le corps.» Charcot (wie Anm. 1), S. 112.

6 Zur Hysterie als nosologisches Konstrukt sowie reduktionistisches Erklärungsmodell für Religion schlechthin vgl. Georges Didi-Huberman: Invention de l'hystérie. Charcot et l'Iconographie photographique de la Salpêtrière, Paris 1982; Mark S. Micale: Approaching Hysteria. Disease and Its Interpretations, Princeton 1995 (besonders S. 260–284 das Schlusskapitel über Lourdes); Jan Goldstein: The Hysteria Diagnosis and the Politics of Anticlericalism in Late Nineteenth-Century France, in: Journal of Modern History 54 (1982), S. 209–239; Cristina Mazzoni: Saint Hysteria. Neurosis, Mysticism, and Gender in European Culture, Ithaca, London 1996.

7 Vgl. Diagnostische Kriterien des diagnostischen und statistischen Manuals psychischer Störungen DSM-IV, Göttingen, Bern, Toronto, Seattle 1998; anders jedoch in ICD-10 Diagnosenthesaurus. Alphabetische Sammlung von Krankheitsbegriffen im deutschen Sprachraum, verschlüsselt nach der internationalen statistischen Klassifikation der Krankheiten und verwandter Gesundheitsprobleme (ICD-10-SGB V, Version 1.3 – Stand Juli 1999), München, Jena 2000.

8 Vgl. die offiziellen Berechnungen des Heiligtums auf www.lourdes-france.org/fr/frbil01.htm.

9 Vgl. Patrick Dondelinger: Guérisons et miracles, in: Le Rosaire. Histoire du pèlerinage, Toulouse 1998, S. 19–40. Der Rückgang der Heilungen steht in engem Zusammenhang mit den Veränderungen der Anthropologie der Lourdeswallfahrten; vgl. Patrick Dondelinger: Le pèlerinage et le sacré, in: La vie spirituelle, septembre 1997, S. 479–502.

10 Als Beispiel eines deutschsprachigen Vulgarisationsartikels zur diesbezüglichen US-amerikanischen Forschungssituation, vgl. Beten und Heilung. Gebete im Dienste der Medizin, in: Medical Tribune 36, 16. Mai 2003, S. 4.
11 «[...] cette puissance que possède l'esprit sur le corps.» Charcot (wie Anm. 1), S. 112.
12 Vgl. zum Beispiel Katechismus der Katholischen Kirche, München, Wien; Leipzig; Freiburg; Linz 1993, §§ 27 ff.
13 Nach Thomas von Aquin, der hierin die Wesensbegründung der Liturgie sieht, wäre es vielmehr die sinnlich-körperhafte Materie, die Kraft über den menschlichen Geist besitzt; vgl. Thomas von Aquin: Summa theologica, III, q. 61, a. 1.
14 Vgl. Heinrich Denzinger: Kompendium der Glaubensbekenntnisse und kirchlichen Lehrentscheidungen ..., hg. von Peter Hünermann, 37. Aufl., Freiburg i. Br., Basel, Rom, Wien 1991.
15 Vgl. zum Beispiel Richard P. Sloan et al.: Should Physicians Prescribe Religious Activities?, in: The New England Journal of Medicine 342 (2000), S. 1913–1916; eine nicht alltägliche Autorengemeinschaft von Forschern auf dem Gebiete der Biomedizin und von Krankenhausseelsorgern verschiedener Konfessionen und Religionen. Ihre Grundaussage: "Religious officials and religious people in general should view with skepticism attempts to make religious activities adjunctive medical treatments. [...] Religion and science, and religion and medicine, exist in different domains and are qualitatively different" (ebd., S. 1915), löste heftigen Widerspruch unter einem bestimmten Typ von gläubigen Medizinern aus; vgl. die anschliessende Diskussion in: The New England Journal of Medicine 343 (2000), S. 1339–1342.
16 «Le thérapeute n'a pas à utiliser la religion en vue de guérir, sous peine d'induire chez son patient un esprit de calcul qui ne guérit en tout cas pas la véritable pathologie, mais qui fausse la foi religieuse.» Antoine Vergote: Religion, pathologie, guérison, in: Revue théologique de Louvain 26 (1995), S. 3–30, hier S. 23.
17 Bernhard Grom: Macht der Glaube gesund?, in: Materialdienst der Evangelischen Zentralstelle für Weltanschauungsfragen 64/10 (2001), S. 313–321, hier S. 314. Vgl. auch Bernhard Grom: Gesundheit und «Glaubensfaktor». Religiosität als Komplementärmedizin?, in: Stimmen der Zeit 216 (1998), S. 413–424, zu dem vielfach nachgewiesenen, jedoch bescheidenen statistischen Zusammenhang zwischen körperlicher Gesundheit und persönlicher Religiosität und dessen anthropologischen «Ursachenkomplexen»: «1. Religiös motiviertes Gesundheitsverhalten, 2. soziale Unterstützung durch die Glaubensgemeinschaft und 3. glaubensgestützte Stressbewältigung» (ebd., S. 417) – alles Faktoren, welche nicht direkt den Glauben als solchen, sondern ein (sekundär daraus abgeleitetes) psychosoziales Hygieneverhalten bezeichnen, wie man es gegebenenfalls auch bei nichtreligiösen Personen finden kann.
18 Die Frage nach dem Glauben als «Ursache», «Grund», «Faktor» etc. von Heilung bedarf grundlegender philosophisch-wissenschaftstheoretischer Analysen, die wir hier nur andeuten, nicht jedoch anstellen können, vgl. Edmund Runggaldier, Bernhard Irrgang: Art. «Kausalität, Kausalitätsprinzip, Kausalitätsgesetz», in: Lexikon für Theologie und Kirche, 3. Aufl., 1996, Bd. 5, Sp. 1378–1381. Wir sind uns daher einer gewissen Unschärfe und Mehrdeutigkeit der verwendeten Begriffe – allen voran auch «heilen» – voll bewusst.
19 Zur Frage des Weltbildes vgl. Antoine Vergote: Monde clos et entrouvert, in: Dondelinger (wie Anm. 4), S. 83–100.
20 Für eine umfassende historisch-kulturanthropologische Darstellung verschiedener Vorstellungs- und Praxismodelle vgl. zum Beispiel Heinrich Schipperges, Eduard Seidler, Paul U. Unschuld (Hg.): Krankheit, Heilkunst, Heilung, Freiburg, München 1978.
21 Immanuel Kant: Kritik der reinen Vernunft. Vorrede zur zweiten Auflage (1787), B, XXX.
22 Vgl. Claude Lévi-Strauss: Anthropologie structurale [1958], Paris 1978, S. 213 ff: «L'efficacité symbolique».
23 Claude Lévi-Strauss: Strukturale Anthropologie, Frankfurt a. M. 1967, S. 216 f.

24 Es sei daran erinnert, dass etwa im grössten Spital der Antike, dem griechischen Heiligtum Epidauros, der Heilgott Asklepios den dort inkubierenden Kranken im Traum zu erscheinen hatte: «Nur so, im Schlaf, geschahen in Epidauros die Heilungen: Der Gott kam in Person, schön und milde von Angesicht, begleitet von seinen Heilgehilfen und Tieren. Er ging von Lager zu Lager und fragte nach dem Leiden. Dann heilte er, durch Berührung mit der Hand, durch eine Operation, Medikamente oder Anweisungen, die er dem Kranken gab und die er tags darauf auszuführen hatte.» Antje Krug: Heilkunst und Heilkult. Medizin in der Antike [1985], 2. Aufl., München 1993, S. 133. Eine derartige religiöse Medizin gibt es seit dem Christentum nicht mehr: in seinen Spitälern wird mit profaner, von nichtreligiösen Gelehrten verabreichter Medizin geheilt; in seinen Heiligtümern, wie etwa in Lourdes, wird wenn überhaupt, dann nur nach dem Modus des unberechenbaren göttlichen Wunders geheilt, hereinbrechend als unbeherrschbare anthropologische Reaktion auf bewusst medizinisch unwirksame und therapeutisch unangemessene – ausschliesslich von Menschen unternommene! – Praktiken, wie etwa die Anwendung von chemisch neutralem (oder gar verseuchtem) Wasser, Kommunionempfang, oder eine Eisenbahnfahrt in einem Pilgerzug.

25 Vgl. Vergote (wie Anm. 16), S. 16 ff.

26 Vgl. Paulus im Römerbrief 8, 35–39: «Was kann uns scheiden von der Liebe Christi? Bedrängnis oder Not oder Verfolgung, Hunger oder Kälte, Gefahr oder Schwert? In der Schrift steht: *Um deinetwillen sind wir den ganzen Tag dem Tod ausgesetzt; wir werden behandelt wie Schafe, die man zum Schlachten bestimmt hat.* Doch all das überwinden wir durch den, der uns geliebt hat. Denn ich bin gewiss: Weder Tod noch Leben, weder Engel noch Mächte, weder Gegenwärtiges noch Zukünftiges, weder Gewalten der Höhe oder Tiefe noch irgendeine andere Kreatur können uns scheiden von der Liebe Gottes, die in Christus Jesus ist.» Man merke zudem, wie die Frohbotschaft des christlichen Glaubens die wirksame Verbindung mit Gott ist, nicht das Befreitsein von Leiden und Not. Vgl. auch Eph 1, 18–19, 22–23: «Er [Gott] erleuchte die Augen eures Herzens, damit ihr versteht […], wie überragend gross seine Macht sich an uns, den Gläubigen erweist durch das Wirken seiner Kraft und Stärke. […] *Alles hat er ihm* [Christus] *zu Füssen gelegt* und ihn, der als Haupt alles überragt, über die Kirche gesetzt. Sie ist sein Leib und wird von ihm erfüllt, der das All ganz und gar beherrscht.» Vgl. auch Kol 2, 15; 1 Petr 3, 22. Bei Bedarf zeigt die anthropologische Feldforschung in Kulturen, welche nicht durch einen jahrtausendealten Glauben an die Entsakralisierung und Dominierung des Kosmos durch Christus geprägt worden sind, wie tief greifend bis in das alltägliche Leben hinein dieser vom Christentum ausgelöste Entwicklungsprozess greift.

27 Max Weber: Die protestantische Ethik und der Geist des Kapitalismus [1905], 9. Aufl., Gütersloh 2000, S. 123. Der Ausdruck selbst wird Friedrich Schiller zugeschrieben. Laut Max Weber bringt der puritanische Protestantismus diesen Prozess der Entzauberung der Welt zum Abschluss, indem er lehrt, es gebe «überhaupt kein Mittel, die Gnade Gottes dem zuzuwenden, dem Gott sie zu versagen sich entschlossen hat» (ebd.). Es drängt sich allerdings die Frage auf, inwiefern die vom Protestantismus vertretene Lehre der Erwählung beziehungsweise der Reprobation (sichtbar am gesunden beziehungsweise entarteten innerweltlichen Verhalten der Menschen) nicht doch wieder die vom antiken Christentum gebrachte Einheit ohne Trennung noch Vermischung von Innerweltlichem und Transzendentem zugunsten der Vermischung aufhob, genauso wie eine andere von Max Weber ausgemachte Entwicklung des Protestantismus dies zugunsten der Trennung tat: «Verbunden mit der schroffen Lehre von der unbedingten Gottferne und Wertlosen alles rein Kreatürlichen enthält diese innere Isolierung des Menschen […] den Grund für die absolut negative Einstellung des Puritanismus zu allen sinnlich-*gefühls*mässigen Elementen in der Kultur […] und damit zur grundsätzlichen Abwendung von aller Sinnenkultur überhaupt» (ebd.). Sicher ist es kein Zufall, dass eine spezifische Kombinierung, ja Gleichsetzung von Religion und Therapie – über die missglückten Versuche der Ausarbeitung einer christlichen (reformierten) Psychiatrie vom Ende des 19. bis in die erste Hälfte des 20. Jahrhunderts, über den nochmals

verschiedenen Ansatz des Pastorensohnes C. G. Jung bis hin zu Pastor A. Boisen, dem Gründer des *pastoral counseling* in den USA (vgl. Vergote, wie Anm. 16, S. 6 ff.) – ihren Ursprung im protestantischen Milieu nahmen. Zudem vermag durch den therapeutischen Beweis ihrer rein immanenten Nützlichkeit für den Menschen die Religion vom Verdacht des Aberglaubens reingewaschen zu werden, welcher laut Max Weber für den Puritaner ja darin besteht, durch sakramentales Gebet an Gott in Erfahrung von dessen ewiger Heilsgnade gelangen zu wollen. Dementsprechend wäre auch das augenscheinlich so Sinnlich-Farbenfrohe der gegenwärtigen Alternativtherapien und Wellness-Praktiken zum Teil als Reaktion gegen jene puritanische Leibfeindlichkeit zu deuten, wie sie selbst in katholischen Liturgien schon ihren Einzug gehalten hat.

28 Vgl. die einzelnen Beiträge in Dondelinger (wie Anm. 4).
29 Vgl. Patrick Dondelinger: Die Praxis des Exorzismus in der Kirche, in: Concilium 34 (1998), S. 525–534; ders.: L'exorcisme des possédés selon le Rituel Romain et son interprétation ecclésiale dans l'Occident contemporain, Paris: Cerf (im Druck).
30 Sei die Technik, an die solchermassen geglaubt wird, nun «wissenschaftlich» oder «esoterisch».
31 Für diesbezügliche wissenschaftliche Annäherungsversuche sei an dieser Stelle nur auf die Ergebnisse entsprechender Forschungsprojekte des Instituts für Grenzgebiete der Psychologie und Psychohygiene in Freiburg im Breisgau (www.igpp.de) verwiesen.
32 Vgl. Roland Inauen: För Hitz ond Brand. Gebetsheilerinnen und Gebetsheiler in Appenzell Innerrhoden, in Walter Irniger (Hg.): Kräuter und Kräfte. Heilen im Appenzellerland, Herisau 1995, S. 47–69.
33 Vgl. Andreas Resch: Art. «Geistheilung, Geistiges Heilen», in: Lexikon für Theologie und Kirche, 3. Aufl., 1995, Bd. 4, Sp. 383 f., hier Sp. 384: «Die noch spärlichen Untersuchungen zur Effizienz der Geistheilung gestatten nur die Aussage, dass es eine kleine Zahl begabter Personen, eine Reihe von Spontanheilungen und ein Heer von fragwürdigen Heilern gibt. Die Wissenschaft ist hier mehr als gefordert.» Ähnliches gilt für die Nutzbarmachung so genannter unbekannter (schulwissenschaftlich nicht anerkannter) Naturkräfte, wie zum Beispiel der Radiästhesie, deren Zweckdienlichkeit zum Aufspüren von Krankheiten auch von katholischen Klerikern progagiert wurde; vgl. Richard Lioger: L'Église et la tradition ésotérique: l'exemple de l'abbé Mermet, in: Dondelinger (wie Anm. 4), S. 135–150.
34 Johannes Mischo, ehemaliger Leiter des Instituts für Grenzgebiete der Psychologie und Psychohygiene, in: Johannes Mischo, Ulrich J. Niemann: Die Besessenheit der Anneliese Michel in interdisziplinärer Sicht, in: Zeitschrift für Parapsychologie und Grenzgebiete der Psychologie 25 (1983), S. 129–194, hier S. 186. Für die grundsätzliche Deutung von aussergewöhnlichen Erfahrungen im Spannungsfeld zwischen Psychologie und Theologie siehe Johannes Mischo: Grenzphänomene im religiösen Kontext und ihre psychologischen Implikationen, in Andreas Resch (Hg.): Paranormologie und Religion, Innsbruck 1997, S. 1–26, sowie mit besonderem Bezug zu einer ganzheitsmedizinischen Betrachtung des Menschen Gerd Schallenberg: Dialog Gesundheit. Medizin am Ende des 20. Jahrhunderts, München 1992.
35 Charcot (wie Anm. 1), S. 120: «Ces cas et aussi tous les autres montrent bien que la guérison survenue sous l'influence de la *faith-healing* obéit à des lois naturelles, et celles-ci encore plus évidentes lorsqu'on pénètre plus avant dans l'analyse des faits.»
36 Vgl. Johannes Mischo, in: Mischo/Niemann (wie Anm. 34), S. 384.
37 Vgl. Paule Dumaître: Ambroise Paré. Chirurgien de quatre rois de France, Paris [1986].
38 Vgl. Thomas C. Gauler, Thomas R. Weihrauch: Placebo. Ein wirksames und ungefährliches Medikament?, München, Wien, Baltimore 1997, S. 3; Rituale Romanum Pauli V Pontificis Maximi jussu editum aliorumque Pontificum cura recognitum atque ad normam Codicis Juris Canonici accomodatum SSMI D. N. Pii Papae XII auctoritate ordinatum et auctum, Romae, Editio typica, 1952, Titulus VII, Caput IV (Officium Defunctorum), Ad Vesperas, I. Antiphona: «Placebo Domino in regione vivorum» [Ich will gefallen dem Herrn im Lande der Lebendigen] (Psalm 114 [116], 9).

39 Vgl. Gauler/Weihrauch (wie Anm. 38).
40 Dass solche Ordnungen seit Menschengedenken beobachtet werden, gibt in der Tat noch keine absolute Garantie, dass sie auch noch im nächsten Augenblick vorhanden sein werden ... Nicht zufällig ist offenbar religiöser Glaube, seit man ihn zurückverfolgen kann, primär Glaube an das Chaos gestaltende und den Kosmos erhaltende Gottheiten.
41 Vgl. Patrick Dondelinger: L'autorité dans les rites de guérison, in: Transversalités 72 (1999), S. 27–39.
42 «[...] un traitement dont l'élément psychique fit pour ainsi dire tous les frais.» Charcot (wie Anm. 1), S. 120.
43 Ebd.
44 Vgl. Lévi-Strauss (wie Anm. 22), S. 191–212: «Le sorcier et sa magie», hier S. 204 f.
45 Selbst im Exorzismusritus wird der Auszug des Dämons nicht eigentlich rituell inszeniert, während die Heilwirksamkeit des Schamanen augenscheinlich gerade in der Darstellung der besiegten Krankheit liegt.
46 Vgl. Vergote (wie Anm. 16), S. 4 ff. Vgl. auch Bernhard Grom: Religiosität: Neurose oder Therapie? Der Glaube auf dem Prüfstand von Psychologie und Lebensqualitätsforschung, in: Stimmen der Zeit 219 (2001), S. 30–42.
47 Vgl. mit besonderem Bezug auf die vorwissenschaftlich-religiösen Therapien die klassische Studie von Henri F. Ellenberger: The Discovery of the Unconscious. The History and Evolution of Dynamic Psychiatry, New York 1970.
48 Vgl. Vergote (wie Anm. 16), S. 23 ff., sowie fundamental Antoine Vergote: Dette et désir. Deux axes chrétiens et la dérive pathologique, Paris 1978.
49 Vgl. in diesem Sinne auch den Jesuiten und Psychiater Ulrich J. Niemann: Identität – Lebenssinn – Hoffnung. Ein Beitrag zur Suizidprophylaxe aus Sicht einer psychosomatischen Anthropologie und heutiger Pastoralmedizin, in: Markus W. Agelink, Thomas Zeit (Hg.): Identität, Lebenssinn, Hoffnung. Multidisziplinäres Management suizidalen Verhaltens. Ergebnisse einer Tagung der Evangelischen Kliniken Gelsenkirchen und der Katholischen Kliniken Ruhrhalbinsel Essen/Hattingen im September 2001, Gelsenkirchen 2002, S. 24–35.
50 Vgl. Vergote (wie Anm. 16), S. 28.
51 «Destinée à sauver l'homme, à promouvoir son intégrité, à libérer ses ressources essentielles, la religion qui s'altère a la dangereuse puissance de confirmer l'homme malade dans son automutilation névrotique.» Vergote (wie Anm. 48), verso.
52 Vgl. Xavier Thévenot: Déséquilibre psychique et sanctification, in: Prêtres diocésains 1300, mai 1992, S. 211–217.
53 Vgl. die liturgischen Bestimmungen zur Ausführung des Exorzismus über Besessene, das heisst jenes kirchlich einzigartigen, in religiöser Sprache gefassten (vorwissenschaftlichen) Heilungsritus für psychisch Kranke (vgl. Dondelinger, wie Anm. 29). Wobei das vorkonziliare Ritual zur Exorzistenweihe die Sache in seiner spezifischen dämonologischen Bildersprache auf den Punkt bringt: der Seelentherapeut kann nur von jenen Übeln heilen helfen, die er bei sich selber schon besiegt hat («Tunc enim recte in aliis daemonibus imperabitis, cum prius in vobis eorum multimodam nequitiam superatis.» Pierre Jounel: Les ordinations, Paris 1965, S. 48). Mit anderen Worten: theologischer Glaube allein genügt zur Heilungsfähigkeit nicht, es bedarf eines spezifischen anthropologischen Werdegangs.
54 Konstitution über die heilige Liturgie «Sacrosanctum Concilium» des 2. Vatikanischen Konzils vom 4. 12. 1963, § 10 (zum Beispiel in Denzinger, wie Anm. 14, S. 1160).
55 Vgl. Patrick Dondelinger: Der religionsanthropologische Ansatz in der Liturgiewissenschaft, in: Helmut Hoping (Hg.): Die Bedeutung der Liturgie für die Theologie. Aufgaben systematischer Liturgiewissenschaft. Beiträge der Tagung 18./19. 10. 2002 in Freiburg im Breisgau, Paderborn (im Druck).
56 Selbst der Heilungsritus des Exorzismus nennt sich bezeichnenderweise «Exorzismus», das

heisst «Beschwörung», er definiert sich von der angewandten Technik her, nicht von seiner Zielsetzung.
57 Auch die in der vorkonziliaren Liturgie deutlich ausdrücklicher vorhandenen Segnungen (eine schon hierarchisch untergeordnete Form von Liturgie) bei von Krankheit befallenem Vieh und bei von Plagetieren beziehungsweise Unwetter bedrohten Feldern usw. haben alle das Wohlergehen des Menschen in ihrer Zielsetzung, nicht eine Heilung um ihrer selbst willen.
58 Vgl. Die Feier der Krankensakramente. Die Krankensalbung und die Ordnung der Krankenpastoral in den katholischen Bistümern des deutschen Sprachgebietes. Herausgegeben im Auftrag der Bischofskonferenzen Deutschlands, Österreichs und der Schweiz sowie der (Erz-)Bischöfe von Bozen-Brixen, Lüttich, Luxemburg und Strassburg, 2. Aufl., Solothurn, Düsseldorf; Freiburg, Basel; Regensburg; Wien; Salzburg; Linz 1993.
59 Paul IV.: Apostolische Konstitution über das Sakrament der Krankensalbung, in: Die Feier der Krankensakramente (wie Anm. 58), S. 12.
60 Die Feier der Krankensakramente (wie Anm. 58), S. 15, n. 6.
61 Gleiches tun auch die Krankensegnungen im Benediktionale, dem Buch der kirchlichen Segnungen; vgl. Benediktionale. Studienausgabe für die katholischen Bistümer des deutschen Sprachgebietes, Einsiedeln, Zürich; Freiburg, Wien 1979, Nr. 19, S. 102 ff. Wenn im Gebet zur Weihe des Krankenöls (vgl. Die Feier der Krankensakramente, wie Anm. 58, S. 239) von «Heilung» und Vertreibung von Krankheit die Rede ist, so sind diese allumfassenden, althergebrachten Aussagen mit der Hermeneutik der liturgischen Ritensprache und der von Papst Paul VI. in Erinnerung gerufenen Tradition der Kirche zu verstehen. In der Tat: Die medizinische Heilkraft des Krankenöls scheint doch recht begrenzt zu sein, denn bisher sind noch alle Menschen, die in den Genuss dieses Salbungsöles gekommen sind, gestorben, die allermeisten infolge von Krankheit …
62 Vgl. Codex des Kanonischen Rechtes. Lateinisch-deutsche Ausgabe mit Sachverzeichnis. Im Auftrag der Deutschen Bischofskonferenz, der Österreichischen Bischofskonferenz, der Schweizer Bischofskonferenz, der Erzbischöfe von Luxemburg und von Strassburg sowie der Bischöfe von Bozen-Brixen, von Lüttich und von Metz [1984], 5. Aufl., Kevelaer 2001, Buch IV, S. 380 ff.
63 Vgl. ebd., can 834, § 1.
64 Die Feier der heiligen Messe. Messbuch. Für die Bistümer des deutschen Sprachgebietes. Authentische Ausgabe für den liturgischen Gebrauch. Kleinausgabe. Das Messbuch deutsch für alle Tage [1975], 2. Aufl., Freiburg, Basel; Freiburg/Schweiz; Regensburg; Wien; Salzburg; Linz 1988, S. 480: «Eucharistiefeier – Zweites Hochgebet».
65 «Et ideo conveniens fuit ut Deus per quaedam corporalia signa homini spiritualem medicinam adhiberet.» Thomas von Aquin: Summa theologica, III, q. 61, a. 1 (Deutsche Thomas-Ausgabe 1935).
66 Die Feier der heiligen Messe (wie Anm. 64), S. 521: «Eucharistiefeier – Kommunion: Einladung zur Kommunion».
67 Vgl. zum Beispiel Cistercienser Chronik 109 (2002): Themenheft «Klostermedizin».
68 Vgl. Heinrich Schipperges: Die Kranken im Mittelalter [1990], 3. Aufl., München 1993.
69 Vgl. Mt 22, 34–40; Mk 12, 28–31; Lk 10, 25–28.
70 Vgl. verschiedene Beiträge in: Urs-Beat Frei, Fredy Bühler: Der Rosenkranz – Kunst der Andacht, Wabern/Bern 2003.
71 Vgl. Die Feier der Krankensakramente (wie Anm. 58).
72 1 Kor 15, 55.

Spirituelle Ressourcen erschliessen –
wie Seelsorge dem Leiden begegnet

ERHARD WEIHER

Mein Beruf ist katholischer Pfarrer, seit sechzehn Jahren an der Universitätsklinik Mainz. Von Hause aus bin ich Physiker, dann Theologe und Seelsorger geworden. Genau in dieser Spannung zwischen Naturwissenschaft und Spiritualität steht heute auch das Gespräch über Medizin und Theologie. Was macht Seelsorge in diesem Spannungsfeld? Die Patienten kommen ja ins Krankenhaus in erster Linie wegen der effektiven Medizin. Was hat da die Spiritualität zu suchen? Und wie kommt sie zur Sprache und zur Wirkung im Patienten?

Zunächst möchte ich – mit Franco Rest[1] – unterscheiden zwischen *den Leiden* und Schmerzen einerseits und *dem Leid* andererseits. Viele Leiden, Schmerzen, Krankheiten, Störungen im körperlichen und seelischen Gefüge des Menschen kann man behandeln, lindern oder ganz beseitigen. Dazu gibt es viele Methoden und Therapien. Aber mit der Endlichkeit des Lebens sind nicht nur die Leiden verbunden, die man objektiv herauspräparieren und behandeln kann, sondern auch das Leid. Mit der Fähigkeit zu leben verbunden ist die Tatsache, dass wir krank, störungsanfällig, älter werden können. Krisen, Krankheiten, Sterben und Trauer sind leidvoll. Mit und ohne alte oder moderne Medizin gehört das Leid zur Schöpfung.

Gegen die Leiden kann man kämpfen; das Leid, die Trauer und das Durchleiden von Krisen und Angst können wir dem Menschen nicht abnehmen, dagegen kann man letztlich nichts «machen». Sind wir dann also machtlos dem Leid gegenüber? Meine Ausgangsthese ist: Leid, Krankheit, Sterben und Trauer mussten Menschen zu allen Zeiten bewältigen, ob mit oder ohne Medizin. Das Leid braucht keine spezifische Therapie. Offensichtlich ist der Mensch von der Schöpfung her zum Leid «begabt», denn diese Phänomene gehören zur Evolution des Lebens: ohne Störungen, Abweichungen, Sterben und Tod hätte sich das Leben nicht zu höheren Formen entwickeln können. Wohl aber braucht es offensichtlich eine Lebensdeutung, um mit dem Leid und dem Tod leben zu können. Der Stressforscher Aaron Antonovsky hat in seinen Untersuchungen gezeigt, dass die Bedeutungsgebung für die Stressverarbeitung hoch wichtig ist: ohne Bedeutungsgebung ist leiden unerträglich. Menschen müssen ihrem Schicksal eine Bedeutung geben, um es bestehen zu können.² Die Forschung zu Todesnäheerlebnissen, die in den letzten Jahren intensiviert wurde, zeigt, dass Menschen erst recht in Todesnähe auf Deuterressourcen zurückgreifen; ganz spontan springen diese Bilder im Gehirn an – ohne bewusste Steuerung. Es sieht so aus, als ob anthropologisch solche Deutungen für die stressreiche Begegnung mit schweren Traumata, Sterben und Tod «vorgesehen» seien.³

Gemäss den Ergebnissen der modernen Hirnforschung spricht vieles dafür, dass es Hirnregionen gibt, in denen spirituelle und religiöse Erfahrung stattfindet. Religiöse Erfahrungen haben offensichtlich eine neuroanatomische Basis.⁴ Dass eine Lebensdeutung in Form von Spiritualität für die Bewältigung des Lebens und erst recht des Sterbens und der Trauer wichtig ist, das wird in therapeutischen Fachkreisen inzwischen anerkannt. In der Begleitung von kranken und sterbenden Menschen – nach der Definition der WHO und anderen Konzepten – ist die spirituelle Dimension eine der vier tragenden Säulen neben der körperlichen, der psychischen und der sozialen Dimension.

Ziel dieses Beitrags ist es nicht, eine bestimmte Spiritualität zu beschreiben – etwa die christliche –, obwohl diese natürlich zu meinem seelsorglich-beruflichen Selbstverständnis gehört. Ich möchte hier vielmehr beschreiben, wie Seelsorge allgemein mit dem Medium und Werkzeug «Spiritualität» umgeht. Zumal wir heute Menschen mit ganz verschiedenen spirituellen, religiösen und weltanschaulichen Ausrichtungen begegnen und als Helfer für alle da sind, nicht nur für konfessionell oder kirchlich gebundene Menschen.

Wie und wo aber passt die Lebensdeutung – erst recht die spirituelle – in das Lernmuster des modernen Menschen und in die Deutungsmuster der heutigen Gesellschaft? Ganz allgemein können Krankheitsbewältigung, Krisenverarbeitung, Begegnung mit Ungewohntem und mit Störungen als zyklische Lernprozesse beschrieben werden. Ich gehe hier von den drei Lernfunktionen Denken, Fühlen und Tun aus. Das sind die «normalen» Muster, auf die Menschen zurückgreifen, wenn sie auf Widerfahrnisse des Lebens reagieren und sie zu verarbeiten versuchen. So gibt es Menschen, die als Erstes mit Denken reagieren, die gestörte Welt durch Wissen, Lesen, Grübeln, gedankliche Rekonstruktion wieder «zusammendenken», wieder in Ordnung bringen wollen. Andere reagieren zunächst mit Tun: sie werden aktiv, lenken sich zum Beispiel ab oder unternehmen etwas im Bestreben, die gestörte Welt wieder zum Funktionieren zu bringen. Wieder andere reagieren auf ein einschneidendes Ereignis zuerst mit Gefühlen: sie weinen, geraten in Wut, haben Angst und erstarren, lassen sich gehen und blicken optimistisch oder pessimistisch in die Zukunft.

Wichtig ist, dass kein Mensch nur ein Reaktionsmuster zur Verfügung hat; die meisten Menschen greifen in der Krise zuerst auf diejenige Reaktion zurück, in der sie «stark» sind, danach auch auf die anderen. So entsteht die Endlosschleife,

Abb. 1

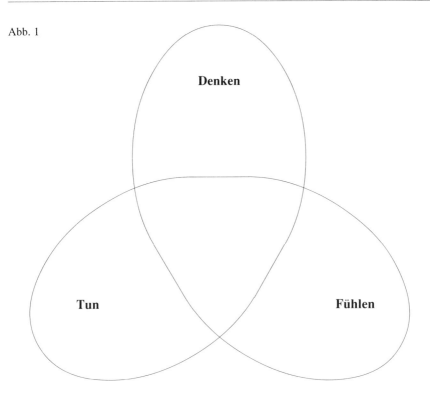

die dem Anpassungslernen seinen zyklischen Charakter verleiht. Alle drei Reaktionen sind wichtig und gehen ineinander über (Abb. 1). Mit Denken, Fühlen und Tun verbindet sich jeweils eine ganze Assoziationswelt. So greifen Menschen, wenn sie über Krankheit und Lebenskrisen nachdenken, nicht nur auf medizinische, sondern auch auf andere Konzepte zurück, zum Beispiel auf religiöse, geistige und philosophische Konzepte, Symbolwelten, heilige Schriften, Lebenswissen. Im Erleben sind es persönliche Symbole, Spiritualitäten, Erinnerungen, persönliche Werte. Heutzutage sind die Lebensbilder sehr individualisiert: Jeder kann und muss sich vom Leben und Sterben sein eigenes Bild machen. Früher haben Religionen eine gemeinschaftliche Anschauung und gemeinschaftliche Werte angeboten (Abb. 2).

Der erste entscheidende Schritt, den die Seelsorge nun macht,[5] ist die Feststellung, dass Menschen nicht beim reinen Denken, Fühlen und Tun anzutreffen sind, sondern dass wir sie in den Zwischenräumen antreffen, zwischen Denken, Fühlen und Tun. Eine umfassende Begegnung mit Menschen findet in den Zwischenräumen statt. Dort vor allem arbeitet die Seelsorge.

Abb. 2

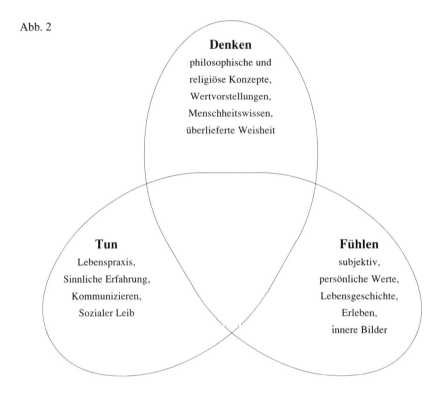

Der erste Zwischenraum: Das Begleiten

Das Begleiten ist die Verbindung von Fühlen und Tun. Begleiten ist nicht Aktivismus, nicht einfach Handeln – zum Beispiel medizinisches Handeln –, sondern einfühlendes Dabeisein, verbunden mit der Bereitschaft, sich auf den Prozess des anderen einzulassen, sich dem Leid des anderen wirklich zuzuwenden und nicht daran vorbeizureden oder -zuhören oder -zuhandeln. Durch aktives Zuhören wird eine Beziehung zum Kranken und Sterbenden hergestellt, nicht durch ein hingeworfenes «Kopf hoch – das wird schon wieder». Begleiten heisst, Gefühle wahrzunehmen und gelten zu lassen, ihnen nicht auszuweichen, sie nicht ausreden zu wollen. Zur Begleitungspraxis gibt es eine lange Tradition, viel Literatur und Fortbildungsmöglichkeiten. Dazu gehört zum Beispiel die Gesprächsführung, aber auch die basale Stimulation, die Berührung eines Menschen. Das soll hier nicht ausgeführt werden, es geht ja um spirituelle Begleitung. Aber das Begleiten ist die Basisqualifikation, Spiritualität geht nicht daran vorbei, frommes Reden, welches das Leiden wegreden und zudecken soll, ist ein Kunstfehler. Das Begleiten, das aktive Mitgehen mit und Eingehen auf die Aussen- und vor allem die Innenwelt des Patienten, ist eine Basisqualität aller helfenden Berufe und damit auch der Seelsorge. Begleitung und Beziehung sind ein unverzichtbarer Schlüssel auch zur Spiritualität des Patienten, zu seiner «Schatztruhe». Was aber ist in der Schatztruhe?

Der zweite Zwischenraum: Das Symbolisieren

Das Symbolisieren ist die Verbindung von persönlichem Erleben und allgemeinen Lebenskonzepten. Wenn eine Patientin sagt: «Stellen Sie sich vor, vor zwei Wochen habe ich noch in meinem Garten gearbeitet», so legt sie Spuren in ihren Worten, in ihren Gesten, in der Art, wie sie etwas betont oder übergeht, in dem, was sie von ihrem Inneren äussert und vorzeigt. Diese Spuren legen Patienten nicht nur im Gespräch mit dem Pfarrer, sondern im Umgang mit allen Helfern; ihnen gilt es nachzugehen. Was könnten die Spuren der Patientin in dem Beispiel mit dem Garten bedeuten?
In ihrer Aussage möchte ich vier Dimensionen unterscheiden.[6] Die Sachdimension: «Ich habe einen Garten, das macht viel Arbeit, jetzt blühen sicher die Schneeglöckchen.» Die Gefühlsdimension: «Ich mache mir Sorgen, ob ich bei dieser Krankheit wieder darin arbeiten kann, in meinem Alter noch.» Die Identitätsdimension: Wer sie ist, was sie kann, was ihr wichtig ist, wo sie sich kompetent fühlt, all das kann durch die Krankheit in Frage gestellt werden. «Bin ich noch die, die ich vorher war?» Die spirituelle Dimension: Der Garten drückt etwas aus von der Ordnung des Lebens, der Güte der Dinge: Wachstum, Geschmack, Jahreszeiten, Schöpfung, Rhythmus, «Alles ist gut» (Peter L. Berger). Man bekommt ein Gleichnis für Werden und Vergehen, für das Leben als Geschenk. Was davon bei dieser Patientin zutrifft, das muss der Seelsorger oder Begleiter in einem Feedback-Prozess herausfinden («Ist das Ihr kleines Paradies?»).
Symbolisierung ist die Möglichkeit und die Kunst der spirituellen Erschliessung. Meine These hier ist: Jede Situation, jeder Gegenstand, jedes Gefühl kann zum Symbol werden für die Identität und die Spiritualität des Menschen (ein Traum, ein Bild an der Wand, ein Spruch, das Familienbild auf dem Nachttisch, die Operationswunde, der Leib, Sport usw.). Wichtig ist es, im Gespräch mit Patienten die Bedeutung dieser Symbole gelten zu lassen, aber auch die Ambivalenzen herauszuhören, zum Beispiel beim Thema Sonnenuntergang: Das kann heissen Friede, Schönheit, Urlaub, aber auch Nacht, Vergehen, Trauer – oder beides zugleich. Oder das Bild vom Enkel auf dem Nachttisch: «So viel Leben!», sagt der ältere Patient. Das kann heissen: Die sind jung, ich bin stolz auf sie, das Leben geht weiter. Aber auch: Ich bin alt, werde weniger, sehe das Ende, mache Lebensbilanz.

Symbole, Bilder und Begriffe haben eine *kleine Transzendenz:* Das ist mir wichtig. Der Patient deutet sich: So sehe ich mich. Er übersteigt die reine Sachwelt. Symbole bedeuten eine vertiefte Wahrnehmung, sie weisen über sich selbst hinaus. Symbole haben aber noch einen grösseren Bedeutungsumfang: Sie sind aufgeladen mit Bedeutungen aus der Geschichte der Menschheit, der Literatur, der Psychologie, dem Alltag, dem Menschheitswissen: Enkel, Haus, Garten, Wandern, Essen usw. haben eine spirituelle Bedeutung und Unterschwingung. Das ist die *mittlere Transzendenz.* Im Beispiel des Gartens heisst das: Da nehme ich teil an der Ordnung des Lebens, an der Ordnung der Welt, oder: Da habe ich gelernt, was Mühe und Schweiss bedeuten. Der spirituelle Begleiter hält dem Patienten das Symbol hin: Ist es das? Passt mein Schlüssel zu deinem Schloss? Schliesst es dir etwas auf? «Ist das Ihr kleines Paradies?» Da bekommt die Patientin Tränen in den Augen als Zeichen von Glück und vielleicht Trauer zugleich. Die Spur könnte auch zu etwas anderem hinführen: Der Garten war zu gross, sie war überfordert, hatte zu viel Arbeit, dabei ist sie krank geworden. Dann könnte eine spirituelle Antwort vielleicht die «Dornen und Disteln» im Paradies aufgreifen.

Der zweite Zwischenraum fordert dazu heraus, das persönliche Erleben (Fühlen), die persönliche Geschichte an das Menschheitswissen (Denken) anzuschliessen, also die «kleinen Symbole» mit den «grossen» der (religiösen) Weisheit in Beziehung zu bringen. Der Begleiter ist nicht nur Spiegel für den Patienten («Ach ja, Sie konnten noch vor zwei Wochen im Garten arbeiten?», oder: «Das kenne ich, ich habe auch einen Garten»). Er spricht auch nicht nur die Gefühle an («Und jetzt sind Sie traurig, dass Sie ...»), sondern er bringt bereits eine Transzendenz mit. Die Transzendenz bringt er als Vertreter der Gesellschaft mit: Der Pfarrer, die Krankenschwester, der Arzt sollten hören, was ich, der Patient, kann, mir wichtig ist, wer ich bin. Die Spiritualität hat eine Felddynamik: Im Feld des Seelsorgers im Krankenhaus wacht eine bestimmte Spiritualitätsebene auf. Die Felddynamik, die der Seelsorger mitbringt, löst eine andere Spiritualitätskommunikation aus als diejenige, die vom Arzt oder der Pflegeperson ausgeht. Der Arzt hat zum Beispiel für den Patienten auch die Rolle des Weisen oder des Priesters, der ihm das Ende des Lebens ankündigt oder noch viele Jahre garantiert. In der Felddynamik des Seelsorgers kommt die *grosse Transzendenz* in Resonanz. Das Gespräch, das Symbol hat im Hintergrund den Horizont des Heiligen, Gottes, des Ewigen, einer höheren Wirklichkeit.

Sinnhelfer deuten das Leben im Horizont des «Ganzen». Religion deutet das Leben über kurzfristige Interessen hinaus im heiligen Horizont; der Garten ist nicht nur Nahrung, Genuss, Romantik, Arbeit, Ökologie usw., sondern auch Geborgenheit, Schöpfung, Geschöpflichkeit, also gedeutete Wirklichkeit. Die Sinnhelfer deuten auch durch die Art, wie sie zusammenfassen und würdigen

(«Das ist sicher Ihr kleines Paradies»), das stellt den Garten in den grösseren Horizont. Sinnhelfer helfen bei Lebensdeutung und Sinnsuche, sie stellen den Sinn und die Deutung nicht her, sie helfen nur beim Finden. Auch wenn der Patient etwas entbehrt oder zurzeit nicht tun kann, dann ist seine Sehnsucht, seine Trauer, sein inneres Verbundensein mit dem Ersehnten wichtig für die Deutung seiner Situation. Der Helfer hat sein Ziel erreicht, wenn «das Herz brennt».

Die Ressource Spiritualität ist also bereits im Patienten; in seinen symbolisch gelesenen Aussagen ist sie deponiert. Im Gespräch mit dem Helfer kann sie erschlossen, «wacher» gemacht werden, sodass sie dem Patienten als eigene Quelle bewusster und tragkräftiger zur Verfügung steht. Die Symbole, die er mit dem Patienten erschliesst, wirken wie Depotspritzen: sie haben eine Depotfunktion, sie bleiben beim Patienten, auch wenn der Helfer weggeht. Der Patient kann sich in diesem Symbol aufhalten, es meditieren, es für sich erschliessen und damit sein eigenes Selbstverständnis weiter entfalten. Das «Geheimnis» mitbringen und es für den anderen aufschliessen ist Seelsorge im weitesten Sinn. Aber es muss in ihm zur Musik werden: Die Musik (der Symbolgehalt) «draussen» muss zum Geheimnis «drinnen» werden. Das setzt die Kunst der Spiritualitätshelfer voraus, mit den Symbolen der Patienten hilfreich und vertiefend umzugehen und die Symbole nicht falsch, verletzend zu deuten oder mit eigenen Interpretationen den Patienten erziehen zu wollen. In den persönlichen Symbolen erscheint die ganz individuelle spirituelle Gestalt eines Menschen. Deshalb gilt es auch die «kleinen», oft unscheinbaren oder verschämt geäusserten Symbole von Menschen zu würdigen.

Der dritte Zwischenraum: Das Begehen

Das Begehen stellt die Verbindung her zwischen menschheitlichen Konzepten und konkretem Tun und Ausdruck. Es gibt Lebenswirklichkeiten, die kann man nicht wirklich «begleiten», sondern eigentlich nur «be-gehen», angefangen bei den grossen Übergängen – Geburt, Kindsein, Erwachsenwerden, Partnerschaft, Heirat, Sterben, Tod – bis hin zu persönlichen Trauerwegen und Leidensverläufen – die Schlaflosigkeit langer Nächte, die Appetitlosigkeit, chronische Schmerzen. Die Religion stellt durch Rituale diese grossen Übergänge und die Durchgänge des Lebens in den Segen eines ganz Anderen. Als Helfer gebe ich nur Geleit: Ich begleite bis ans Tor – den Weg muss der Betreffende selbst gehen. Der Ritus ist eine Art Mantel, Nahrung. Der Ritus macht Übergänge begehbar, auch die Todeszone, wie die Mutter am Abend für ihr Kind den Übergang in die Nacht begehbar macht durch eine rituelle Handlung: eine Geschichte, eine Geste, ein Kreuzzeichen. Die Weisheit der Religion sagt: Dein noch unbekannter Weg führt in das Geheimnis allen Lebens. Was du durchmachen musst, dafür haben wir einen

Modelldurchgang, den Ritus. Dein Weg ist allgemein (Menschheitskonzept) und persönlich, du musst ihn selbst gehen. Die Religion und die spirituelle Begleitung machen solche vom Leben geschickten Ereignisse begehbar.
Auch Segnen ist ein Ritual: Mein kleines Leben wird vor eine höhere Macht gebracht, zum Beispiel im Kreuzzeichen, im Gebet, in der Kommunion, in der Letzten Ölung, im Reisesegen. Das ist eine spezifische Aufgabe der Seelsorge. Krankenschwestern und Ärzte haben andere, eigene (hilfreiche und verhindernde) Rituale. Das «Begehen» gilt auch komatösen oder verwirrten Patienten. Oft machen sie das Kreuzzeichen, auch wenn sie vorher wie bewusstlos dagelegen haben, eine Träne kommt, ihre Lippen bewegen sich. Das religiöse Tun weckt den religiösen Horizont: es aktiviert das Menschheitswissen, das spirituell gedeutet wird.

Die Mitte: Das Geheimnis – Sinn, Identität und Spiritualität

Begleiten, Symbolisieren und Begehen: dies ist der Dreipass der Seelsorge, die spezifischen Methoden, mit denen sie spirituelle Ressourcen erschliesst (Abb. 3). Seelsorge geht aber noch einen weiteren spezifischen Schritt. Der wird deutlich bei der Frage, was eigentlich der Inhalt der spirituellen Dimension ist, wenn es also um die Sinnfrage geht. Das ist die Dimension, die in dem Modell vom Dreipass noch frei ist: die Mitte. Was ist die «Mitte», die die «Speichen des Rades» zusammenhält, die dem Rad mit seinen Speichen einen verbindenden Sinn gibt? Das Leben hat etwas Unverfügbares, sein Geheimnis. Des Geheimnisses kann ich mich nicht bemächtigen – und doch gibt es zugleich dem Leben Bedeutung und Tragkraft. Die Mitte ist von anderer Art, als dass sie durch Denken, Fühlen und Tun einholbar wäre. Diese Methoden fassen das Geheimnis nicht, sie berühren es nur. Um dieser Frage nachzugehen, muss Seelsorge in eine andere Dimension wechseln, muss – im Bild gesprochen – ein «Zelt» errichten (für den Sinnraum) und einen «Trichter» öffnen (für den Identitätsraum). «Zelt» und «Trichter» aber ragen aus der Methodenebene heraus in eine andere – sozusagen die dritte – Dimension.
Wie reden Menschen in der Begegnungspraxis über diese Mitte? Ich kann als Helfer dem Patienten nicht den Sinn geben. Meine These ist: Sinnfrage und Identitätsfrage sind miteinander verkoppelt (Abb. 4). Der Sinn ist an Gestaltungsorte gebunden: Das sind die Identitätsmomente des Menschen, zum Beispiel Leib, Geschlecht, soziale Beziehungen, Heimat, Haus, Umgebung, Besitz, Beruf, Hobby, Urlaub, Erinnerungen, Werte, geistiger oder spiritueller Horizont. Identität ist die Bündelung aller Identitätsmomente. Bei Krankheit und Sterben bricht das Bündel der Identitätsmomente auseinander: Ich bin nicht mehr, der ich einmal war (der Leib ist schwach, der Beruf, das Hobby sind nicht mehr ausübbar).

Abb. 3

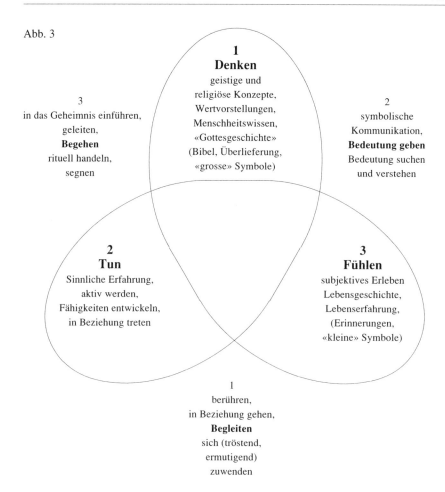

Sinnsuche besteht darin, Identitätsentwürfe und Selbstentwürfe von mir aus in die Welt zu setzen und zu sehen, ob es eine Sinnantwort darauf gibt. Es genügt nicht, nur von mir aus einer Sache eine Bedeutung zu geben, ich muss auch offen sein für die «Antwort», die die Wirklichkeit auf meine Sinn- und Selbstentwürfe gibt. Sinn wird erst aus Sinn*entwurf* und Sinn*antwort*.

Es gibt also einen Sinn im Vordergrund: das normale Leben, zum Beispiel dass ich jeden Tag zur Arbeit gehen kann oder Enkel habe. Und es gibt einen Sinn im Hintergrund: Wer bin ich vor dem Welthintergrund, dem Kosmos, dem All-Einen, dem Geist, der höheren Macht? Der Mensch sucht nach einem Hintergrund, der alles umfasst («alles ist im Grund gut»), er will sich im Ganzen der Welt verstehen, auch wenn ihm in seinen Identitätsmomenten etwas fehlt. Für

Abb. 4

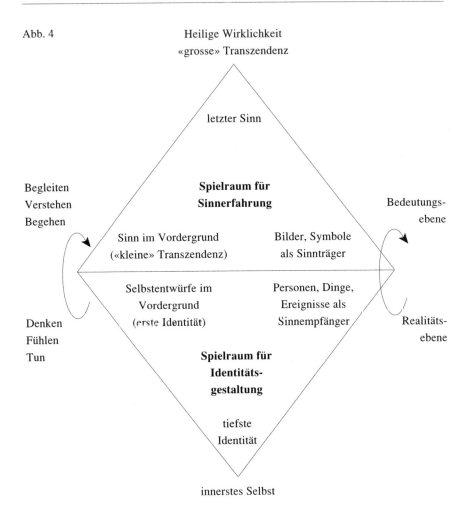

diesen Sinn im Ganzen hat heutzutage jeder ein eigenes «Fenster». Die erste Identität besteht in alltäglichen Identifizierungen: Ich fahre heute ins Büro, pflege Menschen, habe ein Haus, Enkel. Die tiefste Identität ist das Geheimnis der Person, das innerste Selbst, das auch dann noch einen Sinn hat, wenn bei Krankheit oder Sterben Identitätsmomente wegfallen.

Sinn im Hintergrund bedeutet, dass es überhaupt eine Resonanz zwischen den eigenen Selbstentwürfen und der Wirklichkeit gibt (Sinnantwort). Die «Sonne» im Hintergrund macht den Vordergrund des Lebens sichtbar. Der heilige Horizont ermöglicht, dass Leben sich erfüllt und im Ganzen umfassend Sinn hat. – Religion ist eine «Linse», die gut geschliffen sein muss, die alle, auch die dunklen

Abb. 5

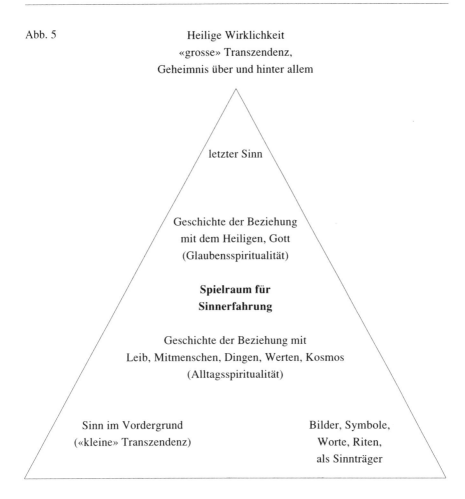

Strahlen des Lebens sinngebend bündeln kann. Die christliche Religion ist eine über Jahrhunderte durch viele Philosophien, Wissenschaften und Entdeckungen geschliffene Linse – die beste, die ich kenne. Aber Menschen haben verschiedene Fenster zum «heiligen Geheimnis», zum Sinn im Hintergrund.

Hier ist jetzt der Ort der *Spiritualität* zu definieren. Spiritualität ist die Art und Weise, wie der Mensch die Beziehung zum Sinn, zum Lebensgeheimnis erfährt und gestaltet, wie er die Sinnantwort bewertet, ob er sich verlassen, trostlos, dem blinden Schicksal gegenüber vorfindet oder Vertrauen hat, Gottesferne oder stille Freude spürt, klagt oder zuversichtlich ist. Eine Hilfe – um die Sinnfrage nicht zu überfrachten und nicht in unerreichbare Ferne zu rücken – bietet die Unterscheidung zwischen einer *Alltagsspiritualität* im Bereich der alltäglichen Sinngestaltung (zum Beispiel der Garten als «gute Ordnung» oder «Mühe des Lebens» usw.) und der *Glaubensspiritualität,* jenem Bereich, in dem man sich mit der heiligen Wirklichkeit in Verbindung bringt (zum Beispiel der Garten als Paradies) (Abb. 5).

Begegnung mit dem Leiden

Hier verdichtet sich die Frage, wie die Helfer aus seelsorglicher Sicht dem Leiden begegnen, das unausweichlich mit dem Durchleiden von Krisen, Krankheiten, Sterben und Trauer verbunden ist.

Die Helfer geben dem Patienten «Halt», eine «Fassung» für all seine Gefühle, Empfindungen und Gedanken. Indem sie sich dem Patienten zuwenden, ihn «begleiten», stellen sie ihm einen «Raum» zur Verfügung, in dem dieser sich als wertgeschätzt und angenommen erleben darf mit allem, was in ihm ist. Wenn sich der Patient so «gehalten» erfährt, kann er wieder Kräfte sammeln, um sich seinem Leid zu stellen und als lebenskompetenter Mensch mit dem Leiden zu leben.

Die Helfer begegnen allerdings dem Patienten nicht als Privatpersonen, sondern mit der Symbolkraft ihrer Rolle (Arzt, Pflegeperson, SeelsorgerIn, Pfarrer).[7] Die Rolle des Arztes zum Beispiel enthält mehr als nur die Fachkompetenz, Instrumente anzuwenden. Der Arzt, der Pfarrer und die anderen Helfer haben auch eine anthropologisch-spirituelle Symbolrolle: sie stehen für «Fürsorge», für das Auffangen in Krisen, für Heilung; sie sind Lebens- und Sterbekundige; sie vertreten auch die «Ordnung des Lebens», nämlich dass Krankheit, Störungen, Sterben und Tod zum Leben gehören und dass das eine allgemeine Wahrheit ist. Die Helfer können also gar nicht das «ganze Leid der Welt», das ihnen in ihrem Beruf begegnet, auffangen, wenn nicht der symbolische Teil ihrer Rolle mittragen hilft und sie das Leid auch abgeben dürfen an die Tragkraft dieser Symbolrolle. So erfahren viele Menschen die gute Zuwendung des Arztes oder der Krankenschwester als «Segen»: hier wird mein, des Patienten, Leben und Erleben gewürdigt und wertgeschätzt. Das wird als Segnen der Lebens- und Leidenserfahrung empfunden.

Seelsorge hört auf die grossen und kleinen Symbole des Patienten und macht sie im Gespräch wacher, so dass sie ihm durch die Begegnung besser und bedeutungsvoller zur Verfügung stehen als vorher. Das ist eine Quelle, die entdeckt wird, bewusst oder unbewusst, und die beim Patienten bleibt, auch wenn der Helfer wieder weggeht. Sie werden so zu einer Art Depotmedikament, in dem die Ressource Spiritualität enthalten ist. Die Rituale der Seelsorge sind ebenfalls eine Art «Behälter», welche die Spiritualität von Patienten tragen. Oft ist es der weniger bewusste Teil der Spiritualität, der durch das Ritual in Resonanz gerät. Auch verwirrte, geschwächte, bewusstseinseingeschränkte Patienten, auch Menschen im Koma und Sterbende, die nicht mehr alles bewusst durcharbeiten wollen, bekommen durch das Ritual spirituellen Halt.

Aber noch einen wichtigen Schritt geht die Seelsorge, und der ist für ihr Handeln der spezifischste und entscheidende: Bei Krankheit, Lebenskrise und erst recht bei Sterben und Trauer verlieren die alltäglich als tragend und begleitend erfahrenen Bilder (der reale Garten, die «Kinder, die alle was geworden sind», das Haus, der Sport, der Urlaub) ihre schützende Hülle. Deshalb braucht es Religion: Seelsorge greift die Alltagsbilder auf und schliesst sie an die tiefste Quelle, das heilige Geheimnis, den transzendenten Horizont an. Dadurch bekommt zum Beispiel der Garten Anschluss an das zutiefst dabei Erfahrene: dass mein realer Garten (den ich vielleicht wegen meiner Krankheit nie mehr betreten kann) ein innerstes Heiligstes, etwas vom Paradies, etwas von der Güte Gottes, etwas von der guten Ordnung des Lebens symbolisiert. *Dieses innerste Geheimnis trägt Leben, Leiden und Sterben* – nicht der reale Garten selbst, der ist «nur» Symbol. Diese Dynamik in den Alltagssymbolen den Menschen mitgeben, das ist spirituelle Seelsorge.

Das macht eigentlich erst die spirituelle Alltagserfahrung der Menschen zur transzendenten Quelle und zur Ressource, die sie nicht selbst erfunden haben, die sich ihnen aber erschliesst, deren Tragkraft aus einer «anderen Welt» kommt, die aber dennoch in ihrer Alltagswelt verankert ist.

Anmerkungen

1 Franco Rest: Vom Handeln im Angesicht des Unausweichlichen, in: Wege zum Menschen 37 (1985), S. 281–289.
2 Aaron Antonovsky: Salutogenese. Zur Entmystifizierung der Gesundheit, Tübingen 1997.
3 Hubert Knoblauch et al. (Hg.): Todesnähe. Wissenschaftliche Zugänge zu einem aussergewöhnlichen Phänomen, Konstanz 1999.
4 Ulrich Schnabel: Die Biologie des Glaubens, in: Geo Wissen, Nr. 29: Erkenntnis, Weisheit, Spiritualität, Hamburg 2002.
5 Vgl. zum Folgenden ausführlicher Erhard Weiher: Mehr als Begleiten. Ein neues Profil für die Seelsorge im Raum von Medizin und Pflege, 3. Aufl., Mainz 2004.
6 Nach Gert Hartmann: Lebensdeutung. Theologie für die Seelsorge, Tübingen 1993.
7 Ausführlicher siehe Erhard Weiher: Zwischen Distanz und Mitleid. Wie begegnen die Helfer dem Schmerz?, in: Zeitschrift für Palliativmedizin 4 (2003), S. 1–4.

Psychiatrie und Seelsorge – von der Rivalität zur heilsamen Kooperation

RUDOLF ALBISSER

Die Kernaufgabe der Seelsorge: Begleitung von Menschen auf ihrem inneren, spirituellen Weg

Lassen Sie mich mit einer Geschichte beginnen, denn Der, in dessen Namen ich als Seelsorger in der Psychiatrie tätig bin, hat auch zunächst Geschichten erzählt. (Den Namen und die konkreten Fakten habe ich aus Datenschutzgründen geändert.) Roger, zirka 40-jährig, ist zum vierten Mal in der Klinik. Zuletzt lebte er fast zwei Jahre in einer betreuten Wohnung. Nach einem Suizidversuch ist er jetzt seit vier Monaten wieder in stationärer Behandlung. Nach vielen Gesprächen erwähnt er einmal, dass er vor längerer Zeit einmal einen Wachtraum hatte, in dem er Jesus begegnete. Dieses Gesicht, diesen wohlwollenden gütigen Blick, mit dem Jesus ihn anschaute, habe er seither nie mehr vergessen. Im weiteren Verlauf des Gesprächs frage ich ihn, wie es denn zu dem Suizidversuch kam. Er sagt, das sei, wie schon früher, ganz heftig über ihn gekommen; er habe unter einem Zwang gehandelt. Ich frage ihn: «Wäre es möglich, dass Sie in diesem Moment den Namen Jesus aussprechen und sich dieses Gesicht, diesen Blick in Erinnerung rufen würden?» Er sagt: «Voraussetzung wäre, dass ich merke, wenn das über mich kommt.»
Je nach philosophisch-theologischer Grundausrichtung werden Sie die Erfahrung von Roger anders deuten: Wenn Sie selbst einen spirituellen Weg gehen im Glauben an einen personalen Gott, wenn Sie etwas über Mystik wissen aus eigener Erfahrung oder aus christlicher mystischer Literatur oder mystischer Literatur anderer Religionen, werden Sie diesen Bericht vielleicht als eine echte Vision, eine Gotteserfahrung deuten. Wenn Sie mehr im deistischen Bereich zu Hause sind, wenn Sie also Gott nicht als Person ansprechen können, werden Sie vielleicht sagen, Roger habe eine Ahnung des Göttlichen erlebt, eine Erfahrung von Transzendenz, einen umfassenden Sinnhorizont, und er habe diese Erfahrung in ein ihm vertrautes Bild nach aussen projiziert.
Wenn Sie Agnostiker sind, werden Sie sich darauf beschränken zu sagen: «Ich

erkenne nur, was in der Seele von Roger vor sich geht; ob diesem etwas irgendwie Objektives entspricht – diese Frage kann ich weder mit Ja noch mit Nein beantworten.» Wenn Sie überzeugter Atheist sind, werden Sie sagen, Roger habe eine Erfahrung gemacht, die ihn in seinem Selbstwertgefühl bestärkte. Dem Bild, das er dabei sah, entspreche jedoch keine Wirklichkeit ausserhalb der Psyche von Roger. Ich habe mit dieser Geschichte begonnen, weil sie den Fokus auf die wesentliche Aufgabe der Seelsorge lenkt, auf die Begleitung auf dem inneren, auf dem spirituellen Weg.

Die Entwicklung der Anthropologie in Westeuropa

Das dreidimensionale Menschenbild des Neuen Testamentes: pneuma – psyché – soma

Die Worte spirituell und Spiritualität sind seit einigen Jahren in aller Munde, werden aber in sehr unterschiedlicher, oft diffuser Weise gebraucht. Um zu sagen, was ich darunter verstehe, skizziere ich sehr knapp und vereinfacht die Entwicklung der westeuropäischen Anthropologie:

Die heiligen Schriften des christlichen Glaubens – ich beschränke mich hier auf die Texte des Neuen Testamentes – verstehen den Menschen dreidimensional als *Leib, Seele und Geist*. Das griechische «pneuma», das im Deutschen mit «Geist» übersetzt wird, bezeichnet zunächst den Atem. Im übertragenen Sinne bezeichnet «pneuma» die Fähigkeit des Menschen, das Transzendente, das Ewige, Gott zu ahnen oder wahrzunehmen. Auch Gott wird oft «pneuma» genannt; doch wird der Geist Gottes klar vom menschlichen Geist unterschieden. Das «pneuma» des Menschen ist gleichsam das Organ, das den göttlichen Atem aufnehmen kann, oder das Auge, das das göttliche Licht sehen kann. So schreibt Paulus im Brief an die Römer: «Der Geist [Gottes] bezeugt unserm Geist, dass wir Kinder Gottes sind.» (Röm 8, 16)

Neben «pneuma» ist der Mensch auch «psyché», dies insofern er sich seiner bewusst ist, sich und seine Umwelt sinnlich, intuitiv und intellektuell erkennen kann, insofern er/sie also ein erkennendes und fühlendes Wesen ist. Der Mensch als «psyché» wird klar unterschieden vom Menschen als «pneuma». Im Brief an die Hebräer heisst es: «Denn lebendig ist das Wort Gottes, kraftvoll und schärfer als jedes zweischneidige Schwert; es dringt durch bis zur Scheidung von Seele und Geist, von Gelenk und Mark; es richtet über die Regungen und Gedanken des Herzens.» (Hebr 4, 12)

«Pneuma» und «psyché» stehen sogar in einem gewissen Gegensatz zueinander, denn «psyché» ist auf das Begrenzte, das Vergängliche, das in Raum und Zeit Existierende ausgerichtet, «pneuma» jedoch auf das Ewige, das Unbegrenzte,

das, was per se für das menschliche Erkennen unfassbar ist. So schreibt Paulus im Ersten Brief an die Gemeinde in Korinth: «Der psychische Mensch [psychikos anthropos] erfasst das nicht, was vom Geist kommt, Unsinn ist es für ihn, und er kann es nicht erkennen [gnônai]; denn es kann nur geistlich [pneumatikôs] verstanden werden.» (1 Kor 2, 14)
Das verstandesmässige Erkennen ist etwas Helles; demgegenüber ist das geistlich-spirituelle Erkennen zunächst etwas Dunkles, das Dunkle der Mystik. Denn es ist zunächst das Wahrnehmen einer Grenze: es erkennt alle Wirklichkeit, damit auch das eigene Menschsein, als begrenzt, vergänglich, verletzlich und zerbrechlich. Da es aber diese Grenze als Grenze wahrnimmt, ahnt es auch eine andere Wirklichkeit, jenseits dieser Grenze, eine Wirklichkeit ausserhalb von Raum und Zeit, das Ewige, das Absolute, Gott. In mystischen Erfahrungen wird diese Erkenntnis zur subjektiven Gewissheit: Das Jenseitige, das Göttliche, Gott selbst wird im Geist, im Sinne von «pneuma», unmittelbar erfahren in Visionen und Auditionen, in sehr feinen Wahrnehmungen oder in überwältigendem Erschütterwerden. Diese Erschütterung, dieses existentielle Erschrecken kann verursacht werden durch das Ahnen der überwältigenden Wirklichkeit Gottes, aber auch durch die Wahrnehmung des Gegengöttlichen, des Dämonischen, des abgründig Bösen, das als zerstörerische Macht den Menschen in seinem Innersten zu verführen und verwirren, zu lähmen oder vernichten vermag.[1]

Das zweidimensionale Menschenbild der griechischen Philosophie und der Aufklärung: Körper – Geist = Leib – Seele
Im Rückgriff auf das griechische Denken hat die westeuropäische Anthropologie im Verlauf der Geschichte Seele und Geist, «psyché» und «pneuma», mehr und mehr gleichgesetzt. Im kirchlichen Bereich wurde dann von der unsterblichen Seele gesprochen. Die säkulare Philosophie bezeichnet seit der Aufklärung mit dem Wort Geist die intellektuellen und rationalen Fähigkeiten des Menschen, jene Fähigkeiten, die Paulus dem «anthropos psychikos» zuschreibt. Während also den neutestamentlichen Schriften und der christlichen spirituellen Tradition ein dreidimensionales Menschenbild zugrunde liegt, denkt die westlich abendländische Anthropologie zweidimensional, dualistisch.
Die Frage, welches dieser beiden Denkmodelle der Weltwirklichkeit und besonders der Wirklichkeit des Menschseins angemessen ist, ist alles andere als ein Gezänk unter weltfremden Akademikern. Wir alle kennen die leidvolle Geschichte der Auseinandersetzung zwischen diesen unterschiedlichen Welt- und Menschenverständnissen. Wir wissen von Ketzer- und Hexenverfolgungen. Wir kennen den «Syllabus» von 1864, jene Erklärung von Papst Pius IX., in der er warnt vor den Irrlehren der Naturwissenschaften.[2] Wir hören Karl Marx, der die Religion als «Opium für das Volk» bezeichnet, und Sigmund Freud, für den sie eine Krank-

heit, eine kollektive Neurose ist, eine Projektion des Vaterbildes auf einen jenseitigen Gott.

Die erkenntnistheoretischen Grundlagen der naturwissenschaftlich-technischen Medizin: der anthropologische Dualismus und der methodische Immanentismus
In der so genannten westlichen Welt hat die Kirche diesen weltanschaulichen Kampf – mindestens zunächst – verloren. Denn seit der Aufklärung ist die westliche Gesellschaft geprägt vom dualistischen Weltbild der Naturwissenschaften und der daraus entwickelten Technik. Neben dem Dualismus ist für Naturwissenschaft und Technik der methodische Immanentismus grundlegend, das heisst, in der Erforschung der Phänomene und ihrer Kausalitäten schliessen sie jede Ursache aus, die ausserhalb dessen liegt, was durch wiederholbare Experimente in Raum und Zeit nachweisbar ist. Was zunächst eine methodische Selbstbeschränkung ist, wird dann aber bald zum Faktum erklärt, das heisst, es wird gesagt: Es *gibt* keine Wirklichkeit ausserhalb dessen, was durch die naturwissenschaftliche Methode in Raum und Zeit erforschbar ist.

Seit der Aufklärung haben Naturwissenschaft und Technik auch eine unübersehbare Tendenz zum Monismus im Sinn des Materialismus, «l'homme machine», der Mensch als Maschine, wurde damals als Grundmodell für die Humanwissenschaften postuliert. Wie Daniel Hell und andere aufzeigen, ist diese Tendenz zurzeit gerade auch im Bereich der Psychiatrie wieder neu feststellbar.[3]

Durch diese Entwicklung wird die geistliche Dimension des Menschseins im Sinne des neutestamentlichen «pneuma» zunächst methodisch und dann prinzipiell als nichtexistent erklärt. Unter dem Stichwort Spiritualität kommt sie jedoch heute wieder ins Bewusstsein: In vielfältiger und individueller Weise suchen viele Zeitgenossen nach dem Spirituellen, in religiösen Traditionen anderer Kulturen, in Buddhismus und Schamanismus, in esoterischen Gruppen, mehrheitlich ausserhalb der abendländischen, insbesondere ausserhalb der kirchlichen spirituellen Tradition.

In seinem Buch «Spirituelles Heilen und Schulmedizin» zeigt Jakob Bösch auf, dass die naturwissenschaftliche Medizin dieser Entwicklung zunächst ablehnend gegenübersteht. Von ihrem Selbstverständnis her ist das Spirituelle irrelevant.[4] Anderseits zeigen Beiträge in Fachzeitschriften, dass sich auch in Europa ein kleiner Teil der Mediziner damit auseinander setzt.

Die Seelsorge als Fremdkörper in der Psychiatrie

Indem sich die Psychiatrie seit gut zweihundert Jahren als Fachgebiet der naturwissenschaftlichen Medizin versteht, übernimmt sie deren philosophische und methodische Grundlagen, das heisst den anthropologischen Dualismus und den methodischen Immanentismus. Die spirituelle Dimension des Menschseins als eigenständige Wirklichkeit gibt es für sie nicht. Mystische Erfahrungen werden psychologisch oder psychiatrisch gedeutet, je nachdem sie als gesunde oder krankhafte Phänomene bewertet werden.

Dem Spirituellen und Religiösen und damit der Seelsorge gegenüber zeigt sich die Psychiatrie als kritisch bis misstrauisch oder aber uninteressiert. Daher müsste hinter dem Titel dieses Referates wohl besser ein Fragezeichen stehen: Rivalität oder Kooperation? Für die Seelsorgenden sind Psychotherapeutinnen und Psychiater Rivalen, insofern sie viele Bereiche übernommen haben, die früher selbstverständlich der Seelsorge zugerechnet wurden, zum Beispiel Vermittlung in Ehe- und Familienkonflikten, Begleitung von Trauernden usw. Umgekehrt werden Psychotherapie und Psychiatrie die Seelsorge kaum als Rivalin sehen; was Kirche und Seelsorge tun, wird entweder als schädlich oder als irrelevant beurteilt. Ich denke nicht, dass diese Diagnose, wie sie Hans Küng 1987 stellte,[5] heute überholt ist. In der Schweiz gibt es heute noch eine psychiatrische Klinik, in der die Seelsorgerin, eine durchaus kompetente Frau, nur jene Patientinnen und Patienten besuchen darf, die dies ausdrücklich wünschen, da der Chefarzt der Überzeugung ist, Religion sei für psychisch kranke Menschen schädlich. Das ist ein Einzelfall. In den meisten Kliniken arbeiten Ärzte und Pflegende, Ergotherapeutinnen und Sozialarbeiter mit den Seelsorgenden zusammen. Vorurteile und Projektionen werden kaum so direkt ausgesprochen, kommen aber oft indirekt an den Tag, wenn bei wichtigen Entscheiden die Seelsorge übergangen oder vergessen wird.

Dazu sind noch zwei Ergänzungen zu machen: Wenn ich hier von «der Psychiatrie» spreche, so meine ich die Psychiatrie als Fachgebiet der naturwissenschaftlich-technischen Medizin. Und wenn ich diagnostiziere, dass in diesem Fachgebiet die spirituelle Dimension des Menschseins tabuisiert ist, so sage ich damit zugleich, dass diese Art, Menschen mit «psychischen Störungen» zu verstehen, ein Phänomen des Zeitgeistes ist. Denn in unserem gesellschaftlichen Umfeld werden Glaube, Spiritualität und Religion immer mehr privatisiert und individualisiert. So entsteht eine zunehmende Sprachlosigkeit diesem Bereich gegenüber.

Zweitens spreche ich über die Psychiatrie als Wissenschaft und Praxis, nicht aber über die einzelnen Personen, die als Psychiater, Psychologin, Heilpädagoge usw. in der Psychiatrie als Wissenschaft arbeiten. Unter ihnen gibt es viele, denen Glaube und Spiritualität wichtig sind. Doch auch sie werden die Patienten wohl selten bis nie auf ihren Glauben ansprechen. In seinem Buch «Welchen Sinn macht Depression?» geht Daniel Hell sorgfältig auf den religiösen Bereich ein. Er schreibt: «Diese spirituelle Sicht entzieht sich einem (natur)wissenschaftlichen Verständnis. Es wäre aber kurzsichtig, sie vorschnell als masochistisch in eine tiefenpsychologische Weltsicht einzuordnen.»[6] Mit diesem Nachsatz weist er jedoch darauf hin, dass die Gefahr besteht, religiöse Erfahrungen quasi-wissenschaftlich zu disqualifizieren.

Die spirituelle Begleitung als Kernaufgabe der Seelsorge

Die Kernaufgabe der Seelsorge ist die spirituelle Begleitung von Menschen in schwierigen Lebenssituationen. Daher wird auf internationaler Ebene der Ausdruck «pastoral care» immer mehr durch den Ausdruck «spiritual care» ersetzt. Von dieser Kernaufgabe her sind Seelsorgerinnen und Seelsorger Repräsentanten des Transzendenten, des Ewigen, dessen, was dem Menschen Sinn gibt hinter aller Sinnlosigkeit. Sie sind – um es schlicht und einfach zu sagen – Repräsentantinnen und Repräsentanten Gottes, und dies noch bevor sie beginnen, von Gott und Glauben zu reden.

Moralisierende Religion, sektiererische und schwärmerische Spiritualität haben Menschen zu allen Zeiten seelischen und körperlichen Schaden zugefügt, ebenso wie Fehlformen von Medizin, Psychiatrie und Psychotherapie. Religion und spirituelle Begleitung haben Menschen aber auch viel Gutes getan. In der Klinik begegnen wir Menschen, die in einem religiösen Glauben beheimatet sind, der für sie in Zeiten psychischer Krankheit und Krise eine besondere Ressource durchhaltender und heilender Kraft darstellt.

Menschen, die psychisch erkranken, sind zum grossen Teil hochsensible, gar übersensible Persönlichkeiten; Fragen nach dem Sinn des Lebens, nach dem Bleibenden im Vergänglichen, nach Erfahrungen des Göttlichen beschäftigen sehr viele von ihnen. Bedeutende Persönlichkeiten der Psychiatriegeschichte wie Carl Gustav Jung, Leopold Szondi, Viktor Frankl haben ihre Überzeugung ausgedrückt, dass viele psychische Leiden ihre tiefsten Ursachen im spirituellen Grund des Menschseins haben. Die Zürcher Psychotherapeutin Ursula Wirz ist überzeugt, dass spirituelle Erfahrungen wesentlich zur Heilung schwerer lebensgeschichtlicher Traumata beitragen.[7] Im psychiatrischen Alltag erlebe ich jedoch, dass spirituelle Themen kaum zur Sprache kommen und dass ihnen gegenüber eine grosse Hilflosigkeit herrscht.

Glaube und Religion gehören zum Persönlichsten eines Menschen. Sie gelten heute in der westeuropäischen Gesellschaft als höchst privat. Daher müssen Seelsorgende mit grosser Sorgfalt und ohne Aufdringlichkeit ein Gespräch, ein

Mitgehen anbieten. Menschen, die unter schweren Depressionen leiden, suchen sie den Zugang zu eröffnen zur Erfahrung, dass sie von Gott angenommen sind, dass ihr Leben in all seiner Begrenztheit und Gebrochenheit seinen Sinn von Gott her findet. Suchtkranken suchen sie aufzuzeigen, dass wir als Menschen zu echter Freiheit nur gelangen können, wenn unser Leben gehalten ist von Gesetzen und Strukturen, und dass unsere Sehnsucht nach dem Grenzenlosen sich nicht im Konsum von Rauschmitteln erfüllt, sondern im mystischen Berührtsein durch Gott. Seelsorgerinnen und Seelsorger suchen Menschen zu entlasten von krankhaften Schuldgefühlen oder von der Last echter Schuld und von beschämenden Erfahrungen, indem sie ihnen durch ihr nicht urteilendes Dasein, ihre Akzeptanz und Empathie und, wenn es möglich ist, durch das Wort Gottes versöhnende Annahme vermitteln. Mit Menschen, die von mächtigen inneren oder äusseren Bildern oder Stimmen überwältigt sind, suchen sie zu unterscheiden zwischen Symptomen psychischer Krankheit und echten Glaubenserfahrungen. Sie bemühen sich auch, Menschen zu verstehen, die sich von dämonischen oder teuflischen Mächten beherrscht fühlen, und sie suchen mit ihnen Wege, wie sie von diesem schweren Leiden befreit werden können.

Seelsorge in der Psychiatrie heisst manchmal, mit Patienten zu spielen, manchmal, mit ihnen auf einen Spaziergang zu gehen, manchmal, ungezwungen mit einer Gruppe zu plaudern im Aufenthaltsraum, manchmal aber auch, ein formelles therapeutisches Gespräch zu führen, gemeinsam über ein Bibelwort nachzudenken. Wo ein Mensch dafür offen ist, kann Seelsorge auch heissen, von Jesus Christus zu sprechen und von der Kirche als mystischer Glaubensgemeinschaft, diese Gemeinschaft auch zu erfahren im gemeinsamen Beten, in der Feier der Kommunion oder der Krankensalbung. Seelsorge kann auch heissen, mit betroffenen Angehörigen, Mitpatienten und Mitpatientinnen und Mitarbeitenden der Klinik im Gespräch und in einer schlichten Feier zu trauern um einen Menschen, der sich selbst getötet hat, dem Psychiatrie und Seelsorge nicht helfen konnten.

Wie die Psychiatrie im Allgemeinen so kann auch die Seelsorge selten medienwirksame Erfolge vorweisen. Psychiatrie und Seelsorge arbeiten jedoch zusammen, um Menschen zu helfen, Lebenskrisen heilsam durchzustehen. So bewirken sie zeitweilige oder dauernde Heilung von inneren Störungen oder Abhängigkeiten. Sie lehren Menschen, sich in ihrer überdurchschnittlichen Sensibilität besser zu schützen. Sie bieten diesen Menschen einen Lebensraum an, in dem sie mit den ihnen von ihrem Wesen und ihrer Lebensgeschichte her gesetzten Grenzen leben können. Seelsorge kann zudem immer wieder solche Heilungserfahrungen deuten als Zeichen, dass alle Menschen zum Heil bestimmt sind trotz des Unheils, das sie vielfältig bedroht und belastet.

Psychische Krankheiten als spirituelle Erfahrungen

Der Zürcher Psychiater Daniel Hell hat für den Anfang des 21. Jahrhunderts einen «Hunger nach Seele» diagnostiziert. Ebenso spürbar ist in dieser Zeit ein grosser Hunger nach «pneuma», ein Hunger nach Mystik. In seinem Buch «The Exploration of the Inner World»[8] hat der reformierte Pfarrer Anton Boisen, der 1876 bis 1965 in Neuengland lebte, die schweren psychotischen Krisen seines Lebens als spirituelle Erfahrungen gedeutet. Er war überzeugt, dass Menschen wie er angehenden Pfarrern Wichtiges zu sagen haben. Für ihn waren psychisch kranke Menschen «living human documents», lebendige menschliche Dokumente, ebenso wichtig wie die geschriebenen Dokumente der heiligen Schriften und der kirchlichen Tradition. In seiner Psychose hatte er die Abgründe des Menschseins erfahren; er hatte gleichsam die Grenze der raum-zeitlichen Wirklichkeit überschritten. Menschen wie er konnten Zeugnis geben von dem, was die religiösen Traditionen meinen, wenn sie vom Jenseitigen, vom Göttlichen wie vom Dämonischen, sprechen. Boisen hatte das erfahren, was die biblischen Schriften «pneuma» nennen, die Fähigkeit, die Wirklichkeit des Unbegrenzten, des Ewigen zu ahnen, jene Wirklichkeit, die allem in Raum und Zeit Begrenzten zugrunde liegt.

Im Sommer 1925 lud Anton Boisen eine Anzahl Theologiestudenten in die Klinik ein, um ihnen in hautnaher Begegnung mit psychisch kranken Menschen diese Erfahrung zugänglich zu machen. Damit wurde er zum Begründer dessen, was heute weltweit klinische Seelsorgeausbildung heisst, eine Form theologisch-praktischer Ausbildung, die seit Jahren auch an der theologischen Fakultät Luzern angeboten wird.

In seiner kleinen Schrift «Vom Sinn der Schwermut» schrieb der katholische Philosoph und Theologe Romano Guardini 1928: «Die Schwermut ist etwas zu Schmerzliches, und sie reicht zu tief in die Wurzeln unseres menschlichen Daseins hinab, als dass wir sie den Psychiatern überlassen dürften. Wenn wir hier also nach ihrem Sinn fragen, so ist damit schon gesagt, dass es uns nicht um eine psychologische oder psychiatrische, sondern um eine geistige Angelegenheit geht. Wir glauben, es handelt sich um etwas, was mit den Tiefen unseres Menschseins zusammenhängt.»[9]

Es geht Guardini nicht darum, Seelsorge und Psychiatrie gegeneinander auszuspielen. Psychotherapeutische und psychiatrische Behandlung können Menschen, die unter Depressionen leiden, vielfältig Hilfe bringen. Doch wird diese menschliche Grenzerfahrung erst in ihrer Ganzheit verstanden, wenn sie auch in ihrer spirituellen Dimension wahrgenommen wird. Und nur wenn Menschen in ihrer Ganzheit wahrgenommen werden, können sie echt Heilung erfahren und darin etwas vom umfassenden Heil ahnen.

Anmerkungen

1 Aus der umfangreichen wissenschaftlichen Literatur seien hier erwähnt Alois M. Haas: Mystik als Aussage. Erfahrungs- Denk- und Redeformen christlicher Mystik, Frankfurt 1996; Dorothee Sölle: Mystik und Widerstand. «Du stilles Geschrei», München 1999; Annemarie Schimmel: Mystische Dimensionen des Islam. Die Geschichte des Sufismus, München 1985.
2 Der Syllabus wurde von Papst Pius X. 1907 und von Papst Pius XII. 1950 erweitert und ergänzt. Das Zweite Vatikanische Konzil hat ihn ad acta gelegt.
3 Vgl. Daniel Hell: Seelenhunger. Der fühlende Mensch und die Wissenschaften vom Leben, Bern 2003. Vgl. auch die Zeitschrift «pro mente sana aktuell», Zürich, Jg. 2003, Nr. 1: «Biologismus – Stirbt die Seele aus?»
4 Vgl. Jakob Bösch: Spirituelles Heilen und Schulmedizin. Eine Wissenschaft am Neuanfang, Bern 2002.
5 «In der alltäglichen Praxis des Psychiaters und besonders des Psychoanalytikers spielt Religion – im Gegensatz zur Sexualität – kaum eine Rolle. Ein Fall von ‹Verdrängung›?», Hans Küng: Freud und die Zukunft der Religion, München 1987, S. 9.
6 Daniel Hell: Welchen Sinn macht Depression? Ein integrativer Ansatz, 8. Aufl., Reinbek bei Hamburg 2002, S. 231.
7 Ursula Wirz: Seelenmord. Inzest und Therapie, Zürich 1989, S. 242 f.
8 Anton Boisen: The Exploration of the Inner World. A Study of Mental Disorder and Religious Experience, Philadelphia 1936.
9 Romano Guardini: Vom Sinn der Schwermut, Zürich 1949, S. 7.

Von der Vielfalt des Heilens –
aus der Sicht des Arztes

FRANK NAGER

Nach den Theologen also der Mediziner. Da muss man sich – bei aller Freundschaft der zwei Disziplinen – auf eine andere Wellenlänge einstellen. Der moderne Therapiebaum ist derart vielgestaltig und blüht so reich, dass man das Thema nicht erschöpfen kann – höchstens den Leser. Zur Schwierigkeit des Gegenstandes an sich kommt – hier, heute – noch die interdisziplinäre Vielgestaltigkeit des Publikums mit seinen divergierenden Erwartungen.

Die Vielfalt des Heilens betrachte ich aus zwei Blickwinkeln: Aus jenem des naturwissenschaftlichen Mediziners und aus jenem des philosophierenden Arztes. Dieser zwangsläufig selektive Streifzug erfolgt in drei Etappen: Zuerst schildere ich die historischen Wurzeln des Heilens, die ihnen entsprechenden menschlichen Grundhaltungen und besinne ich mich auf die sprachliche Herkunft einiger heilkundlicher Grundbegriffe. Dann werfe ich einen Blick auf einige blühende Zweige des modernen Therapiebaumes, nämlich – gleichsam kontrapunktisch – einerseits auf die Heiltechnik, anderseits auf komplementärmedizinische, auf salutogenetische und auf palliative Heilkonzepte. Am Schluss setze ich die Vielfalt des Heilens in Beziehung zu einem zukunftsfähigen Arztbild.

Historische Wurzeln des Heilens

Unser moderner, tief verwurzelter und viel verästelter Therapiebaum wird über Jahrtausende, durch viele Kulturen hindurch aus drei Quellen genährt, nämlich aus der magisch-religiösen, der empirischen und der rational-wissenschaftlichen.[1] Diese Quellen sprudeln auch heute. Sie vermischen und befruchten sich. Manchmal trüben sie sich – unter dem Diktat merkantiler und standespolitischer Motive. Das unbeirrte Fortströmen aller drei Therapiequellen auch im Zeitalter unerhörter rational-wissenschaftlicher Triumphe der Heiltechnik beruht auf zwei elementaren Grundhaltungen des Menschen. Blaise Pascal stellt sie einander gegenüber als «raison de la mathématique» und als «raison du cœur». Der Zürcher Physiker und

Nobelpreisträger Wolfgang Pauli kennzeichnet sie dreihundert Jahre später als das kritisch-rationale, verstehen wollende Streben einerseits und als die mystisch-irrationale, das erlösende Einheitserlebnis suchende Grundhaltung anderseits. Diese beiden Pole nennt Pauli komplementär und er sowie sein Freund Carl Gustav Jung sind der Auffassung, dass man den Menschen nur verstehen und ihm nur dann echt helfen kann, wenn man beide Haltungen anerkennt und entwickelt.

Wir wollen jetzt etwas der Sprache nachspüren, denn sie birgt – nach Martin Heidegger – «den Kern alles Wesenhaften in sich». Das Wort «heilen» weckt in modernen Ärzten vordergründig die Assoziation von kurieren, reparieren. Angesichts unheilbar und chronisch Kranker, seelisch Leidender, vor allem angesichts des Todes haben wir allen Grund, uns an die sprachliche Herkunft des Wortes heilen und seinen spirituell-religiösen Bezug zu «Heil» und zu «Heiligem» zu erinnern, also an jene Anschauung, die uns durch die Theologen näher gebracht wird.

Auch die romanischen Sprachen bergen einen tieferen Aspekt des Wortes «heilen» in sich. Das französische «guérir» und das italienische «guarire» stammen – man staunt! – aus einer germanischen Wurzel, nämlich «warjan», aus der sich das Wort «wehren» herleitet.[2] Auf Grund der sprachlichen Herkunft besteht also ein Bezug zwischen heilen und abwehren: Wehrhaftigkeit des Heilers, mehr noch, entschlossene Abwehr des zu Heilenden, Widerstandskraft seines Körpers, aber auch «des Geistes tapfere Gegenwehr». Das Verständnis von Heilung als Ergebnis entschlossener Wehrsamkeit des Patienten selber, die ausschlaggebende Rolle seiner eigenen Lebenskraft im Duell mit der Krankheit – dieses Konzept erlebt derzeit eine Neubelebung, auf die unter dem Begriff Salutogenese (von lat. «salus», Heil, Gesundheit) später eingegangen wird.

«Palliare»: den Mantel umlegen. Welch sinnvolles Stammwort für eine barmherzig umhüllende Palliation, diese Lebenshilfe auf dem letzten Abschnitt eines Lebensweges, wenn der Patient – rein reparativ betrachtet – «austherapiert» ist, einige ratlos Rückzug blasen, andere begleitend ausharren – mit dem alleinigen Ziel, die Qual des Lebens zu lindern.

Schliesslich das Wort «Therapie». Es stammt vom griechischen «therapeuein» und heisst dienen, pflegen, hegen. Ein «therapeutes» ist ein aufmerksamer Begleiter. Es ist offensichtlich, dass alle diese Begriffe – etymologisch betrachtet – eine geistige und nicht eine mechanistische Dimension beinhalten.

Grösse und Gefährdung der Heiltechnik

Nun einige Blicke auf die Fülle und Vielfalt unseres modernen Therapiebaumes. Es ist nahe liegend, dass ich – als ehemaliger Spitalarzt – zuerst unsere hoch entwickelte Heiltechnik würdige, aber auch meine Sorge um ihre Zukunft zum Ausdruck bringe. Es geht um die phänomenalen medikamentösen, chirurgischen, radiotherapeutischen und gentechnologischen Errungenschaften, die allein der mathematischen Räson und der rational-wissenschaftlichen Wurzel der Heilkunde entstammen.

Hier bewährt sich die übliche Strategie unseres Heilungsverständnisses als Reparatur, als Ausmerzung eines Maschinenschadens. Hier feiert unsere viel bewunderte und viel gescholtene Rezepte- und Instrumentenmedizin ihre Triumphe. Bis zum Schluss meines Beitrages könnten wir uns an den grandiosen Entwicklungen rational-wissenschaftlicher Heilungskonzepte berauschen und einen Therapiefortschritt schildern, wie ihn die Welt noch nie gesehen hat.

Auf ihrem Weg durch das 21. Jahrhundert erscheinen am Horizont der Heiltechnik schlechthin abenteuerliche Entwicklungen, beispielsweise in der Gentherapie, der Transplantationschirurgie und der computerunterstützten Chirurgie. Angesichts dieser Aussichten halten wir den Atem an, fasziniert, mehr noch beklommen. Für mich persönlich sind diese Entwicklungen bei aller Faszination zweischneidig – aus verschiedenen Gründen.

Es bewegt mich ein dreifacher Zwiespalt.[3] Erster Konflikt: Es herrscht ein tyrannischer technologischer Imperativ. In eklatanter Blindheit gegenüber seinen Grenzen fragt er ausschliesslich, was gemacht werden kann. Wenn er – in letzter Zeit – etwas gebremst wird, dann durch einen ökonomischen Imperativ, das heisst die Unbezahlbarkeit, und nicht durch jenen meilenweit nachhinkenden ethischen Imperativ, der fragt, was gemacht werden darf. Im Rahmen dieses Missverhältnisses zwischen Technik und Ethik zeichnet sich ein potenzielles Szenarienspektrum fragwürdiger Allmacht über das Leben ab.[4]

Zweiter Zwiespalt: Es regiert – fast uneingeschränkt – die kritisch-rationale Grundhaltung. In ihrer einseitig biologisch-technischen Ausrichtung scheint die akademische Medizin vergessen zu haben, dass sie nicht nur Naturwissenschaft, sondern auch Geistes- und Kulturwissenschaft ist.

Dritter Konflikt: Ihrem Menschen- und Arztbild entsprechend beruht die Ausbildung der Mediziner auf einseitiger Pflege der mathematischen Räson. Unter der Vorherrschaft eines intellektuellen und patriarchalen Geistes werden angehende Ärztinnen und Ärzte zu hirnbetont, einseitig kortikal selektioniert und imprägniert. Ihre Denkfunktion, die kognitiven und memorativen Fähigkeiten werden gedrillt. Gescheit und vielwissend kommen sie aus dem Staatsexamen, aber sie laufen Gefahr, den kordialen, den intuitiv-emotionalen und spirituellen Gegenpol, die

Raison du coeur verkümmern zu lassen, manchmal mit Frostschäden an ihrer Seele. Allmacht des Gehirns, Verkümmerung des Herzens: Hierin gründet ganz allgemein die Gefährdung unseres technischen Zeitalters mit seiner vierschrötig-robusten, immer rücksichtsloser auf ökonomische Effizienzsteigerung ausgerichteten Denkungsart. Auf diesem Ungleichgewicht beruhen auch die Fehlleistungen, genauer die fehlenden Leistungen unserer technisch-apparativ so grossartigen Medizin – diesem getreuen Spiegelbild des Zeitgeistes.

Komplementärmedizinische Heilkonzepte

Halten wir Ausschau auf drei andere Zweige unseres Therapiebaumes. Da erblüht einiges, das diesen Mangel an Emotionalität und Spiritualität in der modernen Medizin mehr oder weniger kompensiert. Ich denke an komplementärmedizinische, an salutogenetische und an palliative Heilungskonzepte.

Zuerst wende ich mich einem Therapiezweig zu (oder ist es eher ein Therapiedickicht?), das der empirischen sowie der magisch-religiösen Wurzel der Heilkunde entspringt und das vorzüglich der mystisch-irrationalen Grundhaltung des Menschen entstammt – leider oft unter Vernachlässigung des kritisch-rationalen Strebens. Ich meine die Komplementärmedizin. Das ist noch immer ein Reizwort und wer darüber spricht, kann sich zwischen alle Stühle und Bänke setzen.

Noch immer gibt es akademische Mediziner, die derart in ihren Erfolg verstiegen sind, dass sie die Naturheilkunde im bunten Strauss der Therapiekonzepte schlichtweg verachten und in jener sterilen Defensivhaltung verharren, die sich darauf beschränkt, die «Unwissenschaftlichkeit» dieser weitgehend empirischen Heilkunde anzuprangern. Andere Schulmediziner haben erkannt, dass diese – gerade heute, in einer überrationalen Epoche – kompensatorisch aufblühenden naturheilkundlichen Therapiekonzepte den unausrottbaren und legitimen magisch-religiösen, irrational-mystischen Bedürfnissen des Menschen Rechnung tragen; dass dieser alternative Trend einem sich wandelnden Zeitgeist mit ganzheitlich-integrativem Denken und «ökologisch-grünen» Bestrebungen entspricht, dass er eine vermehrte Berücksichtigung matriarchaler Normen widerspiegelt und dass er eine Quittung für die Unterlassungssünden der akademischen Medizin vorlegt.[5]

In ihrer zunehmenden Offenheit, sich gedanklich auf völlig fremde Heilsysteme und -philosophien einzulassen, zum Beispiel auf jene der traditionellen chinesischen Therapie, der Homöopathie oder der Anthroposophie, und in ihrer wachsenden Bereitschaft, alternative Therapien vorurteilslos zu prüfen, muss die akademische Medizin allerdings viel Spreu vom Weizen trennen. Im verschlungenen Bereich der Komplementärmedizin tummeln sich nämlich – wie wir wissen – viele Scharlatane und pilzartig schiessen Heilmethoden aus dem Boden, die

hoffnungslos aus dem Rahmen wissenschaftlich nachprüfbarer oder empirisch erfahrbarer Heilkunde fallen.
Trotz dieser Erschwernisse ergänzt und bereichert sich die akademische Medizin ununterbrochen, indem sie komplementäre Therapiemethoden integriert, darunter auch Konzepte, die sich der naturwissenschaftlich-analytischen Forschung widersetzen, die ihren therapeutischen Nutzen aber empirisch beweisen. Denken wir zum Beispiel an mannigfache psychotherapeutische Methoden, an die verschiedenen Formen der Gestalttherapie, an Musiktherapie, Bibliotherapie, denken wir an manche Formen der Diätetik, an die vielfältigen Aspekte der Heilung durch das Wasser, also Hydrotherapie. Blicken wir vor allem auf die Physiotherapie, deren Wirksamkeit in doppelblinden Studien zwar statistisch kaum gemessen werden kann, deren therapeutischer Wert aber heute nur noch von hoffnungslosen Hard-Facts-Technokraten in Frage gestellt wird.
Im Rahmen dieses unaufhaltsamen, wenn auch zähflüssigen Integrationsprozesses sollten sowohl die Schulpsychiatrie als auch die somatische Medizin endlich gründlicher von den Erkenntnissen der Tiefenpsychologie Kenntnis nehmen. Die akademische Psychiatrie sollte den engen Rahmen der Zephaliatrie (Hirnheilkunde) sprengen und sich zu umfassender Seelenheilkunde erweitern.[6] Leider muss man die Entdeckungen, zum Beispiel eines Sigmund Freud oder Carl Gustav Jung, noch immer gleichsam als komplementärmedizinische Konzepte bezeichnen, weil sie noch nicht in die Schulmedizin integriert sind. Sie werden von der Schulpsychiatrie in ihrer einseitig hirnpsychologischen, biochemischen, psychopharmakologischen Vorliebe nur sehr zögernd wahrgenommen. Vor allem die analytische Psychologie Carl Gustav Jungs, tief verankert in mythologischem Urwissen, in Kunst und Religion, wäre geeignet, die philosophische und die geistige Dimension in der Heilkunde zu fördern.
Meines Erachtens dürften auch alternative Methoden im engern Sinn des Wortes in unsern Spitälern eine Heimstatt finden, zum Beispiel die in der ärztlichen Praxis verbreiteten und von der FMH und der Ärztekammer grundsätzlich anerkannten Methoden wie Phytotherapie, anthroposophische und traditionelle chinesische Medizin sowie Homöopathie.

Das salutogenetische Heilkonzept

Es gehört zu den ermutigenden Aspekten der Medizin, dass sie – trotz überstürztem technischem Fortschritt und trotz gieriger Vorliebe für die allerneuesten Erkenntnisse (beziehungsweise Irrtümer) – doch immer wieder das «alte Wahre» neu entdeckt. Auch heute, in einer Medizin-Ära, deren Arztidee einzuschrumpfen droht auf das Bild des rein pathogen und kurativ eingeschworenen Krankheitsmanagers, erlebt heilkundliches Urwissen eine Renaissance. Man erinnert sich, dass Heilkunde schon seit Platon in erster Linie «hygieinou episteme», das Wissen um den gesunden Menschen, ist, damit die Kunst, Gesundheit zu erhalten – und erst in zweiter Linie eine Wissenschaft von den Krankheiten.

Als die Medizin vor der naturwissenschaftlich-technischen Revolution des 19. und 20. Jahrhunderts den Krankheitsursachen hilflos rätselnd gegenüberstand, war sie grundsätzlich gesundheitsorientiert. Bei den Ärzten stand Hygieia, die altgriechische Göttin der Diätetik, höher im Rang als die heute so übermächtige Panakeia, die Göttin der Pharmakotherapie.[7] Noch bei Christoph Wilhelm von Hufeland, dem Hausarzt Goethes und späteren Professor an der Berliner Charité, Verfasser des präventivmedizinischen Bestsellers «Die Kunst das menschliche Leben zu verlängern», spielen die Begriffe Makrobiotik, Hygiene, Diätetik die entscheidende Rolle und galt es als die zentrale Aufgabe der Medizin, die in der Natur des Menschen liegenden Kräfte der Selbstheilung zu unterstützen, im Wissen darum, dass die Natur heilt, der Arzt behandelt (natura sanat, medicus curat).

Als es im 20. Jahrhundert gelang, Krankheitserreger zu identifizieren, Krankheitsprozesse aufzuklären, Krankheitsdiagnostik zu betreiben und wirksame Therapien zu entwickeln, begann das pathogenetische Paradigma die medizinische Lehre, Ausbildung und Praxis derart zu beherrschen, dass das alte salutogenetische Denken zunehmend verloren ging. Gleichsam Unterdrückung Hygieias durch Panakeia – und durch den Kentauren Chiron, den Halbgott der Chirurgie.

Der moderne Begriff der Salutogenese – auf Deutsch: Selbsterzeugung von Heil, von Gesundheit – ist nichts grundlegend Neues, aber es kleidet Urwahrheit in eine zeitgemässe Formulierung. Nicht zuletzt dank diesem Konzept öffnet sich unsere pathogenetisch eingeschworene, unsere verbissen kurative, korrektive, reparative, interventionelle Medizin zunehmend wieder einem salutogenetischen Horizont und setzt dadurch in ihrem Therapiespektrum neue Akzente.[8]

Die salutogenetische Dimension pflegen heisst, die Gesundheit fördernden, die präventiven und die adaptativen Potenzen des Menschen und seine ungeheuren Selbstheilungskräfte zu berücksichtigen und zu unterstützen und dabei zu beherzigen, dass sich diese Heilkraft der Natur aus somatischen, psychischen und geistigen Wurzeln nährt. Das salutogenetische Heilkonzept fordert Ärzte und Ärztinnen auf, «minister naturae» (im Sinne Hufelands), also Diener der Natur, zu sein und weniger «magister naturae», also ihre Beherrscher – dank immer mächtigerer Unterwerfungstechnik. Das Salutogenesekonzept betrachtet Gesundheit nicht als verzehrbaren Proviant oder gar käufliches Konsumgut, sondern als kreativen, geistigen Prozess, als Lebenskunst.

Salutogenetisches Denken rückt komplementär zum atemberaubenden Fortschritt der kurativen Medizin die präventiven Faktoren in den Vordergrund: Das heisst – auf einer äusseren Ebene – engagierterer Kampf gegen die bekannten, Krankheit

und Tod bringenden Risikofaktoren, zum Beispiel gegen jene von Arteriosklerose und Krebs.
Salutogenese bedeutet auch sorgfältigen Umgang mit den Umweltfaktoren, zum Beispiel dem Lebensraum, der Luft, die wir atmen, mit der Arbeitswelt, dem Stress. Auf einer tieferen Ebene fordert Salutogenese verantwortungsvolle Berücksichtigung der Inweltfaktoren, wie Lebensstil, menschliche Beziehungen, Verhältnis zur Kunst, Religiosität, Spiritualität.
Auf dem Hintergrund eines dynamischen Gesundheitsbegriffes sind Ärzte berufen, vielleicht als ihre vornehmste Aufgabe, die eigene Mitarbeit ihrer Patienten zu fördern; sie zu überzeugen, dass ihnen selbst, ihrem eigenen «inwendig Arzt» (Paracelsus) die wichtigste Rolle für die Erhaltung oder Wiederherstellung ihrer Gesundheit zukommt.
Pathogenetisches und salutogenetisches Handeln in Harmonie. Das erfordert von Ärztinnen und Ärzten, dass sie je nach Krankheit und Patient subtil unterscheiden, wann es darum geht «napoleonisch» vorzugehen, das heisst rasch und kräftig einzugreifen, zum Beispiel medikamentös oder chirurgisch; oder aber wann sie – gleichsam als hegende und pflegende Gärtner – auf therapeutische Hyperaktivität (zum Beispiel auf unnötige Rezeptur) verzichten und den Heilungsprozess weitgehend dem Patienten anheim stellen müssen.
Manchmal, vor allem in der Akutmedizin, müssen wir – pathogenetisch und reparativ denkend – direkt, aggressiv, ja rabiat auf das Symptom oder Organ «loskurieren». Vor allem in der Spitalmedizin ist Heilung tatsächlich, zumindest in einer ersten Etappe, Reparatur. Bei manchen andern Krankheiten, vor allem bei Seelenleiden und psychosomatischen Erkrankungen, müssen wir uns an die etymologische Herkunft der Wörter «heilen» und «Salutogenese» erinnern und beherzigen, dass im Heilen das ursprünglich Heile, das Gleichgewicht, die Harmonie, die Ganzheit, der in der Krankheit etwas fehlt, die gestört oder zerstört wurde, wiederhergestellt werden muss, und zwar weniger durch Ärzte, Therapeuten und Pflegende als durch den Patienten selber, seine eigene entschlossene «Wehrhaftigkeit», seine Bemühung, die «verborgenen Hieroglyphen» der Krankheit zu lesen, seine Bereitschaft zu Einsicht und Wandlung. In solchen Krankheitssituationen müssen Ärzte auf eine voreilige, äusserliche, gewissermassen dekorative Beseitigung von Krankheitssymptomen verzichten, zum Beispiel auf die voreilige und zweischneidige, manchmal eher zerstümmelnde als heilende Amputation neurotischer und depressiver Störungen durch Psychopharmaka und Antidepressiva.

Renaissance der Palliation

Ein Wort zum palliativen Heilen. Im heiltechnischen Betrieb eines Akutspitals lauert die Versuchung, unheilbar kranke Menschen zu verlassen – innerlich und äusserlich, ihr Sterben in ein technisches Problem zu verwandeln. Die verheissungsvolle Renaissance palliativer Heilkunde besinnt sich auf die uralte Devise der mittelalterlichen Hôtels Dieu: guérir quelquefois, soulager souvent, consoler toujours. Palliativtherapie ist der moderne Beitrag der medizinischen Wissenschaft zu einer zeitgemässen Ars Moriendi.[9] Diese schöne Blüte am vielgestaltigen Therapiebaum ergänzt die uns vertrautere, manchmal über das Ziel schiessende Kunst der Lebensverlängerung, jenen totalen Krieg schrankenloser Heiltechnik gegen den Erzfeind Tod.

Palliativmedizin ist eine dienende, kommunikative, integrative, interdisziplinäre und der spirituellen Dimension offene Disziplin. Dieses lindernde und tröstende Umlegen eines wärmenden Mantels empfinde ich auch als matriarchal, denn hier ist geordert, was Frauen genuin mehr liegt als Männern: seelische Beziehung. Als Spitalarzt habe ich Palliativtherapie sehr oft als spirituelles Bemühen erlebt. In ihrer letzten Bitternis des Lebens sind Menschen sehr offen für die religiöse Dimension des Heilens – in seinem tiefsten, geheimnisvollsten Sinn.

Im palliativen Heilbezirk ist – mit Paracelsus gesprochen – «Barmherzigkeit der erste Schulmeister der Ärzte»,[10] natürlich auch der Pflegenden. Barmherzigkeit, Humanitas sind gefordert, weniger unsere angelernten Stärken, zum Beispiel unser enzyklopädisches Wissen oder unsere reparativen Fertigkeiten. Hier wird umso zwingender die Arztpersönlichkeit auf den Plan gerufen. Es geht nicht nur darum, rechtzeitig und richtig dosiert Analgetika und Antidepressiva zu verschreiben; vielmehr sind Ärztinnen und Pflegende selber die ausschlaggebende Arznei. Sie sind am glaubwürdigsten und heilsamsten wohl dann, wenn sie selber auf Unendliches bezogen sind.

Während sich die Heiltechnik oft wortkarg, ja averbal verhält, ist im palliativen Bezirk die Kunst einfühlsamer, beruhigender, behutsamer und ehrlicher ärztlicher Sprache notwendig. In palliativen Grenzsituationen sind beide Säulen der Heilkunde gefordert: Wissenschaft und Humanität, die Herzensräson mehr als die mathematische.

Der Arzt vor der Vielfalt des Heilens

Auf der letzten Etappe unseres Streifzuges geht es um die Vielfalt des Heilens in Bezug auf ein zukunftsfähiges Arztbild, das dieser Vielfalt gerecht wird. Nur ein trotziger Optimist kann es wagen, ausgerechnet heutzutage, angesichts eisiger

Winde im Gesundheitswesen, über diesen Aspekt zu sprechen. Einige werden sagen, dies sei nicht trotziger Optimismus, sondern versponnene Utopie.
Die derzeitige Ausbildung der Mediziner ist auf die moderne Arztidee des brillanten Fachexperten eingeschworen. Richtungweisend für ein zukunftsfähiges Arztbild ist aber nicht das naturwissenschaftlich-technische Idealbild der Universität, sondern die Erwartung der Patienten. Sie suchen im Arzt sowohl den Experten als auch den Partner:[11] einerseits den verlässlichen Fachmann, der ihnen hilft, ihre Beschwerden und ihre Leistungseinbusse zu überwinden. Anderseits suchen sie den vertrauenswürdigen Partner, den Lebensberater, Begleiter und Notwender, der nicht nur einzelne Organe, gewissermassen Maschinenteile «flickt», sondern der im Patienten die ganze Persönlichkeit in ihrem biopsychosozialen und geistigen Kontext ernst nimmt, der auch die subjektiven Aspekte ihres Krankseins berücksichtigt, der ihrer inneren Wirklichkeit innewird, sich in ihre eigene Denkweise einfühlt, der ihnen hilft, ihre existentiellen Ängste zu ertragen.
Hier verlässliches Expertentum, dort einfühlsame Partnerschaft. Dies ist die anspruchsvolle Doppelerwartung der Patienten gegenüber uns Ärzten in unserem Beruf so «wunderlicher Natur», diesem seltsam-reichen Gemisch von «Wissenschaft, Handwerk, Geschäft, Liebestätigkeit und Kunst».[12] Die drei Ingredienzien Wissenschaft, Handwerk und Geschäft entsprechen dem Expertentum. Die zwei Elemente Liebestätigkeit und Kunst gründen in vertrauenswürdiger Partnerschaft. Die komplementäre Wirklichkeit des Arztes[13] als Experte und als Partner erfordert eine harmonische Mischung dieser fünf Ingredienzien. Heilkunst ist meines Erachtens die Fähigkeit, sich – je nach Patient und Krankheitsbild – in der Vielfalt des Heilens zurechtzufinden.
Der Psychiater Jakob Klaesi formulierte in seiner Berner Rektoratsrede vor etwa fünfzig Jahren ein Postulat, das noch immer gilt, nämlich: «Das alles ist der Arzt: Ein Wissenschafter, ein Krieger, ein Erbarmer, ein Erzieher, ein Priester, ein Künstler.»
Solche ärztliche «Vollorchestrierung» ist nicht ausgestorben. Auch in unserer Epoche betont ökonomischen Profitdenkens regt sich als kompensatorische Gegenströmung eine Neuorientierung in der Idee des Arztes. Diese Neubesinnung erinnert sich an die alte Maxime Klaesis und bemüht sich um ein umfassendes Arztbild mit seinen vier gleichberechtigten Aufgaben praktisch tätiger Ärzte, nämlich: Erstens müssen sie als Erzieher, als Gesundheitserzieher die salutogenetischen Potenzen ihrer Patienten fördern. Zweites sollen sie als Wissenschafter und Krieger Krankheiten heilen, also kurativ, reparativ, dabei oft kriegerisch-aggressiv eingreifen. Drittens müssen sie als Erbarmer oft palliativ handeln, das heisst sich auf lindern allein beschränken: Care not cure. Viertens müssen sie – gewissermassen als Priester – Sterbende bis am Schluss begleiten und beherzigen, dass sie auch für die Qualität des Sterbens mitverantwortlich

sind.[14] So müssen sie sich also als Künstler auch auf dem schwersten Prüfstand ärztlicher Kompetenz bewähren, nämlich wenn die Krankheit unheilbar geworden ist. Ich bin mir bewusst: Ich zeichne wieder einmal ein Idealbild, das die Resignierten und die reinen Pragmatiker belächeln mögen. Ich weiss – auch aus eigener Erfahrung – um die Kluft zwischen Postulat und Realität – gerade heutzutage. Immerhin: Ich kenne in Spital und Praxis manche Ärztinnen, vor allem auch Hausärzte, die diesen vier Postulaten vorbildlich gerecht werden – ganz im Stillen, ohne jene Medienpräsenz, die sich ausschliesslich für Hightech-Medizin, für TarMed und für Skandale interessiert.

Auch im Zeitalter der molekularen Medizin mit ihren rasanten biotechnischen Entwicklungen verstehen vertrauenswürdige Ärzte und Ärztinnen, wie sie uns als Ideal vorschweben, Heilung und Therapie nicht allein als Reparatur – sei es am Gelenk oder im Gen –, sondern sie betrachten Heilung auch im ursprünglichen Wortsinn des griechischen «therapeuein», nämlich als Dienen an einem, der in seiner Not mich ruft. Sie wissen: Das ursprüngliche Wesen der Therapie bedeutet nicht reparieren, dozieren, ordonnieren, rezeptieren, kurieren, sondern dienend-pflegendes Beistehen, mitschwingen, einfühlen, verstehen, begleiten. Heilkunde ist richtig verstanden anders, als sie heute in der Öffentlichkeit dargestellt wird, nämlich nicht nur Spitzenmedizin, nicht nur Geschäft, nicht nur ein Arsenal immer raffinierterer Herrschaftstechniken. Sondern Heilkunde ist eine dienende und kommunikative Disziplin, aufgeschlossen für die geistige Dimension der Menschen.

Anmerkungen

1 Frank Nager: Gesundheit, Krankheit, Heilung, Tod. Betrachtungen eines Arztes, Luzern 1997, S. 28.
2 Iso Camartin: Graziendienst, Frankfurt a. M. 1999, S. 133.
3 Frank Nager: Zwiespalt und Wandlung des Arztes, in: Schweizerische Ärztezeitung 65 (1984), S. 94.
4 Frank Nager: Die Medizin zwischen Technik und Ethik, in: Schweizerische Rundschau für Medizin Praxis 44 (1992), S. 1313.
5 G. A. Nagel: Naturheilkunde als Metapher, in: Schweizerische Rundschau für Medizin Praxis 82 (1993), S. 678; Frank Nager: Brückenschlag zwischen naturwissenschaftlicher Medizin und Komplementärmedizin, in: Schweizerische Rundschau für Medizin Praxis 12 (1994), S. 1425.
6 Daniel Hell: Seelenhunger. Der fühlende Mensch und die Wissenschaft vom Leben, Bern 2003, S. 101 f.
7 Heinrich Schipperges: Der Arzt von morgen. Von der Heiltechnik zur Heilkunde, Berlin 1982, S. 321.
8 H. G. Pauli, Ph. W. Balsiger, Th. von Uexküll: Wandel des Denkens und Handelns in der Medizin – eine Chance!, in: Schweizerische Ärztezeitung 73 (1992), S. 986; Frank Nager: Grösse und Gefährdung der Medizin, in: Schweizerische medizinische Wochenschrift 126 (1996), S. 794–800.

9 Nager (wie Anm. 1), S. 69.
10 Frank Nager: Das Arztbild des Paracelsus – und wir heute, in: Schweizerische Rundschau für Medizin Praxis 82 (1993), S. 1485.
11 Thure von Uexküll, Wolfgang Wesiack: Theorie der Humanmedizin. Grundlagen ärztlichen Denkens und Handelns, München 1988, S. 576; Frank Nager: Die komplementäre Wirklichkeit des Arztes, in: Schweizerische Rundschau für Medizin Praxis 82 (1993), S. 633.
12 L. S. Geisler: Sprechende Medizin – Luxus oder Notwendigkeit?, in: Medizinische Klinik 87 (1992), S. 274.
13 Frank Nager: Die komplementäre Wirklichkeit des Arztes, in: Schweizerische Rundschau für Medizin Praxis 82 (1993), S. 633.
14 Nager (wie Anm. 1), S. 63.

Vortragszyklus «Horizonterweiterung in der Medizin XXVII»

Der Arzt zwischen Naturwissenschaft und Metaphysik

DIETRICH RÖSSLER

Am 17. September des Jahres 1900, recht genau vor hundert Jahren also, versammelte sich der Kongress der Naturforscher in Aachen, und Bernhard Naunyn, ein führender Internist seiner Zeit, hielt den Festvortrag, der, wie kaum ein anderes Dokument, das Bewusstsein der Epoche zum Ausdruck bringt. Rhetorischer Höhepunkt des Vortrags war der Satz: «Das, was die deutsche Heilkunde grossgemacht hat, [ist] ihr Auswachsen zu einer Gemeinschaft selbstbewusster Disziplinen, die alle – ohne Ausnahme – Naturwissenschaften sind.»[1] Dieser Satz war ein Programm und sollte es sein. Die Entwicklung der Medizin zur Naturwissenschaft hatte zwar schon einige Jahrzehnte früher begonnen. Aber jetzt sollte dieses Programm eine neue Epoche bestimmen. Von jetzt an sollten die Medizin und ihre Stellung im allgemeinen Bewusstsein überhaupt nur und ausschliesslich von naturwissenschaftlichem Denken geleitet sein. Vermutlich könnte man dem Redner nach hundert Jahren nichts Glücklicheres wünschen, als dass er einen Blick auf die Medizin unserer Tage werfen dürfte: Selten ist eine Hoffnung vollkommener erfüllt worden als die seine. Die Medizin ist tatsächlich auf allen Gebieten zur Naturwissenschaft geworden, zu einer überaus erfolgreichen Naturwissenschaft und in vieler Hinsicht wohl sogar zu einer Leitwissenschaft unserer Kultur. Denn es ist mit dieser wissenschaftsgeschichtlichen Entwicklung untrennbar verbunden, dass das Gesundheitswesen zu einer der wichtigsten Institutionen der heutigen Lebenswelt geworden ist und die Medizin zu der Wissenschaft, die jeder öffentlichen Aufmerksamkeit sicher sein kann.
Indessen wollte Naunyn mit seinem Vortrag nicht nur eine neue Epoche einläuten. Er wollte ebenso nachdrücklich und definitiv eine andere beenden. Kritisch und mit unverhohlener Polemik spricht er von der «im Niedergang begriffenen Zeit»,[2] von der Epoche, in der die Metaphysik als Naturphilosophie in der Medizin eine beherrschende Rolle spielte. Mit Kopfschütteln wird daran erinnert, dass noch bis zur Mitte des 19. Jahrhunderts spekulative Systeme der Krankheitseinteilung das ärztliche Handeln leiten sollten und dass von wissenschaftlicher Erfahrung dabei nicht die Rede war, dass man, beispielsweise, Exantheme, gleich

welcher Art, als Prozesse der «inneren Metamorphose» des Menschen, als äusseres Merkmal interner Erneuerung und als Weg zu innerlicher Besserung oder humaner Vollkommenheit deuten durfte, ohne eine Heilung, soweit sie überhaupt möglich war, auch nur in Betracht zu ziehen – das hat diese medizinische Epoche in den Augen der späteren ein für allemal disqualifiziert, und damit war vor allem das Urteil über die herrschende Theorie gesprochen, über die Naturphilosophie und also über die Metaphysik als Leitwissenschaft für die Medizin. Das – so war die allgemeine Überzeugung der Naturforscher und Ärzte beim Kongress in Aachen – musste ein Ende haben.

Es hat ein Ende gehabt. Die Naturwissenschaft ist für sämtliche Gebiete der Medizin und für alle Institutionen der Krankenbehandlung zur selbstverständlichen Grundlage geworden. Aber in diesem Bild, das vor hundert Jahren in Aachen von der Medizin entworfen wurde und das bis heute unsere Anschauungen, unsere Erwartungen und unsere politische Wirklichkeit prägt, finden sich auffallende und folgenreiche Unstimmigkeiten, erstaunliche Defekte, Fehler in dem Sinn, dass etwas fehlt, das keineswegs fehlen dürfte, Lücken also und Mängel nicht nur in diesem Bild, sondern in dem, was es beschreiben soll. Es gibt dafür ganz einfache Beispiele. Eine banale Heiserkeit etwa ist im Rahmen der naturwissenschaftlichen Medizin leicht zu beschreiben, wenn wohl auch nicht ebenso einfach schon zu heilen. Aber es ist – im naturwissenschaftlichen Sinne – dieselbe Heiserkeit, die ein wettergewohnter Landwirt kaum bemerkt, die indessen für eine sensible Opernsängerin eine gesundheitliche Katastrophe sein kann. Ist es überhaupt eine Krankheit? Oder nur in einem Fall, nicht aber im anderen? Wer bestimmt darüber? Dem Arzt bietet die wissenschaftliche Medizin keine Möglichkeit, diesen Unterschied zu definieren. Die Krankenversicherungen haben solche Unterschiede auf eigene Weise wahrgenommen: Man wird einer Risikogruppe zugeteilt nicht nach wissenschaftlichen Krankheitszeichen, sondern nach sozialen Verhältnissen und nach der Art des Berufs. Es ist seit langem bekannt, dass eine naturwissenschaftliche Definition von Krankheit nicht ausreicht, um der naturwissenschaftlichen Medizin selbst Richtung und Ziel zu geben. Das beste Beispiel dafür ist immer noch die alte WHO-Definition, die für die Gesundheit neben dem körperlichen auch das psychische und das sozialen Wohlbefinden gefordert hatte. Der Krankheitsbegriff, der das ärztliche Handeln wirklich leitet, reicht weit über naturwissenschaftliche Bestimmungen hinaus. In einem besonders eindrücklichen Kapitel seines Buches hat Frank Nager die wesentlichen Aspekte erläutert, die zusammenkommen müssen, um die Krankheit eines Kranken von allen ihren Seiten her sichtbar werden zu lassen.[3] Und er hat zugleich die Aufgabe, die dabei wahrgenommen werden muss, auf ihren Begriff gebracht: Die heiltechnischen Fragen müssen ergänzt werden durch die philosophische Reflexion, und erst beide Hinsichten machen, komplementär, das Ganze dieser Aufgabe aus.

Die Rückkehr der Philosophie in die ärztliche Aufgabe ist nichts anderes als die Wiederkehr der Metaphysik. Gewiss ist die Philosophie auch mit anderen philosophischen Fragen und Methoden innerhalb der Medizin vertreten. Die medizinische Ethik nimmt die praktische Philosophie in Gebrauch und in der Neurologie spielt die Erkenntnistheorie immer mehr eine gewichtige Rolle. Die Rückkehr der Metaphysik aber betrifft die Medizin überhaupt und im Ganzen. Hier geht es nicht etwa nur um die aktuellen Fragen der Bioethik, sondern um die humanen Fundamente des ärztlichen Handelns. Die Väter des naturwissenschaftlichen Programms der Medizin haben vor hundert Jahren einen Irrtum verabschiedet, aber einem anderen Tür und Tor geöffnet. So wenig eine triviale Naturphilosophie Grundlage des ärztlichen Handelns sein konnte, so wenig kann der Arzt auf die Orientierungen verzichten, die – eben grundlegend – sich nur aus der philosophischen Reflexion ergeben. Um ein klassisches Bild aufzunehmen, könnte man sagen, für die Medizin gilt der Satz: Naturwissenschaft ohne Metaphysik ist blind. Deshalb soll hier die folgende These vertreten werden: Die Metaphysik ist unvermeidlich für ein ärztliches Handeln, das sich seiner selbst bewusst und damit orientierungsfähig ist, und sie ist es um so deutlicher in dem Mass, in dem der erfolgreiche Fortschritt die naturwissenschaftliche Medizin immer mehr bestimmt.
Es liegt auf der Hand, wie diese These nicht verstanden werden darf. Keineswegs soll etwa vom einzelnen Arzt Berufsphilosophie erwartet oder die medizinische Ausbildung zum Doppelstudium erweitert werden – so erwägenswert solche Gedankenspiele etwa im Blick auf die Trivialisierung unserer Kultur gelegentlich sein mögen. Metaphysik ist vielmehr in dem Sinn unvermeidlich, als von ihr immer schon Gebrauch gemacht wird. Sie ist stets und überall dabei und zur Stelle. Ein ganz einfaches Beispiel dafür ist die ärztliche Aufgabe, die dann entsteht, wenn einem Patienten eine maligne Diagnose eröffnet werden muss. Man kann das in einem Satz von drei Worten sagen und allenfalls eine Überlegung anschliessen, ob und was im vorliegenden Fall therapeutisch oder palliativ getan werden könnte. Man kann diese Eröffnung aber auch im Rahmen eines Gesprächs machen, in dem die Person und die Lebensgeschichte des Kranken, seine gegenwärtige Lage und seine mögliche Zukunft, die Diagnose und die Prognose und alles medizinisch unmittelbar notwendige ein gemeinsames Thema bilden. Nun ist man zunächst geneigt, diese wohl bekannten Unterschiede für äusserlich, für zufallsweise charakterologisch oder psychologisch begründet zu halten. Man kann eben wortkarg oder depressiv oder distanziert sein oder aber zugewandt und extravertiert und synton. Das ist gewiss nicht falsch. Aber es ist auch durchaus nicht alles, was über diese Unterschiede zu sagen ist. Die beiden Arten des Verhaltens sind Ausdruck von überindividuell begründeten Verhaltensmustern, in die sich der Einzelne so oder so, seinen Neigungen folgend, einordnen konnte. Der Wortkarge wird beispielsweise bei der Chefvisite sagen können, dass

man dieses Zimmer nicht mehr betreten müsse, weil da doch nichts mehr zu machen sei, während der andere sein Gefolge vor der Tür warten lässt, indes er selbst mit dem Patienten ein längeres Gespräch führt. Der naturwissenschaftlichen Medizin lässt sich dazu kein Kommentar entnehmen. Für sie sind beide Verhaltensmuster gleich gültig. Sie ist demgegenüber neutral. Tatsächlich aber stehen diese Verhaltensmuster jeweils in einem überaus bedeutungsvollen grösseren Zusammenhang. Sie sind Ausdruck unterschiedlicher Urteile über Zweck und Absicht der Medizin, sie gehen zurück auf ganz verschiedene Auffassungen von Sinn und Inhalt der ärztlichen Aufgabe und sie ziehen ein ganz anderes Bild vom Menschen in Betracht. Es sind diese durchaus eigenen Kontexte, die darin, wie die ärztliche Aufgabe wahrgenommen wird, zur Geltung kommen und die aus dem Hintergrund ihre Wirkung entfalten.

Dieser Hintergrund ist die Welt der Metaphysik. Metaphysik ist, im bei uns üblichen Sprachgebrauch, diejenige philosophische Wissenschaft, die über die Natur hinausführen und mehr erkennen will, als uns durch blosse Erfahrung zugänglich ist. Diese Beschreibung der Metaphysik geht zurück auf Kant. Kant hat in seiner kritischen Neubegründung der Philosophie «unvermeidliche Aufgaben der reinen Vernunft», die über die Sinnenwelt hinausgehen, als Metaphysik bezeichnet. Er hat damit freilich auch der philosophischen Tradition Rechnung getragen. Denn die bekannte Frage, was denn die Welt im Innersten zusammenhält, galt und gilt zu jeder Zeit als Sache der Metaphysik. Das ist sicher keine Frage, die für die Medizin unmittelbare Bedeutung hätte, zumal sie, wenn überhaupt, ganz verschieden beantwortet werden könnte. Wenn wir aber annehmen müssen, dass das ärztliche Handeln im Rahmen schlechthin grundlegender Bestimmungen des menschlichen Daseins überhaupt verstanden werden muss, dann ist gewiss nicht völlig auszuschliessen, dass selbst die Frage des Doktor Faustus einmal am Horizont auftaucht, und zwar gerade weil sie verschieden behandelt werden kann. Denn die Metaphysik ist, eben weil sie über die Erfahrung hinausgeht, keineswegs eindeutig. In ihr repräsentieren sich die mannigfaltigen Möglichkeiten und Wege der in der harten Wissenschaft so einförmigen menschlichen Vernunft. Wird das ärztliche Handeln nicht allein von der überall und für jeden gleichen Naturwissenschaft bestimmt, sondern auch und ganz unvermeidbar von der Metaphysik, dann kann nicht verwundern, dass Ärzte ihre eigene Aufgabe ganz verschieden verstehen und wahrnehmen, obwohl sie doch alle dasselbe Examen gemacht haben.

Um diese Bedeutung der Metaphysik für die Tätigkeit des Arztes näher zu skizzieren, liegt es nahe, sich den drei grossen Themen anzuschliessen, die hier immer schon verhandelt worden sind. Im Rahmen unserer besonderen Fragestellung lassen sich diese Themen am besten so umschreiben: Leitlinien der Orientierung, Gründe der Moral, Sinnfragen.

Leitlinien der Orientierung

Für jeden Arzt stehen alle seine Tätigkeiten unter der Herrschaft einer «regulativen Idee», er übt diese Tätigkeiten aus, «als ob» sie von einem übergeordneten Prinzip und einem gemeinsamen Ziel geleitet würden. Diese Vorstellung sichert den vernünftigen Zusammenhang, der die einzelnen Verrichtungen, Beurteilungen und Äusserungen, die den ärztlichen Beruf ausmachen, zu einem Ganzen verbindet und in jedem einzelnen Fall ein sachgemässes Handlungskonzept ermöglicht. Eine solche regulative Idee gibt es zunächst nur als Begriff von höchster Allgemeinheit, als generelle Formel, die die Berufsaufgaben des Arztes symbolisch umschreibt, nicht aber als eindeutige wissenschaftliche Definition, die für jeden gleich und obligatorisch wäre. Der einzelne Arzt bildet sich vielmehr im Rahmen einer solchen Formel seine eigene Vorstellung, in der er seine Präferenzen, seine Schwerpunkte, seine Lebensführung im Beruf und das, was er für wahr und wichtig hält, zusammenfasst und für sich selbst institutionalisiert. Er muss sich dazu im Denken orientieren, und das heisst mit Kant: «Sich bei der Unzulänglichkeit der objektiven Prinzipien der Vernunft im Fürwahrhalten nach einem subjektiven Prinzip derselben bestimmen.»[4] Worauf es ankommt, ist also der Sachverhalt, dass der Arzt sich nach einem subjektiven Prinzip selbst bestimmt. Dabei spielt es keine grosse Rolle, ob er das methodisch vollzieht oder ob er sich einfach einer entsprechenden Entwicklung seiner Persönlichkeit überlässt. Am Ende steht jedenfalls die Individualität, deren unverwechselbare Besonderheit nicht nur die Person, sondern gerade auch den Beruf und die Berufstätigkeit prägt. Wie bei wenig anderen Berufen sind bei dem des Arztes die berufliche und die persönliche Biographie schwer zu trennen. Aus allen diesen Umständen ergeben sich weit reichende Folgen für die Stellung der Naturwissenschaft in der Medizin und für die Rolle der Metaphysik.

Zur Naturwissenschaft
Der Arzt, der bei der Visite an einer Tür vorbeigeht mit der Begründung, dass man dort ja doch nichts mehr tun könne, folgt – wie gesagt – nicht nur seinem persönlichen Gefühl, sondern gibt auch einem ganz bestimmten und umfassenden Konzept von Zweck und Absicht der Medizin sowie von Sinn und Inhalt der ärztlichen Aufgabe, wie er sie sieht, Ausdruck. Er bestimmt beides so, dass für ihn am Bett eines Moribunden nichts Wesentliches zu tun bleibt. Für ihn sind der Medizin Grenzen gesetzt, die er respektiert. Für ihn reicht der Zweck der Medizin genau so weit, wie sein Handeln erfolgreich sein kann: Nur bis dahin eben, wo man noch «etwas tun» kann. Aber die Ziele des Handelns vermittels der Naturwissenschaft sind selbst nicht naturwissenschaftlicher Art. Sie müssen ihr von aussen gesetzt werden. Es versteht sich durchaus nicht von selbst, was zu tun ist.

Die Naturwissenschaft ist auch in allen den Zweigen, die die Medizin in Anspruch nimmt, eine deskriptive Wissenschaft, nicht anders als etwa die Astronomie. Von sich aus bildet diese Wissenschaft keine handlungsleitenden Ziele. Alle Befunde, die am Menschen erhoben werden können, müssen einem Ziel erst zugeordnet werden. Die für diese Ziele verantwortliche Instanz ist im üblichen Sprachgebrauch die Medizin, und im Rahmen dieser Medizin gelten für die Beschreibung ihrer Absichten und Ziele immer schon etablierte und traditionelle Formeln: Die Medizin soll Krankheiten heilen, Leiden lindern, der Gesundheit dienen, die Wohlfahrt fördern. In dem hier diskutierten Fall wird nun die Medizin allein durch das definiert, was die Naturwissenschaft im Blick auf solche Ziele zu leisten imstande ist.

Das ist in der Tat eine verbreitete Überzeugung und sie ist keineswegs auf Persönlichkeiten wie die in unserem Fall angenommene beschränkt. Sie gehört noch zur Erbschaft aus der Aufbruchszeit von vor hundert Jahren. Man kann sie insofern ideologisch nennen, als auch derjenige, der diese Überzeugung in bestem Glauben vertritt, sie im Alltag des ärztlichen Berufs ständig desavouiert und ständig desavouieren muss. Denn der Arzt kann sich bei der Behandlung eines Patienten unmöglich allein auf die Durchführung wissenschaftlich-technischer Anweisungen beschränken. Er kommt, ob er will oder nicht, als Person ins Spiel. Der Logik blosser Naturwissenschaft folgend müsste jeder Arzt durch einen anderen umstandslos austauschbar sein, sofern nur die von der Wissenschaft vorgeschriebenen objektiven Verrichtungen jeweils korrekt ausgeführt werden. Das aber ist selbst in operativen Fächern, die möglicherweise diesem Ideal nahe zu kommen trachten, ganz ausgeschlossen. Der Arzt wird immer auch als Person wahrgenommen. Wenn er versucht, sich vor allem als Vertreter der Wissenschaft und objektiver Techniken zu verstehen und darzustellen, so wird auch das noch das Bild seiner Person bestimmen. Das ganze Modell der ärztlichen Aufgabe, das sich aus der Summe aller dieser Aspekte ergibt, ist also dies, dass der Arzt Wissenschaft und Technik, soweit das irgend möglich ist, als Instrumente für Diagnostik und Therapie in Gebrauch nimmt, dass er aber schon das auf eigene und individuelle Weise tut und dass vor allem weite Bereiche seiner Aufgabe eben nicht durch Wissenschaft und Technik erfüllt werden können, sondern Leistungen der Person erfordern, die sich ganz aus der Individualität des Arztes ergeben.

Die Naturwissenschaft ist also ein begrenztes Instrument des ärztlichen Handelns. Das wird besonders deutlich, wenn man die Kranken, die einen Arzt aufsuchen oder schon in dessen Behandlung sind, nach einem ganz einfachen Prinzip in drei Gruppen teilt. Die erste Gruppe bilden solche Patienten, die nach mehr oder weniger intensiver Behandlung geheilt nach Hause gehen. Zur zweiten Gruppe gehören die Patienten, bei denen sich herausstellt, dass sie zwar nicht todkrank

sind, aber doch dauerhaft und auf unabsehbare Zeit der Behandlung und der Betreuung bedürfen. Zur dritten Gruppe rechnen dann Patienten, für die es eine Therapie nicht mehr gibt und deren Krankheit ein finales Stadium erreicht hat oder bald erreichen wird. Es liegt auf der Hand, dass Naturwissenschaft und Technik ihre Domäne vor allem in der ersten Gruppe haben. Hierher gehören viele operative Eingriffe, aber auch die Therapie etwa bei Infektionskrankheiten oder die Hilfe bei komplikationslosen Geburten. Weniger eindeutig sind die Verhältnisse in der zweiten Gruppe. Bei chronisch Kranken, bei Diabetikern, Patienten mit einer koronaren Herzkrankheit oder der Colitis ulcerosa muss die Behandlung selbstverständlich voll und ganz wissenschaftlich begründet sein. Aber eine derartige Behandlung allein reicht hier selten aus. Der Arzt muss solche Patienten beraten, etwa in Fragen der Lebensführung, er muss sie begleiten, um die Therapie auf neue Situationen abstimmen zu können, und er muss das ärztliche Gespräch so führen, dass er alles wahrnimmt, was den Krankheitsverlauf beeinflussen könnte. Das sind ärztliche Leistungen, für die nicht auf die wissenschaftliche Ausbildung verzichtet werden kann, die aber doch weit über sie hinaus als Leistungen der Persönlichkeit zur ärztlichen Aufgabe gehören. Hier wird deutlich, in welchem Ausmass das ärztliche Handeln von der Individualität des Arztes beeinflusst ist, welche Rolle seine Persönlichkeit und seine eigene Lebensorientierung dafür spielen. Das ist auf andere Weise im Blick auf die Patienten der dritten Gruppe noch deutlicher der Fall. Hier kommt bekanntlich vieles schon darauf an, in welchem Rahmen eine palliative Therapie überhaupt eingesetzt wird und ob Begleitung, Betreuung und Zuwendung im jeweils notwendigen Mass die Therapie vervollständigen. Die komplexe und komplizierte Aufgabe entsteht hier nicht zuletzt dadurch, dass die individuellen Bedürfnisse des Kranken und die Persönlichkeit des Arztes in ein zwar asymmetrisches, aber durchaus wechselseitiges Verhältnis gebracht werden müssen, eine persönliche Leistung, für die am Ende auch allein der Arzt verantwortlich bleibt.
Erkundigungen darüber, welchen Anteil die drei Gruppen an der Gesamtzahl der Kranken haben könnten, fallen naturgemäss recht unterschiedlich aus. Aber das Grundschema ist ganz einheitlich: Für praktische Ärzte wie für Krankenhäuser gilt offenbar, dass die zweite Gruppe die grösste ist und mehr als 50 Prozent der Patienten umfasst, während in Spezialkliniken die erste Gruppe entweder besonders klein ist, beispielsweise in der Neurologie, oder aber besonders gross, wie etwa in einer Kinderklinik. Die dritte Gruppe wird recht ähnlich beurteilt, aber es scheint, dass sie für die niedergelassenen Ärzte grösser wird. Jedenfalls wird man diesen Auskünften zu entnehmen haben, dass es gegen jede ärztliche Erfahrung spricht, die Medizin und ihre Aufgaben allein mit der Naturwissenschaft zu identifizieren, obwohl dieser Naturwissenschaft die greifbaren grossen Erfolge der Medizin zu verdanken sind. Das Gewicht, das im Rahmen des ärztlichen

Handelns der Person des Arztes, seiner Rolle als Mensch und Mitmensch, seiner Subjektivität und seiner eigenen individuellen Lebensform zukommt, ist offenbar schwer zu überschätzen. Für solche Leistungen der Persönlichkeit hat die Naturwissenschaft kaum unmittelbare Bedeutung.

Metaphysik
Den geistigen Hintergrund für die allgemeine Lebenspraxis und die Leistungen der Person bildet die Metaphysik. Jede Lebensführung ist an einem Bild orientiert, das man von sich selbst, von seinen Zielen und Motiven hat und das sich in den Äusserungen des Lebens zur Darstellung bringt. Ob das Bild, das andere von dieser Lebenspraxis gewinnen, sich genau mit dem deckt, das man selbst hat, ist eine Frage für sich. Das Bild der eigenen Lebensführung ist zunächst geschichtlich-biographisch bestimmt durch Herkunft und primäre Sozialisation, dann aber und in diesem Rahmen vom mehr oder weniger selbständig gewählten Lebensentwurf. Diese ganze Lebenspraxis steht, wie das für die Berufspraxis gilt, unter der Herrschaft einer regulativen Idee, und jeder führt sein Leben, «als ob» es von einem übergeordneten Prinzip geleitet würde. Denn nur auf diese Weise ist vorstellbar, dass alle so verschiedenen Aspekte des Lebens im Zusammenhang bleiben und zu einem identifizierbaren Bild des Ganzen beitragen. Ein solches Bild, das im Rahmen der Persönlichkeitsentwicklung zu entstehen pflegt, erwächst samt der mit ihm verbundenen regulativen Idee aus der Welt der Metaphysik.
Denn es ist die Metaphysik, in der die letzten Ziele und die ersten Gründe für die Konzepte des Lebens zu Hause sind. Der einfachste und zugleich bedeutendste Fall eines solchen Konzepts aus der Metaphysik ist die Religion. Der religiöse Mensch lebt in der Überzeugung, unter der Herrschaft Gottes zu stehen und er führt sein Leben, «als ob» dieser Herrschaft beständige Rücksicht entgegengebracht werden muss. Aber im Rahmen der Metaphysik gibt es auch durchaus konträre Konzepte und nicht erst in neuerer Zeit. Dann lebt man «etsi Deus non daretur», also als ob es Gott nicht gäbe. Solcher Agnostizismus als Welt- und Menschenbild ist gerade unter Naturwissenschaftlern verbreitet. Aber zwischen ihm und der Religion gibt es Mittelwege, etwa unter dem Namen Humanismus oder Skeptizismus, in vielen Variationen mit sehr verschiedenen Akzenten, und sowohl die Religion wie der Agnostizismus sind selbst noch einmal vielfach aufgefächert und ausdifferenziert. Es sind viele, aber doch keineswegs beliebig viele Optionen, die hier wahrgenommen werden können. Mag am Ende jeder meinen, sein ganz persönliches und individuelles Weltbild zu haben, so bildet sich doch eine gewisse Typologie heraus, die es erlaubt, die vagen Begriffe wie religiös oder humanistisch oder skeptisch als ungefähre Kennzeichen zu verwenden. In der Regel gewinnt man als Patient früher oder später einen deutlichen Eindruck von den Einstellungen des Arztes, mit dem man zu tun hat. Gewiss lässt sich dann nicht

einfach sagen, dieser oder jener Typ metaphysischer Orientierung sei dem Arztberuf zuträglicher als ein anderer. Aber doch liegt in der Art, wie diese Orientierung wahrgenommen wird, ein Mass für die ärztliche Kompetenz. Es geht etwa bei der Begleitung chronisch Kranker nicht nur um die Frage, wie mit dem Patienten gesprochen wird, wie viel an Empathie aufgebracht werden kann oder soll, sondern vor allem um die Frage, was denn eigentlich mit einem solchen Patienten zu besprechen ist. Die technischen Daten der Therapie sind meist schnell erledigt. Aber wie steht es mit der biographischen Situation des Kranken? Eine chronische Krankheit ist in der Regel ein Schicksal. Aber was heisst das? Was heisst das nicht nur ganz allgemein, sondern im Blick auf den persönlichen Fall dieses Kranken? Dem Arzt wird die Frage entgegengebracht – ob ausdrücklich oder nicht – welche Kompetenz seine metaphysisch-weltanschauliche Option ihm verleiht, um bei solchen Themen ein ernsthafter Gesprächspartner zu sein. Wenn, mit Frank Nager zu reden, für manche Patienten ihre Leidenszeiten Etappen sind «im Werden ihrer Persönlichkeit»,[5] muss der behandelnde Arzt sich selbst fragen, welche Rolle er dabei spielt und spielen kann. Wie jeder weiss, gibt es unzählige und für jeden wichtige Themen dieser Art. Ist Behinderung Krankheit? Was heisst Gesundheit für einen alten Menschen? Gehört bei einem Patienten, dessen Erkrankung offensichtlich im Zusammenhang mit einer lebensgeschichtlichen Krise steht, diese Krise zum Verantwortungs- und Aufgabenbereich des Arztes? Ist er zuständig für einen ganzen Menschen oder nur für dessen einzelne Organe? Nach allem sollte also dem Arzt bewusst sein, dass er in jedem Detail seines Handelns sowohl das Bild der Medizin wie den Sinn in der ärztlichen Aufgabe seinem Patienten darstellt. Er repräsentiert sich und seine persönlichen Überzeugungen, er macht klar, wo seine Präferenz liegt und wo seine Kompetenz endet. Danach werden die Patienten sich richten – soweit und solange ihnen das möglich ist, und das um so nachdrücklicher, je komplizierter und komplexer die wissenschaftlich-technische Seite der Medizin ist, vermittels deren der Arzt auf persönliche Weise den Kranken helfen soll.

Gründe der Moral

Die Öffentlichkeit erwartet von jedem Arzt, dass er ganz generell das Gute will, dass er für seine Patienten das Beste tut und dass er sich in dieser Moralität seiner Lebens- und Berufsführung durch nichts korrumpieren lässt. Die Öffentlichkeit erwartet das, weil der ärztlichen Profession und jedem einzelnen Mitglied tendenziell die Sorge auch für die eigene Gesundheit übertragen ist. Deshalb ist bei jedem Verstoss auch nur eines Arztes, der bekannt oder gar gerichtlich verfolgt wird, die allgemeine Empörung besonders gross. Die Öffentlichkeit erwartet jedoch keineswegs, dass alle Ärzte in den Gründen, aus denen heraus sie ihren Beruf ausüben und dessen Moral beachten, ganz übereinstimmen. Im Gegenteil: Der einzelne Patient ist ja – naturgemäss abhängig von der Art seiner Erkrankung – darauf bedacht, von einem Arzt behandelt zu werden, dessen besondere Überzeugungen er für wichtig hält oder teilt. Nur eben in den moralischen Regeln und deren Observanz sollen alle Ärzte übereinstimmen und gleich geachtet werden. Das aber würde bedeuten, dass ganz unterschiedliche Gesinnungen oder Lebenskonzepte und Auffassungen vom ärztlichen Beruf doch in einer gemeinsamen und uniformen Moral zusammenfliessen müssten. Schon im Blick auf die alltäglichen Lebensverhältnisse jedoch kommt es dahin gerade nicht. Die verschiedensten Lebensformen führen keineswegs zu derselben Moral, und zwar am wenigsten durch die mit ihnen verbundenen Überzeugungen. In dieser Hinsicht herrscht vielmehr der moralische Pluralismus, dem wir überall begegnen. Wenn also in der ärztlichen Profession sich ganz unterschiedliche Persönlichkeiten mit jeweils eigenen und individuell geprägten Lebensformen doch zu einer gemeinsamen und für jeden gleichen Moral zusammenfinden sollen, dann muss diese Moral offenbar durch den Beruf begründet sein.

Diese ärztliche Moral, für die von jedem einzelnen Arzt Zustimmung erwartet wird und erwartet werden muss, ist also eine Berufsethik. Sie verdankt sich keineswegs metaphysischen Begründungen oder Letztbegründungen, sie verdankt sich pragmatischen Bedürfnissen und pragmatischen Zielen. Denn die Beziehung des Kranken zu seinem Arzt, die jede Behandlung allererst ermöglicht, hat ihre elementare Grundlage in dem Vertrauen, das der Kranke diesem Arzt entgegenbringt. Die Begründung und die Erhaltung dieses Vertrauens ist daher die unverzichtbare Basis der gesamten Medizin und deshalb der allein wesentliche Sinn der Regeln, die diese Moral zum Inhalt hat. Die Formel für die ärztliche Ethik, die diese Moral zusammenfasst, lautet daher: Ärztliche Ethik ist das Ensemble der Grundsätze und Regeln, die die Vertrauenswürdigkeit des ärztlichen Handelns begründen.

Wenn ich als Patient einem Arzt gegenübersitze und meine Beschwerden etwas hilflos, unsicher oder klagsam vorgetragen habe, dann sehe ich ihn voller Vertrauen an. Genau dieses Vertrauen aber hat zwei Komponenten oder zwei Aspekte, die man nicht trennen kann, die man aber unterscheiden muss. Mein Vertrauen gilt ziemlich uneingeschränkt seinem wissenschaftlich-technischen Beurteilungsvermögen. Ich bin ganz sicher, dass er mir nichts sachlich Falsches sagen wird. Etwas zögerlicher ist dagegen mein Vertrauen in der sehr vagen Frage, ob ich wohl im Ganzen richtig bei ihm aufgehoben bin. Das Vertrauen in seine persönliche Art, mich persönlich zu behandeln, so, dass ihn nicht nur meine Beschwerden, sondern auch meine Sorgen interessieren – dieses Vertrauen ist unsicher und will immer wieder bestätigt und erneuert werden.

Aber diesen Aspekten des Vertrauens auf der Seite des Patienten entsprechen in gewisser Weise Aspekte der beruflichen Motivation auf der Seite des Arztes. Es gibt – um es auf die einfachsten Formeln zu bringen – drei Motive dafür, Arzt zu sein. Zunächst ist das ein Beruf wie jeder andere auch, der dazu dient, den Lebensunterhalt zu sichern, wenngleich gerade das in diesem Fall noch einmal eine ganz besondere Sache ist. Das zweite Motiv ist schon spezifischer: Man muss Lust haben, diesen Beruf auszuüben, Lust daran, die technischen Verrichtungen zu beherrschen, differentialdiagnostische Probleme zu lösen oder an der Entdeckung von therapeutischem Neuland teilzunehmen. Dieses Motiv ist sicher oft stark genug für einen Arzt, bei der Wissenschaft zu bleiben. Für den ärztlichen Beruf im praktischen und klinischen Sinn muss daher ein drittes Motiv hinzukommen. Das ist das Interesse an Zuständen des Menschen, die einer Veränderung bedürfen, an Menschen also, die ihre bis dahin gültige Integrität verloren haben, die unter Mängeln leiden und deren natürliche Lebensbedingungen defekt geworden sind, es ist ganz einfach ein lebendiges Interesse an Kranken, die ärztliche Hilfe brauchen. Auf dieses Interesse vertraut der Patient, und das ist gleichsam die existentielle Komponente des Vertrauens im Ganzen. Es liegt auf der Hand, dass dieser Aspekt des Vertrauens unsicher sein muss, weil ihm objektive und objektivierbare Bezugsparameter fehlen. Das Interesse an der Person des Kranken, auf das hier vertraut wird, muss sich in der Tat immer wieder zu erkennen geben und sich bestätigen.

Dieser Aspekt des Patientenvertrauens spielt eine ganz besondere Rolle dann, wenn zwischen Arzt und Krankem eine risikoreiche diagnostische oder therapeutische Intervention zu besprechen ist. Die Rechtslage fordert hier eine rückhaltlose und vollständige Information, und zwar insbesondere wegen des Rechts auf Selbstbestimmung des Patienten. Manche Ärzte halten das für eine schreckliche Überforderung des Kranken, der die wirklichen Tatbestände doch nicht beurteilen und vor allem das Risiko nicht selbständig bewerten kann, und dem man deshalb die Verantwortung auch nicht zumuten dürfte. Gute Juristen sprechen hier auch statt von einer zugemuteten von einer geteilten Verantwortung, die von Arzt und Patient gemeinsam zu tragen sei. Wichtig ist aber der juristischen Seite gegenüber vor allem die Funktion eines solchen Gesprächs für das Vertrauen: Die Erläuterungen zur Aufklärung dienen der Begründung des Vertrauens und die Zustimmung ist dessen Ausdruck. Dieses Gespräch hat über die informative und die rechtliche Bedeutung hinaus einen symbolischen Sinn. Es bringt die Vertrauensbeziehung zwischen Arzt und Patient in seiner ganzen Asymmetrie zur Anschauung. Der Patient muss die Informationen, die ihm eröffnet werden, akzeptieren. Dass er aber auch deren Bewertung akzeptiert und für sich übernimmt, das ist eben eine aktive Äußerung seines Vertrauens und zeigt, was Vertrauen ist: Vertrauen ist akzeptierte Abhängigkeit. Auf der Seite des Arztes muss dem – soll das ganze Verhältnis nicht bloss äusserlicher Schein bleiben – eine Gesinnung entsprechen, die sich ihrer Verantwortung gerade für den symbolischen Sinn des Gesprächs bewusst ist.

Wenn es dieses kompliziertere Wechselverhältnis ist, das den Begriff Vertrauen kennzeichnet, dann ist allerdings die Frage, ob die pragmatische Formel, der zufolge die medizinische Ethik die Vertrauenswürdigkeit des ärztlichen Handelns schützen soll, wirklich ausreicht, um dieses Ziel zu erreichen. Das blosse Einhalten von ethischen Regeln scheint dafür nicht zu genügen. Es bedarf vielmehr der moralischen Selbständigkeit dessen, der derartige Gespräche zu führen hat. Zur moralischen Selbständigkeit gehört das Vermögen, individuellen Verhältnissen und Umständen moralisch verantwortlich Rechnung zu tragen. Ihr schroffes Gegenteil ist die Art der Patientenaufklärung, die durch vorgedruckte Formulare notdürftig und ohne jedes Interesse an der Person des Patienten den Rechtsvorschriften genügen soll. Moralische Selbständigkeit aber beruht auf Gesinnungen und Überzeugungen und hat ihre eigentlichen Gründe wiederum im Bereich von Weltanschauung und Metaphysik. Je moderner und effektiver eine wissenschaftlich-technische Intervention ist, desto komplizierter wird die Aufklärung und desto nachdrücklicher bedarf es der moralischen Selbständigkeit in einem solchen Gespräch. Für beide Teilnehmer der Unterredung kommen die metaphysischen Grundlagen ihrer Gesinnungen und Bewertungen unvermeidlich ins Spiel.

Ärzte – und vor allem Ärzte – sind jedoch auch in die Debatten eingeschlossen, die öffentlich zu Fragen der Medizin, des Gesundheitswesens und nicht zuletzt der Bioethik geführt werden. Hier geht es, auch im internationalen Rahmen, um Themen wie Sterbehilfe und intensivmedizinische Lebensverlängerung, derzeit aber besonders um die Forschung mit embryonalen Stammzellen und die klinische Anwendung der Präimplantationsdiagnostik. In diesen Debatten haben sich unter medizinischen Aspekten vor allem drei Argumentationskreise herausgebildet, deren Begründung in weltanschaulich-metaphysischen Zusammenhängen besonders deutlich hervortritt.

Das ist zunächst die Überzeugung, dass Forschung und Klinik im menschlichen Leben auch und gerade in biologischer Perspektive den höchsten Wert zu erkennen haben. Danach ist es die Natur überhaupt und ihr Walten, denen diese Qualifikationen gelten und dem menschlichen Leben gilt sie, insofern der Mensch dieser Natur zugehört. Es ist klar, dass diese Grundsätze jeden Eingriff in die Entwicklung menschlichen Lebens verbieten, sei es am ersten Beginn, sei es am letzten Ende. Kategorisch untersagt sind hier also Präimplantationsdiagnostik sowohl wie Sterbehilfe. Diese Prinzipien setzen dem ärztlichen Handeln Grenzen. So sehr in diesem Kontext alles als geboten angesehen ist, was dem Leben, seinem Erhalt und seiner Förderung dient, so sehr ist alles verboten, was dem natürlichen Wesen des menschlichen Lebens Schaden zufügt. Nicht selten treffen

diese Grundsätze und ihre Folgerungen zusammen mit wissenschaftskritischen Überzeugungen aus anderen Kontexten. Aber es liegt offen am Tage, dass dieser Argumentationskreis, der das ärztliche Handeln nach Inhalt und Grenzen leiten soll, Ausdruck bestimmter weltanschaulich-metaphysischer Überzeugungen ist.
Nicht anders verhält es sich mit den Argumenten, die geradezu das Gegenteil zu vertreten suchen. Hier werden ethische Grundsätze in den Vordergrund gestellt, nämlich die Pflicht, das Leiden zu lindern, und die Einordnung der Wissenschaft als Instrument für das Handeln in Forschung und Klinik, das dieser Absicht dient. In diesem Kontext wären dann etwa die Präimplantationsdiagnostik oder auch die Sterbehilfe moralisch in die Verantwortung des behandelnden Arztes zu stellen. Den weltanschaulichen Hintergrund dieser Argumente bildet die Überzeugung von der Humanität des Fortschritts, der menschliche Wohlfahrt in dem Mass erwarten lässt, in dem er von sachgemässer Verantwortung geleitet bleibt.
Diesem Humanismus und der vorher skizzierten Metaphysik gegenüber steht ein dritter Argumentationskreis, der sich weniger einem eigenen Programm verdankt als vielmehr der Absicht, die weltanschaulichen Konflikte zumindest für den Aufgabenbereich der Medizin zu versöhnen. Von dieser Seite werden deshalb Kompromisse vorgeschlagen, die ein gemeinsames Handeln in Forschung und Klinik ermöglichen sollen. Hier ist der weltanschauliche Hintergrund ebenfalls ethisch, und zwar von einer politischen Ethik geprägt. Vorrang vor den Sachfragen der Medizin hat hier die Handlungsfähigkeit des Gemeinwesens. Dem Bonum commune in diesem Sinn oder dem Schaden, der von ihm abgewehrt werden muss, kommt ein höheres Mass an Aufmerksamkeit zu als dem Versuch, eine bestimmte Ansicht für alle verbindlich zu machen. Hier ruht die Hoffnung auf den metaphysischen Implikationen einer Verantwortungsethik.
Wie immer der einzelne Arzt seine Entscheidung trifft, er kann nicht übersehen, dass seine Tätigkeit bei jedem Schritt von moralischen und ethischen Fragen begleitet ist und dass diese moralischen und ethischen Fragen stets auch mit seinen eigenen weltanschaulichen und also metaphysischen Überzeugungen verbunden sind, selbst dann, wenn er sich dessen nicht bewusst sein mag oder nicht bewusst sein will. Die Medizin, gerade wenn sie der Menschlichkeit des Menschen Rechnung tragen will, ist immer an Voraussetzungen gebunden, die sie selbst nicht hervorbringt und über die sie nicht zu verfügen hat.

Sinnfragen

Fragen nach dem Sinn – dem Sinn der Krankheit, dem Sinn des Lebens überhaupt – sind in Krankenzimmern keine Seltenheit. Wer nach einem Unfall wieder zu Bewusstsein kommt, wer mit einer schwerwiegenden Diagnose konfrontiert wird, wer einen Schwerkranken im Hospital oder etwa in einer Kinderklinik besucht, dem wird eine Begegnung mit der Frage «Warum?» kaum erspart bleiben. Warum ich? Warum jetzt? Warum so? Warum du? Solche Fragen sind Fragen nach Gründen für das Schicksal und also metaphysische Fragen im eigentlichen Sinn. Das entscheidende Problem der Kommunikation in solchen Fragen liegt nicht nur in deren Tiefsinn oder in ihrer philosophischen Komplexität. Es liegt vor allem darin, dass man nicht gewöhnt ist, über solche Fragen zu reden. Wir haben dafür keine Vokabeln oder sie sind uns nicht vertraut. Gespräche über Sinnfragen kommen im Alltag nicht vor, und wenn man einmal ausdrücklich darüber reden hört, dann hört man offenbar grosse Worte, die man schwer verstehen und kaum selbst unterscheiden kann. Eine nahe liegende Frage dieser Art, exemplarisch sowohl für das Krankenzimmer wie für die Metaphysik, ist die Frage nach der Religion. Es ist die Gretchenfrage, und Faust antwortet darauf mit jenem Hymnus, der in der Literatur- und Geistesgeschichte seinesgleichen sucht: Wer darf ihn nennen und wer bekennen, ich glaub ihn – und am Ende: Gefühl ist alles, Name, Schall und Rauch. Das sind in der Tat grosse Worte, und das Erstaunlichste an dieser Szene ist es, dass Gretchen genau diesem Sachverhalt Ausdruck gibt. Sie antwortet: «Ungefähr sagt das der Pfarrer auch, nur mit ein bisschen anderen Worten.» Tatsächlich wird zwischen der aufgeklärten Theologie des Faust und der vermutlich ganz schlicht orthodoxen Dogmatik des für Gretchen zuständigen Stadtpfarrers mehr als eine Welt gelegen haben. Sie selbst aber hört grosse Worte, und grosse Worte, ob von Faust oder dem Pfarrer, sind schwer zu unterscheiden und schwer zu verstehen. An dieser kleinen Szene lässt sich leicht ablesen, dass über Sinnfragen nur mit traditionellen Formeln – eben grossen Worten – gesprochen werden kann. Diskursive Argumentationen sind auf diesem Gebiet den Fachleuten vorbehalten. Traditionelle Formeln, die Äusserungen zu Sinnfragen möglich machen, sind in der Regel zunächst Formeln der Religion. Natürlich haben metaphysische Überzeugungen auch in der Literatur und der Philosophie formelhaften und überindividuellen Ausdruck gefunden. Aber sie sind zumeist schwerer zugänglich und weniger bekannt.

Bei Gesprächen in Krankenzimmern kommen in der Regel ganz einfache Formeln zu Wort, die ihre Herkunft kaum noch erkennen lassen. Aber auch triviale Formeln können ihren Zweck erfüllen, vor allem dann, wenn sie metaphorische oder bildhafte Wendungen enthalten. Dann nämlich reicht ihre Bedeutung weiter, als der äusserliche Wortlaut es erscheinen lässt. Zudem ist es der Vorzug der Formeln, dass sie durch Wiederholungen nichts verlieren, sondern eher noch an vergewissernder Wirkung gewinnen.

Wer mit Schwerkranken oder gar Schwerstkranken zu tun hat, kommt ohne solche Formeln nicht aus. Weil die Sinnfragen hier immer, ob ausgesprochen oder nicht, präsent sind, wird auch jede Gesprächsäusserung als Beitrag dazu verstanden. Viele Ärzte entwickeln dabei ihre eigene Formelsprache und geben damit viel von ihren eigenen weltanschaulich-metaphysischen Präferenzen zu erkennen. Selbst eine der schlichtesten dieser Formeln, «Wir schaffen das schon», ist nicht ohne jede tröstliche Kraft, weil sie offen lässt, wer «wir» denn eigentlich sind, in welche Gemeinschaft der Kranke damit einbezogen wird und wen er so alles an seiner Seite wissen soll im Himmel und auf Erden, und offen bleibt nicht weniger, was denn «das» ist, das da schon geschafft werden wird, auch noch dann, wenn jeder insgeheim weiss, dass da nichts Geringeres gemeint sein kann als das eigene Sterben.

Die Metaphysik also bildet den Hintergrund des ärztlichen Handelns, und auch wenn man sie nicht bemerkt, ist sie gegenwärtig. Wenn aber darin, wie der Arzt seine Aufgabe wahrnimmt, und wenn in jeder Äusserung einem Kranken gegenüber dieser Hintergrund wirksam wird, dann muss man wünschen, dass der Sinn für die Rolle der eigenen Person und für die Bedeutung von Überzeugungen und weltanschaulich-metaphysischen Optionen geschärft wird. Man muss das wünschen, damit aus dem ärztlichen Handeln das Bewusstsein dafür nicht verschwindet, dass der Mensch, dass gerade der kranke Mensch mehr ist, als wir von ihm wissen können, und dass niemand von uns im Vorhandenen aufgeht.

Anmerkungen

1 Bernhard Naunyn: Die Entwickelung der Inneren Medizin mit Hygiene und Bakteriologie im 19. Jahrhundert, Jena 1900, S. 20 f.
2 Ebd., S. 6.
3 Frank Nager: Gesundheit, Krankheit, Heilung, Tod. Betrachtungen eines Arztes, Luzern 1997, S. 15 ff.
4 Immanuel Kant: Was heisst: Sich im Denken orientiren?, in: ders.: Akademie-Ausgabe, Bd. VIII, S. 136.
5 Nager (wie Anm. 3), S. 24.

Autorin und Autoren

RUDOLF ALBISSER
Katholischer Priester, Gemeindepfarrer und Psychiatrieseelsorger, Lehrbeauftragter für Pastoralpsychologie an der Theologischen Fakultät der Universität Luzern, Supervisor und Ausbildner in klinischer Seelsorgeausbildung.

PROF. DR. THEOL. JOHANNES B. BRANTSCHEN
Emeritus für systematische Theologie, Dominikaner, Albertinum, 1700 Fribourg.

PROF. DR. THEOL. ET PHIL. PATRICK DONDELINGER
Religionswissenschaftler und Theologe, Maître de Conférences en Théologie catholique an der UFR Sciences Humaines et Arts der Universität Metz, ehemaliger Professor und Leiter des Instituts für Liturgiewissenschaft an der Theologischen Fakultät der Universität Luzern.

PROF. DR. PHIL. DIETRICH VON ENGELHARDT
Direktor des Instituts für Medizin- und Wissenschaftsgeschichte, Universität zu Lübeck.

PROF. DR. THEOL. JOHANNES FISCHER
Ordentlicher Professor für theologische Ethik und Leiter des Instituts für Sozialethik der Universität Zürich. Mitglied der Nationalen Ethikkommission im Bereich Humanmedizin (NEK) und der Zentralen Ethikkommission der Schweizerischen Akademie der Medizinischen Wissenschaften.

PROF. DR. MED. HELMUT GERBER
Chefarzt am Institut für Anästhesie, Intensivmedizin, Schmerzbehandlung und Notfallmedizin, Kantonsspital Luzern.

Anna Gogl
Krankenschwester und Pflegeexpertin, Krachenrain 54, 4059 Basel.

Prof. Dr. med. Daniel Hell
Klinischer Direktor der Psychiatrischen Universitätsklinik Zürich und Professor für klinische Psychiatrie an der Universität Zürich; Chefredaktor des «Schweizer Archiv für Neurologie und Psychiatrie»; Buchautor.

Prof. Dr. theol. Walter Kirchschläger
Professor für Exegese des Neuen Testaments an der Theologischen Fakultät der Universität Luzern.

Prof. Dr. med. Frank Nager
Professor an der Universität Zürich. Ehemaliger Chefarzt der Medizinischen Klinik des Kantonsspitals Luzern.

Prof. Dr. theol. et med. Dietrich Rössler
Emeritierter Professor für Praktische Theologie an der ev.-theol. Fakultät der Universität Tübingen.

Dr. phil. Hans Saner
Lehrt Kulturphilosophie an der Hochschule für Musik in Basel, arbeitet überwiegend als freischaffender Philosoph.

Prof. Dr. med. Peter Stulz
Chefarzt an der Klinik für Herz-, Thorax- und Gefässchirurgie, Kantonsspital Luzern, Vorsitzender der Arbeitsgruppe «Interdisziplinäres Forum Kantonsspital Luzern».

Dipl. phys. et theol. Erhard Weiher
Katholischer Pfarrer Universitätsklinikum Mainz, Kursleiter für Spiritualität in der Palliative-Care.

Bücher zum Thema

Peter Stulz (Hg.)
Musik und Medizin
Zwei Künste im Dialog
2003. 205 S. Br. CHF 38.–/EUR 24.90. ISBN 3-0340-0567-9

«Keine Kunst wirkt auf den Menschen so unmittelbar, so tief wie die Musik» meinte Schopenhauer – und der Philosoph hatte vermutlich recht. Nur, wie wirkt Musik denn eigentlich? Macht sie uns gesund, macht sie uns glücklich? Stärkt sie unsere Moral oder macht sie uns intelligent? Diesen Fragen gehen Neurologen und Musiktherapeuten, Philosophen und Ärzte, Geisteswissenschaftler und Körpertherapeuten nach. Die Artikel gruppieren sich um vier interdisziplinäre Themenbereiche: Die Musikermedizin, die Neuromusikwissenschaft, die Musiktherapie und die Frage nach Leiden und Tod in der Musik.

Monika Dommann
Durchsicht, Einsicht, Vorsicht
Eine Geschichte der Röntgenstrahlen 1896–1963
2003. 447 S. Br. CHF 44.–/EUR 29.80. ISBN 3-0340-0587-3

Im Januar 1896 tauchen in den Tageszeitungen Nachrichten über rätselhafte «X-Strahlen» auf, die auf der lichtempfindlichen Photoplatte das Innere des menschlichen Körpers sichtbar machen. Die Studie setzt ein bei der Apparatur im Physiklabor und verfolgt ihren Weg zur diagnostischen Standardtechnik im Krankenhaus. Sie beschreibt die Karriere der Technologie im Kontext von Sozial- und Unfallversicherungen, von Schirmbilduntersuchungen zur Prophylaxe der Tuberkulose bis hin zur Anwendung im Schuhdetailhandel.

Dominique Puenzieux, Brigitte Ruckstuhl
Medizin, Moral und Sexualität
Die Bekämpfung der Geschlechtskrankheiten Syphilis und Gonorrhöe 1870–1920
1994. 336 S. 60 Abb. CHF 48.–/EUR 27.–. ISBN 3-905311-52-6

«…ein äusserst aktuelles Buch, das zudem flüssig geschrieben ist. Ihm ist eine grosse Leserschaft auch über das historische Fachpublikum hinaus zu wünschen.» Schweizerische Zeitschrift für Geschichte
«Ein Stück Geschichte, das in unseren Büchern bisher fehlte, wurde auf äusserst spannende Weise aufgearbeitet.» Schweizerische Rundschau für Medizin (PRAXIS)

Chronos Verlag
Eisengasse 9, CH-8008 Zürich
info@chronos-verlag.ch
www.chronos-verlag.ch